卫生职业教育康复治疗技术专业教材

传统康复治疗学

主　编　高莉萍　邱　波
副主编　范秀英　王燕萍
编　委（以姓氏拼音为序）
　　　　曹艳杰（天一职业技术学院）
　　　　范秀英（聊城职业技术学院）
　　　　高莉萍（泰州职业技术学院
　　　　邱　波（漳州卫生职业学院）
　　　　谭燕泉（江苏南京卫生学校）
　　　　王燕萍（湖北省咸宁卫生学校）
　　　　叶新强（武汉民政职业学院）
　　　　许　智（湖北职业技术学院）

復旦大學 出版社
www.fudanpress.com.cn

卫生职业教育康复治疗技术专业教材编写委员会名单

名誉主任　励建安

主　　任　卫芳盈

副 主 任　胡忠亚　李贻能

委　　员　张绍岚　王安民　朱红华　邢本香　刘梅花
　　　　　高莉萍　杨　毅

编写说明
Writes elucidation

随着我国国民经济的发展和人民生活水平的不断提高,20世纪80年代初,康复医学引入我国,康复医学教育也随之逐渐发展。为了适应21世纪现代化建设和我国卫生事业改革与发展的需要,全国各地高等职业教育院校及卫生学校陆续开设了康复治疗技术专业,培养了一批批康复治疗技术专业的学生,在国内形成了一定的规模。为进一步提高康复治疗技术专业的教学质量,培养"理论够用,技能过硬"的康复治疗技术专业应用型人才,加强康复医学专业教材建设,全国卫生职业教育康复技术专业研究会聘请中国康复医学会康复教育专业委员会主任委员励建安教授为顾问,组织国内部分院校具有丰富教学经验的教师,编写出版了康复治疗技术专业目前急需的专业课教材,使康复治疗技术专业终于有了配套教材。

全国卫生职业教育康复技术专业研究会组织编写的卫生职业教育康复治疗技术专业教材共12本,将于2009年秋季出版。这套教材包括《功能解剖生理学》、《康复医学概论》、《康复功能评定学》、《物理治疗学》、《作业治疗学》、《言语治疗学》、《传统康复治疗学》、《假肢与矫形器技术》、《康复心理学》、《临床医学基础》、《临床疾病概要》、《临床康复学》。

教材内容全面、深入、新颖,具有较强的理论性和实用性,充分体现了教材"五性三基"的基本要求,即科学性、思想性、先进性、启发性和实用性,以及基本理论、基本知识和基本技能。这套教材适用于康复治疗技术专业的高等职业教育及中等职业教育,也可作为康复医学工作者的专业参考书。

由于编写时间仓促,因此难免出现不当之处,敬请指正,以便再版时修订。

这套教材的编写得到了全国卫生职业教育康复技术专业研究会各位领导和会员的大力支持,在此表示感谢!

全国卫生职业教育康复技术专业研究会
2009年3月

Foreword
前言

康复治疗技术是康复医学的重要组成部分,在康复医学中占有非常重要的地位。康复医学是社会发展与进步的产物,与临床医学、预防医学、保健医学共同构成现代医学体系。作为世界医学起源的传统治疗技术,亦是康复治疗的六大技术之一,在临床医疗康复实践中发挥着越来越不可替代的作用。

本教材由全国卫生职业教育康复技术专业研究会组织编写,是康复治疗技术专业的专业教材,也是其他相关专业从业人员和康复医师、临床医师的参考书。在编写教材过程中注重体现"思想性、科学性、先进性、实用性、规范性"的原则,坚持"以就业为导向,以服务为宗旨,以能力为本位,以培养专业技能为核心"的卫生职业教育目标,以"必需、够用"为度,建立以培养职业能力为重点的课程体系,根据岗位需求对教材内容进行选择性的重组,构建科学合理的知识结构和能力结构体系。通过学习,可获得经络腧穴、推拿、针灸、刮痧等传统康复的知识和治疗技术,并能在临床上加以系统的运用、发展和创新,充分发挥中国传统治疗技术在康复领域中的重要作用。

全书分为上、中、下3篇。上篇为经络腧穴,是传统康复治疗技术基础,包括经络总论、腧穴总论、经络腧穴各论、小儿推拿常用腧穴4个部分。根据2006年9月18日发布的中华人民共和国国家标准《腧穴名称与定位》,对相应内容作了调整,如将"印堂穴"由经外奇穴归至督脉,删去经外奇穴中的"膝眼",加上"内膝眼"等,通过学习可以为实践推拿、针灸等传统康复技术打下坚实的基础。中篇为推拿学,亦是临床运用较多的、重要的康复方法之一,包括推拿的作用原理,推拿的诊断方法、治疗原则与治法,推拿常用手法,常见病证推拿治疗,推拿保健5个部分。推拿常用手法涵盖了成人推拿基本手法和复合手法、小儿常用推拿手法、推拿手法练习和推拿练功,后者既能提高学习者的推拿手法技巧与力量,又能强身健体,也是重要的康复技术之一。根据经验,经过讨论,精选和介绍了临床最常见病证的康复推拿治疗。推拿保健的引入,旨在丰富临床对亚健康状态的康复保健手段,做到未病先防,既病防病,真正贯彻古人的"治未病"思想,将康复理念和康复服务的范围延伸到每一个需要康复的个体。下篇为针灸学,包括毫针法、其他针法、灸法和拔罐法,针灸治疗4个部分,对于推拿和针灸常见病证中有交叉的内容进行了归纳,并加入了其他疗法,供临床应用时参考。附录为刮痧技术,主要介绍常用的刮痧器

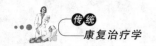

具、介质、刮痧的方法、作用、分类和临床应用等。为保证内容的完整性和连续性,将耳针穴位、头针穴位、足部反射区等治疗技术的基础内容分别放在下篇其他针法中的耳针、头针和中篇推拿保健中的足部推拿保健等相关章节介绍。为了便于学习和掌握各项传统康复技术,在每章或每节之前,均列有学习目标,指出需要掌握、熟悉和了解的内容和技能,最后提出复习思考要求。

内容重组,面广量大,深入浅出,图文并茂,实用可操作是本书的特点。但学习传统康复技术需要一定的中医基础知识,为便于理解和掌握,应先学习中医基础课程。

在编写本教材的过程中,参考了众多相关的教材和专著,引用了部分文字与图表,在编写过程中,有较多的老师对教材的编写提出了很好的建议,在此对这些教材和专著的编者、作者及关心本教材的老师们表示衷心的感谢。

尽管我们非常重视本书的编写工作,多次对书稿进行了反复的核对和修订,但由于水平有限,难免有不足和遗漏,真诚希望听到各方面的意见,欢迎批评和指正。

高莉萍　邱　波
2009 年 4 月

目录 Contents

绪 论 / 1

上篇 经络腧穴

第一章 经络总论 9

第一节 经络的概念与组成 / 9
　一、经络的概念 / 9
　二、经络系统的组成 / 9
第二节 十二经脉 / 12
　一、十二经脉的名称与分布规律 / 12
　二、十二经脉的走向和交接规律 / 13
　三、十二经脉的表里关系和流注次序 / 14
第三节 经络的功能和作用 / 15
　一、经络的生理功能 / 15
　二、经络学说的临床应用 / 15

第二章 腧穴总论 17

第一节 腧穴的分类和作用 / 17
　一、腧穴的概念 / 17
　二、腧穴的分类 / 17
　三、腧穴的作用 / 17
第二节 腧穴的定位方法 / 18
　一、体表解剖标志定位法 / 18
　二、骨度分寸定位法 / 18
　三、手指同身寸定位法 / 20
　四、简便取穴法 / 20
第三节 特定穴 / 20
　一、五输穴 / 20
　二、原穴、络穴 / 21
　三、俞穴、募穴 / 22
　四、下合穴 / 22

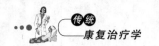

　　　　五、八会穴 / 22
　　　　六、八脉交会穴 / 23
　　　　七、郄穴 / 23

第三章　经络腧穴各论　25
　第一节　十四经脉常用腧穴 / 25
　　一、手太阴肺经 / 25
　　二、手阳明大肠经 / 27
　　三、足阳明胃经 / 29
　　四、足太阴脾经 / 34
　　五、手少阴心经 / 37
　　六、手太阳小肠经 / 38
　　七、足太阳膀胱经 / 41
　　八、足少阴肾经 / 47
　　九、手厥阴心包经 / 49
　　十、手少阳三焦经 / 50
　　十一、足少阳胆经 / 53
　　十二、足厥阴肝经 / 58
　　十三、任脉 / 60
　　十四、督脉 / 63
　第二节　经外奇穴 / 66
　　一、常用头项部经外奇穴 / 66
　　二、常用胸腹背部经外奇穴 / 67
　　三、常用四肢部经外奇穴 / 68

第四章　小儿推拿常用腧穴　71
　第一节　头面部穴位 / 71
　第二节　躯干部穴位 / 73
　第三节　四肢部穴位 / 75

中篇　推拿学

第一章　推拿的作用原理　87
　第一节　推拿基本作用及原理 / 87
　　一、推拿治疗的基本作用原理 / 87
　　二、推拿对伤筋的作用原理 / 87
　　三、推拿调节机体功能和代谢的作用原理 / 89
　第二节　推拿补泻作用 / 90
　　一、手法刺激轻重与"补泻"作用 / 90
　　二、手法刺激部位与"补泻"作用 / 90

三、手法频率与"补泻"作用 / 90
四、手法方向与"补泻"作用 / 90

第三节 推拿机制的现代研究 / 90
一、推拿手法力学机制研究 / 90
二、推拿手法的能量转化研究 / 91
三、推拿手法镇痛机制的研究 / 91
四、推拿手法改善血液循环机制的研究 / 91
五、推拿手法对运动系统损伤修复的研究 / 92
六、推拿对机体免疫作用的研究 / 92

第二章 推拿的诊断方法、治疗原则与治法 93

第一节 推拿常用诊断检查方法 / 93
一、望诊 / 93
二、触诊 / 95
三、特殊检查 / 96

第二节 推拿治疗原则 / 100
一、治病求本 / 100
二、扶正祛邪 / 100
三、调整阴阳 / 101
四、相因制宜 / 101
五、未病先防 / 101

第三节 推拿基本治法 / 101
一、温法 / 101
二、补法 / 101
三、和法 / 101
四、汗法 / 102
五、通法 / 102
六、泻法 / 102
七、散法 / 102
八、清法 / 102

第四节 推拿体位与介质 / 102
一、推拿常用的体位 / 102
二、推拿常用的介质 / 103

第五节 推拿疗法的适应证和禁忌证 / 103
一、推拿疗法的适应证 / 103
二、推拿疗法的禁忌证 / 104

第三章 推拿常用手法 105

第一节 成人推拿基本手法 / 105

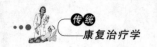

　　一、摆动类手法 / 105
　　二、摩擦类手法 / 109
　　三、挤压类手法 / 114
　　四、振动类手法 / 119
　　五、叩击类手法 / 120
　　六、运动关节类手法 / 124
第二节　成人推拿复合手法 / 129
　　一、概念 / 129
　　二、成人常用推拿复合手法 / 129
第三节　小儿常用推拿手法 / 132
　　一、单式小儿推拿手法 / 132
　　二、复式小儿推拿手法 / 137
第四节　推拿手法练习 / 139
　　一、沙袋练习 / 139
　　二、人体上推拿手法综合练习 / 140
第五节　推拿练功 / 144
　　一、易筋经 / 144
　　二、八段锦 / 150

第四章 常见病证推拿治疗 155

第一节　成人常见病证推拿治疗 / 155
　　一、颈椎病 / 155
　　二、脑卒中后遗症 / 158
　　三、周围性面瘫 / 160
　　四、脊髓损伤 / 161
　　五、关节扭伤 / 163
　　六、落枕 / 167
　　七、漏肩风 / 168
　　八、肱骨外上髁炎 / 170
　　九、腰痛 / 171
　　十、头痛 / 181
　　十一、肥胖 / 184
第二节　小儿常见病证推拿治疗 / 187
　　一、小儿脑瘫 / 187
　　二、小儿麻痹后遗症 / 188
　　三、小儿肌性斜颈 / 189
　　四、婴儿腹泻 / 190
　　五、腹痛 / 191
　　六、便秘 / 192

　　　　七、痞积 / 193
　　　　八、遗尿 / 194

第五章　推拿保健 196
　　第一节　全身各部位推拿保健 / 196
　　　　一、仰卧位推拿保健 / 196
　　　　二、俯卧位推拿保健 / 198
　　第二节　足部推拿保健 / 200
　　　　一、足部推拿保健的基本原理 / 200
　　　　二、足部反射区及分布规律 / 201
　　　　三、足部推拿常用手法 / 205
　　　　四、足部推拿保健的操作程序 / 208
　　　　五、足部推拿保健推拿套路 / 209

下篇　针灸学

第一章　毫针法 215
　　第一节　毫针结构和保养 / 215
　　　　一、毫针结构 / 215
　　　　二、毫针规格 / 215
　　　　三、毫针保养和维修 / 216
　　第二节　针刺练习 / 217
　　第三节　针刺前准备 / 218
　　　　一、思想准备 / 218
　　　　二、针具选择 / 218
　　　　三、选择体位 / 218
　　　　四、消毒 / 219
　　第四节　毫针刺法 / 220
　　　　一、进针 / 220
　　　　二、进针角度和深度 / 221
　　　　三、行针与得气 / 222
　　　　四、针刺补泻 / 224
　　　　五、留针与出针 / 226
　　第五节　针刺意外情况的预防与处理 / 227
　　　　一、晕针 / 227
　　　　二、滞针 / 227
　　　　三、弯针 / 228
　　　　四、断针 / 228
　　　　五、血肿 / 228
　　　　六、刺伤内脏 / 228

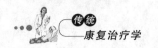

　　第六节　针刺注意事项 / 229

第二章　其他针法 ... 231

第一节　耳针 / 231
一、耳郭表面解剖 / 231
二、常用耳穴的分布、定位和主治 / 232
三、耳针技术 / 236
四、耳针的临床应用 / 238

第二节　头针 / 239
一、头针穴的定位及主治 / 239
二、头针操作方法 / 242

第三节　皮肤针 / 245
一、针具及消毒 / 245
二、操作方法 / 245
三、适应范围 / 246
四、注意事项 / 247

第四节　皮内针 / 247
一、针具及消毒 / 247
二、操作方法 / 247
三、适应范围 / 248
四、注意事项 / 248

第五节　电针 / 248
一、电针仪器种类 / 248
二、操作方法 / 249
三、适应范围 / 251
四、注意事项 / 251

第六节　穴位注射法 / 251
一、针具及药物 / 251
二、操作方法 / 251
三、适应范围 / 252
四、注意事项 / 253

第三章　灸法和拔罐法 ... 254

第一节　灸法 / 254
一、灸用材料 / 254
二、灸法作用 / 255
三、常用灸法 / 255
四、其他灸法 / 257
五、灸法注意事项 / 258

第二节 拔罐法 / 258
　　一、火罐的种类 / 258
　　二、操作方法和应用 / 259
　　三、适应证及禁忌证 / 261
　　四、注意事项 / 261

第四章 常见病证的针灸治疗 263
第一节 选穴原则 / 263
　　一、局部取穴 / 263
　　二、循经取穴 / 263
　　三、辨证取穴 / 264
　　四、对症取穴 / 264
第二节 配穴方法 / 264
　　一、表里配穴法 / 264
　　二、远近配穴法 / 264
　　三、前后配穴法 / 264
　　四、上下配穴法 / 265
　　五、左右配穴法 / 265
第三节 常见病证治疗 / 265
　　一、脑卒中后遗症 / 265
　　二、痿证 / 266
　　三、痹证 / 267
　　四、落枕 / 268
　　五、腰痛 / 269
　　六、扭伤 / 270
　　七、头痛 / 270
　　八、眩晕 / 271
　　九、失眠 / 272
　　十、脑瘫 / 273
　　十一、肥胖 / 274
　　十二、疳积 / 275
　　十三、胃痛 / 276
　　十四、痴呆 / 276

附录 刮痧技术 279
一、刮痧的概念 / 279
二、刮痧常用的器具 / 279
三、刮痧常用的介质 / 280
四、刮痧疗法的作用 / 280

五、刮痧疗法的分类及操作 / 280
六、刮痧的基本手法 / 282
七、刮痧疗法的适应证和禁忌证 / 283
八、刮痧疗法的注意事项 / 283
九、刮痧疗法的临床应用举例 / 284

腧穴查询索引 / 287
主要参考书目 / 290

绪 论

传统康复医学是一门研究和介绍如何利用物理因子等技术按传统理论和方法从事医学康复的学科,是我国劳动人民及医学专家在长期同疾病作斗争中创造和发展起来的,几千年来,在疾病的防、治、康复方面功不可没,为中华民族的繁衍昌盛做出了巨大的贡献。

传统康复技术是传统康复医学的重要内容之一。传统康复技术与现代康复技术一样,很多技术为物理因子,如利用"运动"的有推拿,利用"物理力"的有推拿、拔罐、刮痧等,利用"电"的有电针,利用"光"的有激光穴位照射,利用"热"的有艾灸、火罐、热熨等。除此之外,传统康复技术中还有针刺、生物反射等技术,如毫针、皮肤针、耳针、足部按摩。由于历史的局限,传统康复技术没有声波、语言、康复工程等技术。传统康复技术与现代康复技术最大的不同在于现代康复技术以现代医学、现代康复医学等理论作为指导,应用物理因子等多种方法从事医学康复,而传统医学则是以中医学理论为指导,利用物理因子按传统的方式方法从事医学康复。

一、传统康复技术的发展

20世纪80年代以前,传统康复技术既是治疗技术又是康复技术,侧重于治疗,为叙述方便,我们称这一时期为中医治疗技术期;80年代以后,传统康复技术定名,并从中医治疗技术中分离出来,侧重于康复,我们称之为传统康复技术期。

1. 中医治疗技术期

远古时期,人类对科学技术的掌握相当有限,一旦患病,最初只能有意无意地利用自然物理因素对体表进行刺激,以期缓解症状或治疗疾病,如用手捶击按压、用锐石尖骨刮压、用火热烧灼敷熨、用竹节动物头角吸附体表等,逐渐积累了一些经验,当经验增加到一定量时,人们就会从中总结规律,然后利用这些规律进行疾病治疗,经过漫长的实践——总结——再实践——再总结,逐渐形成了独特的中医治疗技术,用手捶击按压发展成了推拿技术,用锐石尖骨刮压发展成了针灸、刮痧技术,用火烧灼发展成了艾灸、热熨技术,用动物头角吸附发展成了拔罐技术。

艾灸技术源于古人用自然火热烧灼敷熨体表以治疗疾病。当人类知道用火后,就会有目的地使用火或热来刺激人体体表以治疗疾病,于是形成了"灸"。经过漫长时期的发展,从使用各种树枝灸发展成了艾灸,艾灸是中医治疗技术中成熟较早的一项技术。《素问·异法方宜论》记载:"北方者,天地所闭藏之域也,其地高陵居,风寒冰冽,其民乐野处而乳食,脏寒生满病,其治宜灸焫。故灸焫者,亦从北方来。"1973年长沙马王堆三号汉墓出土的医学帛书,论述了十一经脉的循行、分布、病候表现和灸法治疗,将十一经脉称为足臂十一脉"灸"经

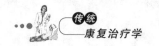

和阴阳十一脉"灸"经。东晋葛洪著《肘后备急方》所录针灸医方 109 条,其中 90 条是灸方。

针刺技术源于古人用锐石尖骨刮压体表治疗疾病。先秦两汉时期,随着政治、经济、文化、科学的发展,冶金术的发明,锐石尖骨被金属针具取代,形成了针刺技术,特别是九针及一大批名医的出现,使针刺技术出现了飞速发展,治疗范围也迅速扩大,当时名医医缓、医和、扁鹊均擅长于针刺,扁鹊治虢太子"尸厥"一案更是千古绝唱。战国时代逐渐成书的《内经》,包括《素问》和《灵枢》两部分,详述了阴阳、五行、脏腑、经络、精神、气血等中医基础理论的内容,尤其是《灵枢》重点论述了经络、腧穴、针法、灸法等针刺基础与针刺技术,对当时的针灸医学作了系统的总结,为后世针灸学的发展奠定了基础。两晋时期,著名针灸学家皇甫谧撰写了《针灸甲乙经》,书中详细介绍了 349 个腧穴的定位、主治,还详细介绍了针灸的操作方法、宜忌和常见病证的治疗,是继《内经》以后对针灸学的又一次总结,是我国现存最早的一部针灸学专著。至唐代,针灸已成为专科,太医署设针灸学专业。据记载,针灸专业有"针博士一人,针助教一人,针师十人,针工二十人,针生二十人。针博士掌教针生以经脉孔穴,使识浮、沉、滑、涩,又以九针为补泻之法。"北宋针灸学家王惟一撰写了《铜人腧穴针灸图经》,并将之刻于石碑上供人们抄写拓印,还设计了 2 具铜人模型,使腧穴标准化,促进了针灸学的发展。明代杨继洲在家传《卫生针灸玄机秘要》的基础上编写了《针灸大成》,是继《内经》、《针灸甲乙经》后对针灸学的又一次总结,被译成英、法、德、日等多种文字,现有 40 余种版本,在国际上产生了深远的影响,是学习、研究针灸的重要文献。清代至民国时期,针灸学在"针刺火灸,究非奉君所宜"及"废止旧医"声中艰难地发展。中华人民共和国成立以来,党和政府十分重视继承和发展中医,制定中医政策,采取了一系列发展中医措施,后又成立了中医药管理局,针灸学得到了前所未有的普及和提高,针灸学成为中医药专业的必修课,部分院校还开设了针灸专业,培养了大批针灸人才,成立了针灸学会,翻印、点校、注释了大量古代针灸书籍,出版了大量针灸专著和论文,对针灸方法进行了深入研究,创立了电针、温针、头针、罐针、皮内针等多种针刺方法,对针灸的作用机制研究也发展到了生化、免疫、分子生物水平。

电针是中西医结合的产物,1955 年,陕西学者朱龙玉先生在前人经验和自己临床研究的基础上,受当时盛行于美国的神经肌肉电刺激疗法的启示,提出以人体神经分布与经络相结合的"电针疗法",并著书《中国电针学》,系统地阐述了电针原理、方法和临床治疗。此后,许多医生开始在临床上广泛地使用电针疗法,扩大了电针临床应用的范围,使电针疗法的临床应用得到肯定和推广,特别是 1958 年开展针刺麻醉以后,电针的临床应用得到了迅速发展。

温针是针刺与艾灸的结合,温针治疗能产生针刺与艾灸的双重作用。罐针为拔罐与针刺的结合,可产生拔罐与针刺的双重作用。

头针是中西医结合的产物,其理论基础有二:一是传统的脏腑经络理论;二是大脑沟回及大脑皮质功能在体表的投影。自 1972 年见诸报端以来,经多年实践,对头针穴线的定位、适应范围和刺激方法积累了更多的经验,广泛应用于临床,并成为世界一些国家临床医生常用的治疗方法之一。为了促进头针疗法在国际上推广和交流,中国针灸学会按分区定经,经上选穴,并结合古代透刺穴位的方法,拟定了《头皮针穴名标准化国际方案》,并于 1984 年在日本召开的世界卫生组织西太区会议上正式通过。

耳针在中国古文献中均为散在记载,因为耳穴较少,治疗方法也简单,如针刺、放血、温灸等。民间的治疗方法反而较多,除上述方法外,还有按摩、塞药、吹耳、割治等。其迅速发展,以至成为耳针体系。20世纪70年代,法国医学博士诺吉尔首次提出耳郭形如"胚胎倒影",对我国医务工作者的启发很大,这以后新的耳穴不断被发现,治疗方法也逐渐增多,但耳穴命名、定位较混乱,同穴异名很多,1987年中国针灸学会通过《耳穴标准化方案》。

推拿技术源于古人本能地用手捶击按压体表治疗疾病,随着经验的增加,人们逐渐从中总结出规律,有目的地捶击按压体表,就形成了推拿技术。据说"病"字就是以手按摩腹部治疗疾病的意思。推拿一词,始于明代万全的小儿推拿著作《幼科发挥》。在这之前,推拿称谓较多,有"按摩"、"按跷"、"乔摩"、"挢引"、"案杌"等名称。据《汉书·艺文志》记载,先秦两汉时期有推拿专著《黄帝岐伯按摩》十卷,可以说是我国最早的推拿专著,可惜已失传。隋唐时期,推拿已发展成为一门专业的治疗方法。如隋代太医署,有按摩博士的职务;唐代太医署下设按摩科,科内按摩博士在按摩师和按摩工辅助下,教授按摩生"导引之法以除疾,损伤折跌者正之"。培养了大批的推拿人才,推拿技术也因此而快速发展。这一时期,推拿不仅是常用的骨伤科治疗方法,还渗透到了内、外、妇、儿各科,并广泛地用来保健养生。宋、金、元时期,国家未设按摩专科,推拿技术在应用范围上进一步扩大,在推拿理论研究上也有较大的发展。如宋医庞安时用按摩法催产,《圣济总录》提出按摩具有"斡旋气机,周流荣卫,宣摇百关,疏通凝滞"的功能,"气运而神和,内外调畅,升降无碍,耳目聪明,身体轻强,老者复壮,壮者复治","开达则塞蔽者以之发散,抑遏则慓悍者有所归宿"。明代,国家先是设置按摩科,后是废除按摩科,这使推拿技术的发展受到一定的影响,但此时小儿按摩兴起,经过一段时间的发展,小儿按摩在理论、手法、穴位上均有创新,形成了小儿按摩的特色。《小儿按摩经》被收录在杨继洲的《针灸大成》中,该书是我国现存最早的推拿专著。可能是推法与拿法运用较多的原因,按摩更名为"推拿"。清代,小儿推拿继续发展,民国时期,推拿流入民间。中华人民共和国成立后,推拿技术迎来了发展的春天,1956年上海成立了中国第一所推拿专科学校,培养了大批推拿专业人才,为推拿的快速发展奠定了基础。改革开放后,各中医院校相继开设了针灸推拿专业,培养了一大批本科生、硕士生。推拿技术广泛地运用到了内、外、伤、妇、儿、五官各科,对推拿技术的研究已经从人体实验扩展到了动物实验,从临床观察发展到手法的作用机制研究,研究的深度也发展到了神经、免疫、分子生物学水平。

足部按摩是中国古代按摩法之一。据日本学者考证,汉唐时期的《华佗秘籍》就记载当时有"足心道"这门研究足部按摩的学问。1980年,瑞士籍华人吴若石神父将经过在国外研究多年的足部按摩术传到台湾,1988年此术又传至北京,这个古老的按摩方法又焕发出青春活力,是反射疗法的重要组成部分。

拔罐源于古人用动物头角吸附体表以治疗疾病,所以拔罐疗法又有"角法"之称,非洲至今还有不少民间医生在沿用兽角拔罐法。苏联称拔罐法为"瘀血疗法";法国称为"杯术";日本称为"真空净血疗法"。马王堆汉墓出土的《五十二病方》中就有角法的记述:"牡痔居窍旁,大者如枣,小者如核者,方以小角角之,如孰(熟)二斗米顷,而张角。"其中"以小角角之",即指用小兽角吸拔。晋代葛洪的《肘后方》明确记录了角法的用法以及角器的制作方法,即将挖空的兽角来吸拔脓疮。到隋唐时期,拔罐的工具有了突破性的改进,开始用经过削制加工的竹节来代替兽角,竹罐取材广泛,质地轻巧,吸拔力强,在一定程度上提高了疗效。唐代王焘的《外台秘要》除记录了拔罐疗法在外科中的应用外,还绘制了彩色经络穴位图《明堂孔穴图》,第1次将拔罐疗法同经穴联系在一起。《外台秘要·卷十三》提到,先在所需拔罐的部位上"以墨点上记之。取三指大青竹筒,长寸半,一头留节,无节头削令薄似剑。煮此筒数沸,及热出筒,笼墨点处按之,良久,以刀弹破所角处,又煮筒子重角之,当出黄白赤水,次有脓出,亦有虫出者,数数如此角之,令恶物出尽,乃即除,当目明身轻也"。当时所用的吸拔方法,是当今还在沿用的煮罐法,或称煮拔筒法。吸拔工具和吸拔方法的改进,对后世产生了重要的影响。到宋、金、元时代,竹罐已完全代替了兽角;拔罐疗法的名称由"角法"改为"吸筒法";在操作上,由单纯用水煮的煮拔筒法发展为药筒法。明代拔罐法成为中医外科中重要的外治法之一。至清代,拔罐法有了全面的发展,形成了独立的体系。赵学敏所著的《本草纲目拾遗》是历史上第 1 部对拔罐疗法全面论述的医学著作。书中描述了陶罐的制作、形态和使用。清代陶罐的出现,弥补了竹罐久置后干燥易裂漏气的缺点,因陶罐是烧制而成,将陶罐称之为"火罐",沿用至今。该书还介绍了拔罐方法的改进:"以小纸烧见焰,投入罐中,即将罐合于患处。如头痛则合在太阳、脑户或巅顶,腹痛合在脐上。罐得火气舍于内,即卒不可脱,须得其自落,肉上起红晕,罐中有气水出。"这就是目前仍常用的投火法,同时吸拔部位以穴位替代了传统的病灶区。该书还介绍了清代拔罐疗法的治疗范围。在清代,拔罐不仅用于治疗外科疾病,还用于治疗多种病证,如《本草纲目拾遗》记载:"拔罐可治风寒头痛及眩晕、风痹、腹痛等证",可使"风寒尽出,不必服药。"

刮痧疗法源于古人用石块刮压或用手捏、挟、捶击体表以治疗疾病。《五十二病方》介绍了砭石法的运用,即用砭石直接在体表刮,或用砭石热熨,使皮肤潮红,甚或出现红紫斑块,以治疗疾病,这种砭石治疗方法,可认作刮痧疗法的萌芽。《内经》中有关于砭石疗法的记载,《素问·异法方宜》记载:"其病皆为痈疡,其治宜砭石。"《素问·血气形志》记载:"形乐志乐,病生于肉,治之以砭石。"这可认为是刮痧疗法的雏形阶段。宋、元以后,对痧病病证及刮痧疗法有了进一步认识。宋代王裴在《指迷方瘴疟论》中称刮痧疗法为"挑草子",元朝朱震亨在《丹溪心法》中载"绞肠痧"一病。明代许多著名医籍中也记载有痧证及刮痧疗法。清初郭志邃遍访江淮,并结合自己多年的临床实践,于康熙年间,撰成第 1 部痧病专著《痧胀玉衡》。其后论痧之书渐多,如陆乐山的《养生镜》、叶桂的《温热湿痧三种》、陈延香的《中暑痧证疗法》、韩凌霄的《温痧要编》等。

2. 传统康复技术期

随着现代医学迅速发展,中医治疗技术在临床上的运用逐渐减少,用于急性病的治疗逐渐减少,几乎淡出了危重病的抢救,多用于治疗慢性病、老年病、退行性病变、慢性损伤、难治性疾病等。20 世纪 80 年代以来,我国卫生部有意识地从国外引进现代康复技术,为了促进现代康复医学的发展,出台了较多相关政策,要求各医学院校创办康复医学专业。因为中医治疗技术与现代康复技术有很多的一致性,中医治疗技术从临床治疗中分离了出来,部分康复专家将之定名为传统康复技术。中医治疗技术与现代康复技术的一致性主要体现在三个方面。一为服务对象的一致性,目前,中医治疗技术侧重于慢性病、老年病、退行性病变、慢性损伤等病的治疗,这些疾病同为康复医学服务的对象与范围;二为技术的一致性,中医治疗技术也是应用物理因子如物理力、运动、针、热、火、电、光等治疗疾病,与现代康复医学非常一致;三为目的的一致性,中医治疗技术主要目的是消除症状、减轻痛苦、恢复功能、提高生存质量,这也与现代康复医学非常一致。所以,当我国有计划的引进和发展现代康复的时候,因为上述的一致性,中医治疗技术就与现代康复紧密地结合在一起,成为我国康复医学的重要组成部分,构建了有中国特色的传统康复医学。

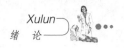

二、传统康复技术的特点

目前,在我国大多数医疗机构中,传统康复技术是应用较多的康复技术和重要的康复手段,所以传统康复技术课程是康复治疗技术专业的主干课程。它主要以中医基础理论为基础,学校在开设传统康复技术课程之前应先开设中医基础理论课程,这样更有助于学生对传统康复技术的理解,特别有助于学生对传统临床康复的理解。本教材包括经络腧穴、推拿学、针灸学三篇,但其内容概括起来就是传统康复基础、传统康复技术、传统临床康复三部分,以传统康复技术为重点。

三、传统康复技术的教学方法

在教学中应围绕传统康复技术这一重点进行教学,传统康复技术的教学时间应占全课程的一半以上。据多数老师的教学经验,学习传统康复技术,有助于学生对经络、腧穴、反射区、耳穴的记忆,由于学习传统康复技术的趣味性和精神上的放松,可避免学生在学这些内容时的枯燥乏味。对传统临床康复的教学,其目的也是为了提高学生对传统康复技术的掌握。对传统康复技术的教学应以实践训练为主,实训课与理论课之比应在 6∶4 以上,以培养学生的动手能力。

中医康复技术独特的使用方法,神奇的康复效果,与现代康复技术有较强的互补性,正逐步被世界人民所接受,已引起国际医学界的重视,并对其开展了研究工作。中医康复技术正在为人类的康复事业作出新的贡献。

(邱 波)

上篇

经络腧穴

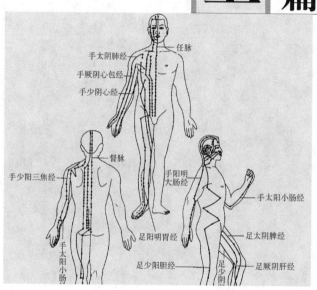

第一章　经络总论

第二章　腧穴总论

第三章　经络腧穴各论

第四章　小儿推拿常用腧穴

第一章 经络总论

学习目标

1. 掌握经络的概念和组成；十二经脉的走向、交接、分布规律。
2. 熟悉经络生理功能；十二经脉命名及流注次序；奇经八脉循行及功能。
3. 了解十二经别、十二经筋、十二皮部、十五别络的循行及功能，经络学说的临床应用。

经络学说是古人在长期的临床医疗实践中总结发展起来的，用以阐述人体的生理功能、病理变化及其与脏腑相互关系的学说。它与藏象学说、气血津液等理论共同构成了中医理论体系的核心，不仅是针灸、推拿、气功、刮痧等学科的理论基础，而且对中医其他临床各科和促进病人的康复均有十分重要的指导意义。正如《内经》"灵枢·经脉"篇所云："经脉者，所以能决死生，处百病，调虚实，不可不通。"

第一节 经络的概念与组成

一、经络的概念

经络是经脉和络脉的总称。经，有"路径"的意思，直行者为经，是主干，较大，分布于组织深部，有固定的名称、数目和循行路径，如十二正经；络，有"网络"的意思，支而横者为络，是旁支，较小，分布较浅，数目较多，包括十五络脉、浮络和孙络，分布于周身，构成网络，遍及全身。

经络是人体组织结构的重要组成部分，是运行全身气血、内联脏腑、外络肢节、沟通内外、贯穿上下，调节人体各部的通路。通过经络遍布全身，将人体五脏六腑、四肢百骸、五官九窍、皮肉筋骨等组织器官联结成一个统一的整体，使人体各部的功能得以保持协调和相对的平衡。

二、经络系统的组成

经络系统是由经脉、络脉及其附属部组成的（图1-1-1），其中经脉系统包括十二经脉、奇经八脉以及附属于十二经脉的十二经别、十二经筋和十二皮部，络脉包括十五别络、浮络和孙络等。

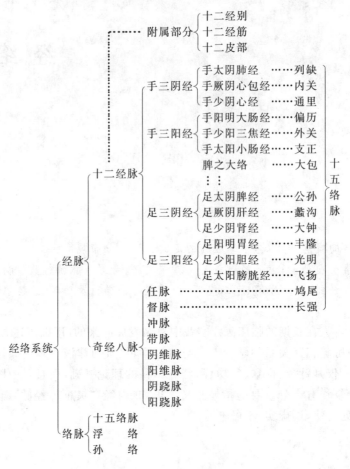

图 1-1-1 经络系统的组成

（一）十二经脉

手三阴（肺、心包、心）、手三阳（大肠、三焦、小肠）、足三阴（脾、肝、肾）、足三阳（胃、胆、膀胱）合称十二经脉，呈上下纵行循行，是经络系统的主体，又称"十二正经"。各经脉之间可通过分支，互相联系，即"内属腑脏，外络肢节，外内之应，皆有表里"。

（二）奇经八脉

奇经八脉是指十二经脉以外的经脉，是任脉、督脉、冲脉、带脉、阴维脉、阳维脉、阴跷脉、阳跷脉等经脉的总称。"奇"有"异"、"不同"的含义，奇经八脉因其"别道奇行"而得名，与奇恒之腑有密切联系。

人之气血常行于十二经脉，诸经满溢则流入奇经，奇经八脉交叉贯穿于十二经脉之间，具有联络、统率和调节十二经的作用。

奇经八脉的分布没有十二经脉规则，与脏腑没有直接络属关系，彼此之间亦无表里配合关系。特点是别道而行，循行除带脉外，皆由下向上循行，唯任、督二脉有独立的穴位，故与十二经脉合称十四经脉。奇经八脉的循行分布及生理功能见表 1-1-1。

表1-1-1 奇经八脉循行分布及生理功能

经脉名	循行分布	生理功能
任脉	起于胞中,下出会阴,行于前正中线,上至龈交穴与督脉相会	调节全身阴经经气和妊育胎儿,为"阴脉之海"
督脉	起于胞中,下出会阴,行于后正中线	调节全身阳经经气,为"阳脉之海"
冲脉	与足少阴经并行而上,与任脉、督脉、足阳明经有联系	调节十二经气血,为"十二经之海"、"血海"
带脉	起于胁下,环腰一周,状如束带	约束纵行躯干的诸条经脉
阴维脉	与足太阴、足厥阴并行而上,至咽喉合于任脉	调节六阴经经气
阳维脉	与足少阳并行而上,至项部合于督脉	调节六阳经经气
阴跷脉	伴足少阴等上行,在目内眦交阳跷	调节肢体运动,司眼睑开合
阳跷脉	伴足太阳等上行,在目内眦交阴跷	调节肢体运动,司眼睑开合

注:冲脉与任、督二脉同起胞中,一源三岐。

(三)十二经别

从十二经脉别出的正经为十二经别,是正经别行深入体腔的支脉,是十二经脉离、入、出、合的别行部分,附属于十二正经。由于路线深而长,故称之为经别。无论是阴经和阳经,都是从肘膝以上部位别出,称之"离(别)";从别出的部位进入体腔,称之"入";与脏腑相合,谓之"合",即阴经经别合于相表里的阳经经脉,阳经经别合于相表里的阴经经脉,然后从头项部浅出体表谓之"出"。

十二经别的作用既加强了十二经脉表里两经之间的联系,也加强了脏腑之间的联系,同时也辅助了十二正经在体内循行的不足。在临床上,阴经的一些腧穴之所以能治头面、五官的疾病,是和阴经经别与头面部的内在联系作用分不开的,如偏正头痛,选取太渊、列缺治疗;牙痛,选取太溪治疗,都是和经别的作用密切相关的,故有"列缺头痛及偏正,重泻太渊无不应"、"牙齿痛,太溪堪治"之说。

(四)十二经筋

十二经筋是十二经脉之气"结、聚、散、结"于筋肉关节的体系,是十二经脉的外周连属部位,因受十二经之气濡养,其命名和循行部位以所属的十二经脉而定。十二经筋的分布与十二经脉的体表通路基本一致。

十二经筋的主要作用是联结筋肉,约束骨骼,利于全身关节的屈伸活动,以保持人体正常的运动功能。如经筋发生病证,则主要表现为筋肉痹痛掣引、转筋和运动不利等症状。

(五)十二皮部

十二皮部是十二经脉的功能活动反映于体表的部位,也是络脉之气的散布所在。其分布区域是依据十二经脉在体表的分布范围,把皮肤分为12个标志区(即十二经的体表投影区)。十二皮部的命名是根据所属的十二经脉所定,故称十二皮部。各皮部既是该经在皮肤表面的反应区,也是该经濡养的皮肤区域。当机体卫外功能失常时,病邪可通过皮部→络脉→经脉→腑脏传变,反之,脏腑的病变亦可反映到皮部。

(六)十五络脉

十二经脉和任督二脉各自别出一络,再加上脾之大络,共15条,称之为"十五络脉",其命名是以络穴来命名的(见图1-1-1)。十五络脉分布特点是:十二经脉的别络在四肢肘膝关节以下从本经络穴分出后,均走向其表里经脉,即阴经别络于阳经,阳经别络于阴经,从而加强了表里经的联系,并弥补了经脉循行之不足。另外,在躯干部有任、督、脾之大络3条络脉,任脉的别络从鸠尾分出后,散布于腹部,以沟通腹部的经气。督脉的别络从长强分出后,散布于头部,别走太阳经,以沟通背部的经气。脾之大络从大包分出,散布于胸胁,以沟通胸胁部的经气,加强躯干的横向联系。

综上所述,十五络穴既有加强十二经脉表里之间的联系,又有统率全身络脉和渗灌气血,濡养脏腑的作用。

(七)浮络和孙络

络脉中最细小的分支为孙络,行于浅表部位的为浮络。从络脉分出的孙络和浮络遍布全身,难以计数,主要作用是联络全身并输布气血于各部。

第二节 十二经脉

一、十二经脉的名称与分布规律

《灵枢·海论》曰:"夫十二经脉者,内属于腑脏,外络于肢节",概括说明了十二经脉和脏腑之间的密切关系及其分布特点。

(一)十二经脉的名称

十二经脉的命名主要由所属脏腑的名称、循行经过的主要部位并结合阴阳属性而定。十二经脉的名称分类见表1-1-2。

表1-1-2 十二经脉名称分类

起止部位	阴 经 (属脏)	阳 经 (属腑)	主要循行部位 阴经行于内侧,阳经行于外侧	
手	太阴肺经	阳明大肠经	前线	上肢
	厥阴心包经	少阳三焦经	中线	
	少阴心经	太阳小肠经	后线	
足	太阴脾经	阳明胃经	前线	下肢
	厥阴肝经	少阳胆经	中线	
	少阴肾经	太阳膀胱经	后线	

注:下肢内踝上八寸以下厥阴肝经在前,太阴脾经居中,少阴肾经居后。

1. 内属腑脏 十二经和内脏有直接联系,每一条经都和一个脏或腑相关,并以其所属脏腑命名,如联属于肺脏的经脉称"肺经",联属于心包的经脉称"心包经"……依次称为"心经"、"大肠经"、"三焦经"、"小肠经"、"脾经"、"肝经"、"肾经"、"胃经"、"胆经"和"膀胱经"。

2. 外联手足 分布于上肢的经脉,在经脉名称前冠以"手",分布于下肢的经脉,在经脉名称前冠以"足"。

3. 阴阳属性 凡与脏相联,分布于肢体内侧面的经脉为"阴经",与腑相联,分布于肢体外侧面的经脉为"阳经"。阴经和阳经根据在肢体内侧面和外侧面分布的前、中、后不同,又有"太阴、厥阴、少阴"三阴和"阳明、少阳、太阳"三阳之别。

(二) 十二经脉的分布规律

十二经脉左右对称的分布在人体头面、躯干和四肢。其一般分布规律是：属于脏的阴经，循行于四肢内侧及胸腹；属于腑的阳经，循行于四肢外侧、头面及背腰部。十二经脉在头面部的排列顺序是：手足阳明经行于前额和面部，手足少阳经行于头部两侧，手足太阳经行于两颊部及后头顶、后项部。在四肢部的排列顺序是：上下肢内侧，太阴在前，厥阴居中，少阴在后；上下肢外侧，阳明在前，少阳居中，太阳在后。特殊的是下肢内踝上八寸以下厥阴在前，太阴居中，少阴居后。

二、十二经脉的走向和交接规律

十二经脉的走向和交接有一定规律，彼此衔接，相互沟通，形成一个周而复始，阴阳相接，如环无端的循环径路。

(一) 十二经脉的走向规律

十二经脉的走向规律是："手三阴经从胸走手，手三阳经从手走头，足三阳经从头走足，足三阴经从足走腹（胸）。"（图 1-1-2）

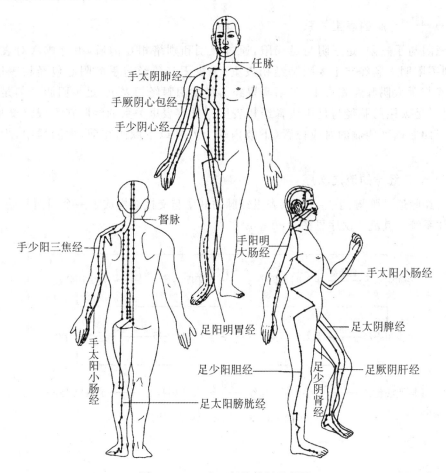

图 1-1-2 十四经脉循行示意图

手三阴经：从胸部开始，沿上肢内侧，终于手指末端，交手三阳。
手三阳经：从手指末端开始，沿上肢外侧，终于头面部，交足三阳。
足三阳经：从头面部开始，经躯干，沿下肢外侧，终于足趾，交足三阴。
足三阴经：从足开始，沿着下肢内侧，经过腹部，抵达胸部，交手三阴。

（二）十二经脉的交接规律

从十二经脉的走向规律可以看出其衔接有一定的规律。

1. 阴经与阴经衔接于胸腹部　如足太阴脾经与手少阴心经交于心中，足少阴肾经与手厥阴心包经交于胸中，足厥阴肝经与手太阴肺经交于肺中。

2. 阳经与阳经衔接于头面部　如手阳明大肠经和足阳明胃经交于鼻旁，手太阳小肠经与足太阳膀胱经交于目内眦，手少阳三焦经和足少阳胆经交于目外眦。

3. 阴经与阳经衔接于手足（四肢末端）　如手太阴肺经在食指与手阳明大肠经交接，手少阴心经在小指与手太阳小肠经交接，手厥阴心包经在无名指与手少阳三焦经交接，足阳明胃经在足大趾与足太阴脾经交接，足太阳膀胱经在足小趾与足少阴肾经交接，足少阳胆经从足跗上斜向足大趾丛毛处与足厥阴肝经交接。

三、十二经脉的表里关系和流注次序

（一）十二经脉的表里关系

手三阴与手三阳、足三阴与足三阳，通过经别和别络相互沟通，组合成六对表里络属关系，即手阳明大肠经与手太阴肺经相表里；手少阳三焦经与手厥阴心包经相表里；手太阳小肠经与手太阴肺经相表里；足阳明胃经与足太阴脾经相表里；足少阳胆经与足厥阴肝经相表里；足太阳膀胱经与足少阴肾经相表里。具有表里关系的经脉在手或足交接，并分别循行于四肢内外两侧的对应位置（下肢内踝上八寸以下厥阴在前，太阴居中，少阴居后除外）。

（二）十二经脉的流注次序

十二经脉通过脏腑、手足、阴阳、表里经脉的联络与交接而构成了一个周而复始，循环无端的流注系统。其流注次序见图1-1-3。

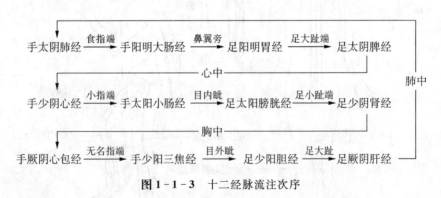

图1-1-3　十二经脉流注次序

第三节 经络的功能和作用

一、经络的生理功能

从经络的概念和组成可以概括出经络有以下4方面的生理功能。

(一)联络脏腑,沟通内外

《灵枢·海论》曰:"夫十二经脉者,内属于腑脏,外络于肢节",指出了通过十二经脉及其分支纵横交错、入里出表、通达上下,联络脏腑;奇经八脉交错于十二经脉之间,加强经脉之间的联系和调节气血的运行;经筋、皮部则联结肢体筋肉皮肤。人体正是通过经络将五脏六腑、四肢百骸、五官九窍、皮肉筋骨等组织器官构成一个有机统一的整体。

(二)运行气血,濡养全身

人体各组织器官均需气血的濡养才能维持正常的生理功能,而气血之所以能通达全身,温养濡润各脏腑组织器官,皆因经络循环灌注之功,正如《灵枢·本藏》篇所云:"经脉者,所以行血气而营阴阳,濡筋骨,利关节者也"。因此经脉畅通,气血充足,则筋骨强健,关节通利,各生理功能得以维持;反之,经脉闭塞,气血阻滞,则出现各种病证。

(三)卫外固表,抗御病邪

经络能运行气血而营阴阳,使营气行于脉中,卫气行于脉外,营卫之气密布于周身,营血调和,卫气密固,则能和调五脏,洒陈六腑,卫外固表,抗御病邪。

(四)经络感传,调节平衡

腧穴是脏腑、经络之气血输注于体表的部位,针刺腧穴后的"得气"和"行气"现象就是通过循经感传达到疏通气血和调整脏腑功能的目的。正如《灵枢·九针十二原》所言:"刺之要,气至而有效"。得气、行气、气至既是针刺传导感应的过程,也是针刺取得疗效的关键。"阴平阳秘,精神乃治"是人体的正常生理状态,当阴阳偏盛偏衰发生疾病时,用针灸等治法能激发经络的调整平衡作用,正如《灵枢·刺节真邪》篇所云:"泻其有余,补其不足,阴阳早复。"

二、经络学说的临床应用

经络学说运用于临床,在说明人体的病理变化,指导疾病的诊断、治疗、康复训练和预防等各方面都具有重要意义。

(一)说明病理变化

经络有联络脏腑,运行气血,营内卫外,感应传导等功能,在发生病变时,经络就可成为传注病邪和反映病候的途径。

1. **传注病邪** 一是外邪从皮毛通过经络内传于五脏六腑,脏腑有病亦可累及经络;二是脏腑之间可以通过经络相互影响。故《素问·皮部论》曰:"邪客于皮则腠理开,开则入客于络脉,络脉满则注于经脉,经脉满则入舍于腑脏也。"如肾病水气凌心、射肺,是因足少阴肾经入肺络心;肝病可以犯胃、犯肺,是因足厥阴肝经挟胃注肺中的缘故。

2. 反映病候　当人体各种生理功能发生障碍时,可在相应部位出现各种病证,如肝火上炎可见两目红赤;心火上炎则可见口舌生疮;肾虚可见腰痛等。

(二) 指导疾病诊断

因经络有一定的循行部位和脏腑络属,故可反映所属脏腑的病证,结合四诊、八纲可推究疾病的原因,判断疾病的部位,明确疾病的性质、程度和预后。《灵枢·官能》曰:"察其所痛,左右上下,知其寒温,何经所在"就指出了经络对于指导疾病诊断有着重要意义。

1. 分经辨证　临床可以根据症状出现的部位,结合经络循行的部位及联系的脏腑,作为诊断疾病的依据。如:胁肋是肝经所过之处,肝与胆互为表里,胁肋胀痛多与肝胆有关;头痛证,痛在前额多与阳明经有关,痛在两侧多与少阳经有关,痛在枕项部多与太阳经有关,痛在巅顶者多与厥阴经、督脉有关。

2. 扪穴诊病　腧穴是脏腑经络气血输注于体表的部位,临床发现在经络循行的通路上或在经气聚集的某些穴位处,有明显压痛或扪到结节状、条索状的反应物,或出现局部皮肤的形态变化时,亦有助于疾病的诊断。如肠痈可在阑尾穴出现压痛点,胆道疾患可在阳陵泉周围出现压痛点,长期消化不良可在脾俞穴出现压痛点等。

3. 经络电测定　是根据机体对电反应的原理,利用"经络测定仪"在十四经的特定腧穴(首选原穴或井穴)测定皮肤导电量(或电阻值),从所测出的数值变化中,分析受病脏腑、经络气血的盛衰虚实,以作临床诊断参考。

(三) 指导临床治疗和康复训练

1. 循经取穴　这是推拿和针灸施治的主要取穴原则之一,主要根据"经脉所通,主治所及"的理论,以循经取穴的方法在临床指导疾病治疗和康复训练。《五总穴歌》:"肚腹三里留,腰背委中求,头项寻列缺,面口合谷收,胸胁内关谋"就是循经取穴在临床应用的典型例证。

2. 络脉取穴　《灵枢·官针》篇曰:"络刺者,刺小络之血脉也"意即凡经络郁滞,火热实邪,闭阻为患,均可刺络放血,以通闭泄邪。如点刺太阳放血,治目赤肿痛;刺委中放血,治急性腰扭伤等。

3. 皮部取穴　经脉、脏腑为病,取之皮部。根据十二皮部的分布,经脉或内脏有病均可取相关皮部施治,如皮肤针和皮内针的运用。

4. 筋病取穴　经筋的病证,多表现为筋肉拘挛、强直、弛缓或抽搐等。病在经筋,取之阿是,意即经筋有病治疗时多取阿是穴治疗,即"以痛为腧",在局部取穴施治。

思考题

1. 概述经络的概念、组成和生理功能。
2. 简述十二经脉的走向、交接、分布规律和流注次序。
3. 何谓奇经八脉? 其特点如何?
4. 概述任脉、督脉、冲脉、带脉的循行与作用。

(高莉萍)

第二章 腧穴总论

1. 掌握腧穴的定义、分类及腧穴的定位方法。
2. 熟悉腧穴的作用、各类特定穴的分布特点。
3. 了解各类特定穴的临床应用。

第一节 腧穴的分类和作用

一、腧穴的概念

腧穴是人体脏腑经络之气输注于体表的部位。腧又作"俞",与"输"通,有转输的含义,"穴"即孔隙的意思。在中国古典医籍中曾有"砭灸处"、"节"、"会"、"骨孔"、"气穴"、"穴位"等不同名称。腧穴是针灸施术的部位,掌握好腧穴的定位、归经、主治等基本知识,才能正确运用针灸和推拿治疗疾病。

二、腧穴的分类

人体的腧穴一般分为经穴、奇穴和阿是穴3类。经穴是指归属于十二经脉与任督二脉的腧穴,是腧穴的主要部分,又称为"十四经穴",经穴均有固定的位置和具体的穴名。至清代《针灸逢源》,经穴总数达361个,目前经穴总数以此为准。"奇穴"是指有明确位置、穴名,尚未归属于十四经的腧穴,因其有奇效,故称"奇穴",又称"经外奇穴"。"阿是穴"是指以病痛的压痛点或其他反应点为治疗部位的一类腧穴,无具体名称,也无具体部位,而是"以痛为腧",又名"天应穴"、"不定穴"。

三、腧穴的作用

1. **近治作用** 这是所有腧穴主治作用中具有的共同特点。腧穴均能治疗该穴所在部位及邻近组织、器官的疾病。例如,眼区各穴均能治疗眼部疾病。

2. **远治作用** 腧穴的远治作用,与经脉的循行密切相关。"经络所通,主治所及",这是十四经腧穴的主治规律。在十四经腧穴中,尤其是十二经脉在四肢肘膝关节以下的腧穴,不仅能治疗局部病证,而且能治疗本经循行所涉及的远隔部位的脏腑、组织、器官的病证。例如,足三里,不仅可治疗下肢病证,而且能治疗脾胃等疾病。

3. 特殊作用　在特定穴中,有很多腧穴,还具有独特的主治作用。例如,郄穴治疗急性病痛;募穴、下合穴主治六腑疾患。此外,针刺某些腧穴,对机体的不同状态,可起着双向的良性调整作用。例如,针刺天枢,泄泻时能止泻,便秘时又能通便。腧穴的治疗作用还具有相对的特异性,如大椎退热、至阴矫正胎位等,都是其特殊的治疗作用。

第二节　腧穴的定位方法

针灸的治疗效果与取穴是否准确密切相关,所以必须掌握腧穴的定位方法。常用的腧穴定位方法,有体表解剖标志定位法、骨度分寸定位法、手指同身寸定位法3种。

一、体表解剖标志定位法

体表解剖标志定位法是以人体解剖学的各种体表标志为依据确定腧穴位置的方法,也称自然标志定位法,分为两种。

1. 固定标志法　指以不受人体活动影响而固定不移的部位作为取穴标志的方法,如以五官、毛发、指(趾)甲、乳头、肚脐及各种骨节突起和凹陷部作为取穴标志。这些自然标志固定不移,有利于腧穴的定位。背部常用的标志:第7颈椎棘突为最高的棘突;肩胛冈内端平第3胸椎棘突;肩胛骨下角平第7胸椎棘突;髂嵴最高点平第4腰椎棘突;两眉之间取"印堂";两乳之间取"膻中"等。

2. 活动标志法　指利用关节、肌肉、皮肤随活动而出现的隆起、凹陷、孔隙、皱纹等作为取穴标志的方法。张口于耳屏前方凹陷处取"听宫",臂内收时腋后纹头上1寸取肩贞。

二、骨度分寸定位法

是以体表骨节为主要标志,折量全身各部的长度和宽度,定出分寸,作为腧穴定位的方法。常用的"骨度"分寸见表1-2-1,图1-2-1~图1-2-3。

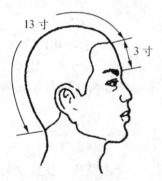

图1-2-1　头部直寸图

表1-2-1　常用骨度分寸定位表

分部	起止点	常用骨度	度量法
头面部	前发际正中→后发际正中	12寸	直寸
	眉间(印堂)→前发际正中	3寸	直寸
	两额角发际(头维)之间	9寸	横寸
	耳后两乳突(完骨)之间	9寸	横寸
胸腹部	胸骨上窝(天突)→胸剑联合中点(歧骨)	9寸	直寸
	胸剑联合中点(歧骨)→脐中	8寸	直寸
	脐中→耻骨联合上缘(曲骨)	5寸	直寸
	两肩胛骨喙突内侧缘之间	12寸	横寸
	两乳头之间	8寸	横寸

续 表

分　部	起　止　点	常用骨度	度量法
背腰部	肩胛骨内侧缘→后正中线	3寸	横寸
上肢部	腋前、后纹头→肘横纹(平尺骨鹰嘴)	9寸	直寸
	肘横纹(平尺骨鹰嘴)→腕掌(背)侧远端横纹	12寸	直寸
下肢部	耻骨联合上缘→髌底	18寸	直寸
	髌底→髌尖	2寸	直寸
	髌尖(膝中)→内踝尖	15寸	直寸
	臀沟→腘横纹	14寸	直寸
	股骨大转子→腘横纹(平髌尖)	19寸	直寸
	腘横纹→外踝尖	16寸	直寸
	内踝尖→足底	3寸	直寸

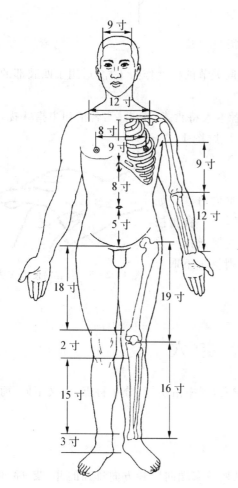

图1-2-2　骨度分寸(正面)

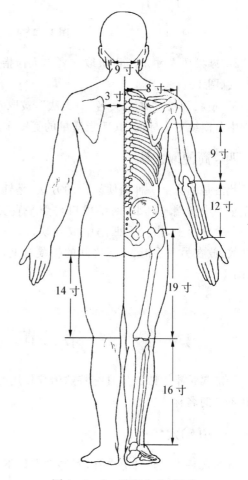

图1-2-3　骨度分寸(背面)

三、手指同身寸定位法

指寸定位法是以被取穴者本人手指为标准来定取穴位的方法,又称"指寸定位法"。常用以下3种。

1. **中指同身寸法** 被取穴者本人中指屈曲,中节桡侧两端纹头之间的距离为1寸。用于四肢取穴的直寸、背部的横寸(图1-2-4)。

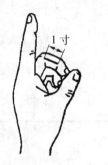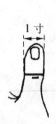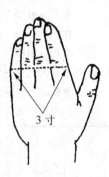

图1-2-4 手指同身寸法

2. **拇指同身寸法** 以被取穴者本人拇指指间关节的横度作为1寸,适用于四肢部的直寸取穴(图1-2-4)。

3. **横指同身寸法** 又名"一夫法",被取穴者本人将食指、中指、无名指和小指并拢,以中指中节横纹处为标准,其四指横量的宽度作为3寸(图1-2-4)。

四、简便取穴法

此法是临床上一种简便易行的方法,是辅助取穴方法。如直立垂手中指端取风市;两手虎口自然平直交叉,一手食指按在另一手食指上,指尖下凹陷中取列缺;以一手的拇指指间关节横纹,放在另一手拇、食指之间的指蹼缘上,当拇指尖下取合谷(图1-2-5)。

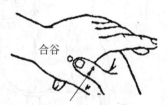

图1-2-5 合谷简便取穴法

第三节 特 定 穴

特定穴是指十四经中具有特殊治疗作用的腧穴,因主治功能、分布特点、含义不同,而各有其不同的名称。

一、五输穴

五输穴是十二经脉分布在肘、膝关节以下,从四肢末端向肘膝方向排列的井、荥、输、经、合穴的总称。五输穴按井、荥、输、经、合的顺序,以四肢末端向肘膝方向依次排列。古人用自然界的水流情况比喻经气在经脉中运行的情况,以说明经气的出入和经过部位的深浅及其不同作用。《灵枢·九针十二原》指出:"所出为井,所溜为荥,所注为输,所行为经,所入为合。"也就是说,"井"穴位于手足末端,喻作水的源头,是经气所出的部位,即"所出为井";"荥"穴多位于掌指或跖趾关节之前,喻作水流尚微,是经气流行的部位,即"所溜为荥";"输"穴多位于掌指或跖趾关节之后,喻作水流由小到大,由浅注深,是经气渐盛的部位,"所注为输";"经"穴多位于腕踝关节以上,喻作水流变大,畅通无阻,是经气正盛的部位,像水在通畅的河中流过,即"所行为经";合穴位于肘膝关节附近,喻作江河水流汇合入海,是经气由此深入,进而汇合于脏腑的部位,即"所入为合"。

五输穴配属五行,可根据《难经·六十九难》"虚则补其母,实则泻其子"的理论进行临床选穴。例如,肺属金,肺虚取太渊(土),实取尺泽(水)。五输穴与五行配属情况见表1-2-2、表1-2-3。

表1-2-2　六阳经五输穴及与五行配属表

阳经五输	井(金)	荥(水)	输(木)	经(火)	合(土)
大肠经	商阳	二间	三间	阳溪	曲池
三焦经	关冲	液门	中渚	支沟	天井
小肠经	少泽	前谷	后溪	阳谷	小海
胃经	厉兑	内庭	陷谷	解溪	足三里
胆经	足窍阴	侠溪	足临泣	阳辅	阳陵泉
膀胱经	至阴	足通谷	束骨	昆仑	委中

表1-2-3　六阴经五输穴及与五行配属表

阴经五输	井(木)	荥(火)	输(土)	经(金)	合(水)
肺经	少商	鱼际	太渊	经渠	尺泽
心包经	中冲	劳宫	大陵	间使	曲泽
心经	少冲	少府	神门	灵道	少海
脾经	隐白	大都	太白	商丘	阴陵泉
肝经	大敦	行间	太冲	中封	曲泉
肾经	涌泉	然谷	太溪	复溜	阴谷

二、原穴、络穴

原穴是指脏腑原气输注、经过、留止的部位。"原"即本原、原气之意,十二经各有一原穴,又称"十二原",均分布在四肢腕、踝关节附近。原穴不仅可以治疗五脏六腑之病,而且可以根据原穴的变化推断脏腑功能的盛衰。

络穴是指十五络脉(十二正经、任脉、督脉的络脉及脾之大络)从本经脉别出之处的穴位,共十五穴,合称"十五络穴"。其中十二经脉的络穴有沟通表里经脉和治疗表里两经相关疾病的作用。任脉络穴鸠尾、督脉络穴长强及脾之大络大包,有通调躯干前、后、侧部之气血和治疗胸腹、背腰及胁肋部病证的作用。《素问·平人气象论》载有"胃之大络"名虚里,故又有"十六络穴"之说。

在临床上原穴和络穴可单独使用,但多配合应用。原穴与络穴配合使用,称为"原络配穴"(表1-2-4)。它是以脏腑经络先病、后病为依据。运用时一般是先病脏腑为主,取其经之原穴;后病脏腑为客,取其经之络穴。

表1-2-4 原穴络穴表

脏腑	肺	大肠	胃	脾	心	小肠	膀胱	肾	心包	三焦	胆	肝
原穴	太渊	合谷	冲阳	太白	神门	腕骨	京骨	太溪	大陵	阳池	丘墟	太冲
络穴	列缺	偏历	丰隆	公孙	通里	支正	飞扬	大钟	内关	外关	光明	蠡沟

三、俞穴、募穴

俞穴是指脏腑之气输注于背腰部的腧穴,又称"背俞穴"。脏腑背俞穴均分布于足太阳膀胱经上。募穴是指脏腑之气汇聚于胸腹部的腧穴,又称"腹募穴"。脏腑各有一个募穴。

滑伯仁《难经本义》"阴阳经络,气相交贯,脏腑腹背,气相通应",说明脏腑之气与俞募穴是相互贯通的。因此,募穴主治性能与背俞穴有共同之处。当脏腑发生病变时,常在其相应的俞募穴出现疼痛或过敏等病理反应,俞募二穴可相互诊察病证,作为协助诊断的一种方法,所谓"审募而察俞,察俞而诊募"。治疗脏腑病时,可单独使用募穴或俞穴,也可背俞穴与募穴配合使用,即谓之"俞募配穴"。

附:《十二募穴歌》

天枢大肠肺中府,关元小肠巨阙心,中极膀胱京门肾,胆日月肝期门寻,
脾募章门胃中脘,气化三焦石门针,心包募穴何处取?胸前膻中觅浅深。

四、下合穴

下合穴是指六腑之气下合于足三阳经的6个腧穴,又称六腑下合穴。胃经、胆经、膀胱经的下合穴(分别为足三里、阳陵泉、委中)在其本经,而大肠经、小肠经的下合穴(分别为上巨虚、下巨虚)同在胃经,三焦经的下合穴(委阳)在膀胱经上。《灵枢·邪气脏腑病形》"荥输治外经,合治内腑",说明六腑病可取下合穴。如胃脘痛取足三里;泄泻取下巨虚;便秘取上巨虚;胆病取阳陵泉;三焦气化失常而引起的癃闭、遗尿取委阳、委中。

附:《下合穴歌》

胃经下合三里乡,上下巨虚大小肠,膀胱当合委中穴,
三焦下合属委阳,胆经之合阳陵泉,腑病用之效必彰。

五、八会穴

八会穴是指脏、腑、气、血、筋、脉、骨、髓等精气所汇聚的8个腧穴。八会穴能够分别治疗其相关病变。如脏会章门,又为脾募,脾、胃合为后天之本,气血生化之源,故章门可治各种脏病。腑会中脘,又为胃募,故中脘为主治胃、大肠、小肠病证之主穴。血会膈俞,是治疗血病之主穴。髓会绝骨(悬钟),脑为髓海,故悬钟是治疗肾精亏虚髓海失养之要穴。

此外,《难经·四十五难》"热病在内者,取其会之气穴也",说明八会穴还能治疗某些热病。

附:《八会穴歌》
腑会中脘脏章门,筋会阳陵髓绝骨,骨会大杼气膻中,血会膈俞脉太渊。

六、八脉交会穴

八脉交会穴是指奇经八脉与十二正经脉气相通的8个腧穴。此八穴既能治奇经病,又能治正经病。八脉交会穴在临床应用上十分广泛,常采用上下配穴以治疗疾病,即内关配公孙,后溪配申脉,外关配足临泣,列缺配照海。内关、公孙相配以治疗胃、心、胸的病变;后溪、申脉相配以治疗目内眦、项及耳、肩胛的病变;外关、足临泣相配以治疗目外眦、颊、颈、耳后、肩的病变;列缺、照海相配主治肺系、咽喉、胸、膈等的病变(表1-2-5)。

表1-2-5 八脉交会

八 脉	本 经	八 穴	会合部位及主治
冲 脉	足太阴	公 孙	胃、心、胸
阴 维	手厥阴	内 关	
督 脉	手太阳	后 溪	目内眦、项、耳、肩胛
阳 跷	足太阳	申 脉	
带 脉	足少阳	足临泣	目外眦、颊、颈、耳后、肩
阳 维	手少阳	外 关	
任 脉	手太阴	列 缺	胸、肺、膈、喉咙
阴 跷	足少阴	照 海	

七、郄穴

郄穴是指各经脉在四肢部经气深聚的部位,郄与"隙"通,有空隙之意。十二经脉和奇经八脉中的阴跷脉、阳跷脉、阴维脉、阳维脉各有1个郄穴,共16个郄穴,合为"十六郄穴",多分布于四肢肘、膝关节以下。郄穴大多用于治疗本经循行部位及所属脏腑的急性病证。如急性胃脘痛多选用梁丘(胃经郄穴)(表1-2-6)。

表1-2-6 十六郄穴表

经 脉	郄 穴	经 脉	郄 穴
手太阴肺经	孔 最	足厥阴肝经	中 都
手少阴心经	阴 郄	足阳明胃经	梁 丘
手厥阴心包经	郄 门	足太阳膀胱经	金 门
手阳明大肠经	温 溜	足少阳胆经	外 丘
手太阳小肠经	养 老	阳跷脉	跗 阳
手少阳三焦经	会 宗	阴跷脉	交 信
足太阴脾经	地 机	阳维脉	阳 交
足少阴肾经	水 泉	阴维脉	筑 宾

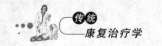

思考题

1. 腧穴的作用有哪些?
2. 腧穴的定位方法有哪些?
3. 按骨度分寸定位法,腋前纹头(腋前皱襞)至肘横纹是几寸?肘横纹至腕横纹是几寸?

(曹艳杰)

第三章
经络腧穴各论

学习目标

1. 掌握常用腧穴的定位、主治、操作。
2. 熟悉十四经脉的循行及其腧穴。
3. 了解常用腧穴的解剖。

第一节 十四经脉常用腧穴

一、手太阴肺经

(一) 经脉循行

手太阴肺经起始于中焦,向下络于大肠,回过来沿着胃上口,穿过膈肌,入属于肺脏。从肺系——气管、喉咙部横出腋下,下循上臂内侧,行于手少阴、手厥阴经之前,下行肘关节中,沿前臂内侧桡骨的边缘,进入寸口(腕关节桡动脉搏动处),经过大鱼际,沿着大鱼际边缘,循拇指桡侧出其端。

它的支脉:从腕后(列缺)分出,走向食指桡侧,沿食指桡侧出其端,接手阳明大肠经(图1-3-1)。

(二) 常用经穴

1. **中府** Zhōngfǔ(LU1) 肺的募穴;手、足太阴经交会穴。

【定位】在胸外侧部,平第一肋间隙处,距前正中线6寸(图1-3-2)。

【解剖】皮肤→皮下组织→胸大肌→胸小肌。

【主治】①呼吸系统病证:鼻炎,咽喉炎,肺炎,支气管炎,支气管扩张,哮喘等。②运动

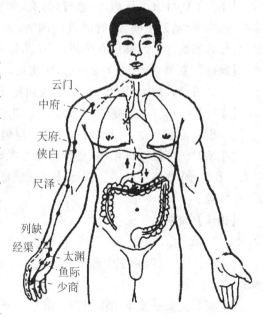

图1-3-1 手太阴肺经循行

系统病证:肩肘臂内侧痛,手不能伸,上肢麻木等。③消化系统病证:呕吐,腹胀等。

【操作】向外斜刺或平刺0.5～0.8寸;不可向内斜刺、深刺,以免伤及肺脏引发气胸;可灸。

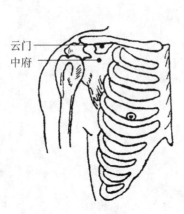

图1-3-2 云门、中府

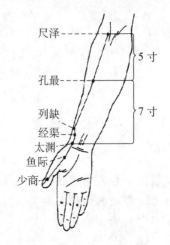

图1-3-3 尺泽、孔最、列缺、太渊、少商

2. **尺泽** Chǐzé（LU5） 手太阴经气所入为"合"。

【定位】在肘横纹中,肱二头肌腱桡侧凹陷处(图1-3-3)。

【解剖】皮肤→皮下组织→肱桡肌→肱肌。

【主治】①呼吸系统病证:感冒,鼻炎,咽喉炎,扁桃体炎,肺炎,支气管炎,支气管扩张,哮喘等。②运动系统病证:肩肘臂内侧痛,手不能伸,上肢麻木,腰扭伤等。③消化系统病证:急性胃肠炎等。④神经系统病证:小儿急性和慢性惊风,癫痫等。

【操作】直刺0.8～1.2寸;或点刺出血;可灸。

3. **孔最** Kǒngzuì（LU6） 手太阴经郄穴。

【定位】在前臂掌面桡侧,当尺泽与太渊连线上,腕掌侧远端横纹上7寸处(图1-3-3)。

【解剖】皮肤→皮下组织→肱桡肌→桡侧腕屈肌→旋前圆肌→指浅屈肌→拇长屈肌。

【主治】①呼吸系统疾病:急性和慢性咽喉炎,支气管炎,哮喘等。②急性出血病证:支气管扩张咳血,痔疮出血等。③运动系统病证:肩周炎,网球肘,上肢废用性肌萎缩、肌力减退、挛缩等。

【操作】直刺0.5～0.8寸;可灸。

4. **列缺** Lièquē（LU7） 手太阴经络穴;八脉交会穴之一,通于任脉。

【定位】在前臂,腕掌侧远端横纹上1.5寸,拇短伸肌腱与拇长展肌腱之间,拇长展肌腱沟的凹陷中(图1-3-3)。

【解剖】皮肤→皮下组织→拇长展肌腱→旋前方肌→桡骨。

【主治】①呼吸系统病证:感冒,鼻炎,咽喉炎,肺炎,支气管炎,哮喘等。②头面五官病证:偏头痛,三叉神经痛,牙痛,面瘫,面神经痉挛,颈椎病等。③运动系统病证:肩周炎,网球肘,上肢废用性肌萎缩、肌力减退、挛缩等。④泌尿生殖系统病证:尿道炎,前列腺炎,遗精,痛经等。

【操作】向上斜刺 0.3~0.5 寸；可灸。

5. 太渊 Tàiyuān (LU9)　手太阴经气所注为"输"；手太阴经气所过为"原"穴；八会穴之脉会。

【定位】在腕掌侧远端横纹桡侧，桡动脉搏动处（图 1-3-3）。

【解剖】皮肤→皮下组织→桡侧腕屈肌腱与拇长展肌腱之间。

【主治】①呼吸系统病证：感冒，咽喉炎，支气管炎，百日咳，肺结核等。②消化系统病证：腹胀，嗳气，呕吐，呕血等。③心血管系统病证：高血压，心绞痛，无脉症等。④运动系统病证：腕关节及周围软组织疾患等。

【操作】避开桡动脉，直刺 0.3~0.5 寸；可灸，但不宜瘢痕灸。

6. 少商 Shàoshāng (LU11)　手太阴经气所出为"井"。

【定位】在手拇指末节桡侧，距指甲角 0.1 寸（图 1-3-3）。

【解剖】皮肤→皮下组织→指甲根。

【主治】①神经系统病证：昏迷，癫狂，癔症，小儿惊风，中暑等。②头面五官病证：鼻出血，腮腺炎，耳鸣，牙痛等。③呼吸系统病证：咽喉炎，扁桃体炎，支气管炎。④运动系统病证：指间关节及周围软组织损伤，手指麻木疼痛等。

【操作】向腕斜刺或平刺 0.2~0.3 寸，或点刺出血；可灸。

二、手阳明大肠经

（一）经脉循行

手阳明大肠经从食指桡侧端起始，沿食指桡侧缘上行，经过第一、二掌骨间，进入拇长伸肌腱和拇短伸肌腱之间，沿前臂外侧前缘，至肘关节外侧，经上臂外侧前缘，上肩，循肩峰部前边，向后交会于大椎，向前下入锁骨上窝，进入体腔，络于肺，通过横膈，属于大肠。

它的支脉：从锁骨上窝上行颈部，通过面颊，进入下齿中，再回转出来夹口两旁循行，左右支脉交会于人中，左支脉向右，右支脉向左，上行夹鼻孔到鼻翼两旁，与足阳明胃经相接（图 1-3-4）。

（二）常用经穴

1. 商阳 Shāngyáng (LI1)　手阳明经气所出为"井"。

【定位】在食指末节桡侧，距指甲角 0.1 寸（图 1-3-5）。

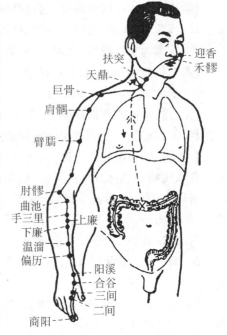

图 1-3-4　手阳明经循行

【解剖】皮肤→皮下组织→指甲根。

【主治】①头面五官病证：牙痛，咽喉肿痛，鼻出血，结膜炎，角膜炎等。②神经系统病证：昏迷，昏厥等。③运动系统病证：肩周炎，手指肿痛，食指麻木等。

【操作】向手掌方向或向合谷方向斜刺 0.2~0.3 寸，或点刺出血；可灸。

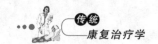

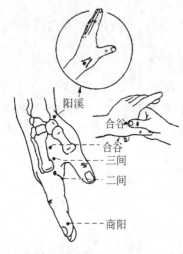

图 1-3-5 商阳、合谷、阳溪

2. 合谷 Hégǔ（LI4） 手阳明经气所过为"原"穴。

【定位】在手背,第二掌骨桡侧的中点(图1-3-5)。

【解剖】皮肤→皮下组织→第一骨间背侧肌→拇收肌。

【主治】①头面五官病证:结膜炎,角膜炎,睑腺炎(麦粒肿),雀盲,听力减退,耳鸣,牙痛,腮腺炎等。②消化系统病证:胃痛,呕吐,吞咽困难,膈肌痉挛,腹痛,腹泻,痢疾,便秘等。③呼吸系统病证:感冒,鼻炎,咽炎,扁桃体炎等。④生殖系统病证:闭经,痛经,难产等。⑤循环系统病证:高血压,心绞痛,无脉证等。⑥神经精神病证:头痛,三叉神经痛,面肌痉挛,面神经麻痹,脑卒中(中风),破伤风,晕厥,小儿惊风,狂证,癫痫,癔症等。⑦运动系统病证:落枕,肩周炎,上肢运动功能障碍,上肢废用性肌萎缩、肌力减退、挛缩,手指麻木,腰扭伤等。

【操作】直刺0.5~1寸;可灸;孕妇不宜针。

3. 阳溪 Yángxī（LI5） 手阳明经气所行为"经"。

【定位】在腕背远端横纹桡侧,手拇指充分外展和后伸时,当拇短伸肌腱与拇长伸肌腱之间的凹陷中(图1-3-5)。

【解剖】皮肤→皮下组织→桡侧腕长伸肌腱。

【主治】①神经精神病证:面神经麻痹,癫、痫、狂证等。②头面五官病证:鼻炎,咽喉炎,扁桃体炎,耳鸣,耳聋,角膜炎,结膜炎等。③消化系统病证:腹泻,消化不良等。④运动系统病证:上肢运动功能障碍,肩周炎,腕关节及周围软组织疾患,腕管综合征,手指麻木疼痛等。

【操作】直刺0.3~0.5寸;可灸。

4. 手三里 Shǒusānlǐ（LI10）

【定位】在前臂背面桡侧,当阳溪与曲池连线上,肘横纹下2寸处(图1-3-6)。

【解剖】皮肤→皮下组织→前臂筋膜→桡侧腕短伸肌、腕长伸肌→旋后肌。

【主治】①头面五官病证:头痛,牙痛,咽喉炎,扁桃体炎,耳鸣,耳聋,结膜炎,角膜炎等。②消化系统病证:消化不良,呕吐,腹泻,胃痛,胃胀等。③神经系统病证:面神经痉挛,面神经麻痹等。④运动系统病证:上肢运动功能障碍,肩臂疼痛,腰扭伤等。

【操作】直刺0.8~1.2寸;可灸。

5. 曲池 Qūchí（LI11） 手阳明经气所入为"合"。

【定位】在肘横纹外侧端,屈肘,当尺泽与肱骨外上髁连线中点(图1-3-6)。

【解剖】皮肤→皮下组织→前臂筋膜→桡侧腕短伸肌、桡侧腕长伸肌→肱桡肌→肱肌。

【主治】①头面五官病证:头痛,牙痛,耳鸣,耳聋,睑腺炎(麦粒肿)等。②呼吸系统病证:感冒,咽喉炎,扁桃体炎,支气管炎,肺炎,哮喘等。③消化系统病证:腹

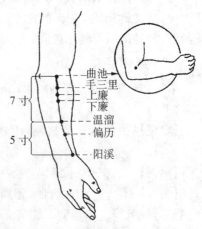

图 1-3-6 阳溪、手三里、曲池

痛,腹泻,痢疾,便秘,肠痈等。④循环系统病证:高血压等。⑤神经精神病证:癫,痫,狂等。⑥生殖系统病证:月经不调等。⑦运动系统病证:上肢运动功能障碍,肩臂疼痛,腰扭伤等。⑧其他病证:甲状腺瘤,毛囊炎,乳腺炎,荨麻疹等。

【操作】直刺1~1.5寸;可灸。

6. 臂臑　Bìnào（LI14）

【定位】在臂部,曲池上7寸处,三角肌前缘处,当曲池与肩髃连线上(图1-3-7)。

【解剖】皮肤→皮下组织→三角肌。

【主治】①运动系统病证:颈肩综合征,肩臂疼痛,上肢运动功能障碍等。②其他病证:甲状腺瘤、颈淋巴结核等。

【操作】直刺或向上斜刺0.8~1.5寸;可灸。

7. 肩髃　Jiānyú（LI15）　手阳明经与阳跷脉交会穴。

【定位】在肩部三角肌区,肩峰外侧缘前端与肱骨大结节两骨间凹陷中(图1-3-7)。

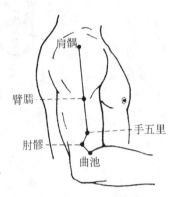

图1-3-7　曲池、臂臑、肩髃

【解剖】皮肤→皮下组织→三角肌→三角肌下囊→冈上肌腱。

【主治】①运动系统病证:颈肩综合征,肩臂疼痛,上肢运动功能障碍等。②其他病证:乳腺炎,荨麻疹,甲状腺瘤等。

【操作】直刺或向下斜刺0.8~1.5寸;可灸。

8. 迎香　Yíngxiāng（LI20）　手、足阳明经交会穴。

【定位】在鼻翼外缘中点旁,当鼻唇沟中(图1-3-8)。

【解剖】皮肤→皮下组织→提上唇肌。

【主治】①头面五官病证:鼻炎,鼻窦炎,鼻息肉等。②神经系统病证:面肌痉挛,面神经麻痹等。③其他病证:慢性支气管炎,胆道蛔虫症等。

【操作】斜向上沿鼻唇沟向鼻斜刺或平刺0.3~0.5寸;不宜灸。

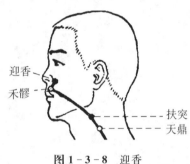

图1-3-8　迎香

三、足阳明胃经

(一)经脉循行

足阳明胃经起于鼻旁,上行到鼻根部,与旁侧的足太阳经交会,从目内眦,向下沿鼻外侧进入上齿中,回转出来夹口角环绕口唇,向下交会于颏唇沟的承浆;退回来向后,再沿下颌角,上耳前,经颧弓上缘,交会于足少阳胆经的上关穴,沿鬓发际至额颅中部。

它的支脉:从大迎前向下,经颈总动脉部,沿喉咙进入锁骨上窝部,通过膈肌,入属于胃,络于脾。

外行的主干:从锁骨上窝向下,经乳头,向下夹脐两旁,进入少腹两侧的腹股沟动脉部。

它的支脉:从胃口向下,沿腹腔内,向下至腹股沟动脉部与前者会合,再由此下行经髋关节前,到股四头肌隆起处,下向膝髌中,沿胫骨外侧,下行足背,进入第二趾外侧,出其端。它的支脉:从膝下3寸处分出,向下进入中趾外侧趾缝,出中趾末端。

另一支脉:从足背部分出,进足大趾内侧端,接足太阴脾经(图1-3-9)。

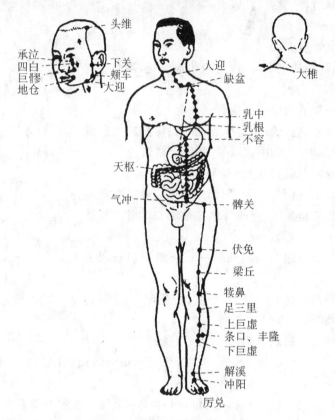

图 1-3-9　足阳明胃经循行

(二) 常用经穴

1. 承泣　Chéngqì (ST1)　足阳明经、阳跷、任脉交会穴。

【定位】在面部,瞳孔直下,当眼球与眶下缘之间(图1-3-10)。

【解剖】皮肤→皮下组织→眼轮匝肌→下睑板肌→下斜肌→下直肌。

【主治】①眼科病证:角膜炎,结膜炎,近视,远视,青光眼,夜盲,视网膜炎,视神经炎,视神经萎缩等。②神经系统病证:面神经麻痹,面肌痉挛等。

【操作】以左手拇指向上轻推眼球,紧靠眶缘缓慢直刺0.5~0.8寸,不宜提插,可稍做捻转,以防刺破血管引起血肿;禁灸。

2. 四白　Sìbái (ST2)

【定位】在面部,瞳孔直下,当眶下孔凹陷处(图1-3-10)。

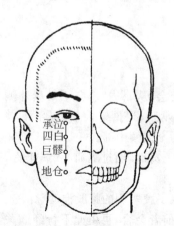

图 1-3-10　承泣、四白、地仓

【解剖】皮肤→皮下组织→眼轮匝肌→提上唇肌→眶下

孔或上颌骨。

【主治】①眼科病证:角膜炎,结膜炎,近视,远视,青光眼,夜盲,视网膜炎,视神经炎,视神经萎缩等。②神经系统病证:面神经麻痹,面肌痉挛,三叉神经痛等。③其他病证:鼻窦炎,胆道蛔虫症等。

【操作】直刺或斜刺0.2～0.4寸,不可深刺;不宜灸。

3. 地仓 Dìcāng(ST4) 手、足阳明经、阳跷脉交会穴。

【定位】在面部,口角旁开0.4寸(图1-3-10)。

【解剖】皮肤→皮下组织→口轮匝肌→笑肌和颊肌→咬肌。

【主治】头面五官病证:面神经麻痹,面肌痉挛,三叉神经痛,口角炎,小儿流涎等。

【操作】直刺0.2寸,或向颊车方向平刺0.5～0.8寸;可灸。

4. 颊车 Jiáchē(ST6)

【定位】在面颊部,下颌角前上方约1横指(中指),当咀嚼时咬肌隆起,按之凹陷处(图1-3-11)。

【解剖】皮肤→皮下组织→咬肌。

【主治】①头面五官病证:牙痛,腮腺炎,下颌关节炎,咬肌痉挛等。②神经系统病证:面神经麻痹,面肌痉挛,三叉神经痛等。

【操作】直刺0.3～0.5寸,或向地仓方向斜刺0.5～1寸;可灸。

5. 下关 Xiàguān(ST7) 足阳明、足少阳经交会穴。

【定位】在面部耳前方,当颧弓与下颌切迹所形成的凹陷中,闭口取穴(图1-3-11)。

【解剖】皮肤→皮下组织→腮腺→咬肌→颞下窝。

【主治】①头面五官病证:牙痛,颞颌关节功能紊乱,下颌关节炎,咬肌痉挛,耳聋,耳鸣等。②神经系统病证:面神经麻痹,面肌痉挛,三叉神经痛等。

【操作】直刺0.5～0.8寸;可灸。

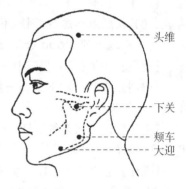

图1-3-11 颊车、下关、头维

6. 头维 Tóuwéi(ST8) 足阳明、足少阳经与阳维脉交会穴。

【定位】在头部,当额角发际直上0.5寸,头正中线旁4.5寸(图1-3-11)。

【解剖】皮肤→皮下组织→颞肌上缘帽状腱膜→腱膜下结缔组织→颅骨外膜。

【主治】①头面五官病证:偏头痛,结膜炎,视力减退等。②神经精神病证:癫狂,面神经麻痹。③其他病证:高血压病等。

【操作】向下或向后平刺0.5～1寸;不可灸。

7. 缺盆 Quēpén(ST12)

【定位】在锁骨上窝中央,距前正中线4寸(图1-3-9)。

【解剖】皮肤→皮下组织→颈阔肌→气管前筋膜→臂丛。

【主治】①呼吸系统病证:扁桃体炎,气管炎,支气管哮喘,胸膜炎等。②其他病证:膈肌痉挛,颈淋巴结结核,甲状腺肿大等。

【操作】直刺或向后背平刺0.3～0.5寸,不可深刺,以免发生气胸;可灸。

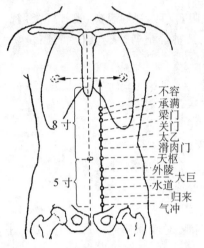

图 1-3-12 梁门、天枢、水道、归来

8. 梁门 Liángmén (ST21)

【定位】在上腹部,当脐中上 4 寸,距前正中线 2 寸(图 1-3-12)。

【解剖】皮肤→皮下组织→腹直肌鞘及鞘内腹直肌→腹横筋膜→腹膜下筋膜。

【主治】消化系统病证:消化不良,胃炎,胃痉挛,胃神经官能症,肠炎,痢疾等。

【操作】直刺 0.5~1 寸;可灸。

9. 天枢 Tiānshū (ST25) 大肠募穴。

【定位】在腹中部,平脐中,距脐中 2 寸(图 1-3-12)。

【解剖】皮肤→皮下组织→腹直肌鞘前层→腹直肌→腹直肌鞘后层→腹横筋膜→腹膜下筋膜。

【主治】①消化系统病证:急性胃肠炎,痢疾,便秘,小儿腹泻,胆囊炎,肝炎等。②妇产科病证:痛经,子宫内膜炎,功能性子宫出血等。③一切虚损病证。

【操作】直刺 0.8~1.2 寸,注意缓慢下针,切忌快速和用力提插,以防刺伤肠管而致肠穿孔,尤其是肠麻痹患者,因肠不能蠕动,更需谨慎;可灸。

10. 水道 Shuǐdào (ST28)

【定位】在下腹部,当脐中下 3 寸,距前正中线 2 寸(图 1-3-12)。

【解剖】皮肤→皮下组织→腹直肌鞘前层→腹直肌→腹直肌鞘后层→腹横筋膜→腹膜下筋膜→腹膜壁层。

【主治】①泌尿系统病证:肾炎,膀胱炎,尿道炎,睾丸炎,小儿睾丸鞘膜积液等。②妇产科病证:痛经,盆腔炎等。

【操作】直刺 1.0~1.5 寸;可灸。

11. 归来 Guīlái (ST29)

【定位】在下腹部,当脐中下 4 寸,距前正中线 2 寸(图 1-3-12)。

【解剖】皮肤→皮下组织→腹直肌鞘前层→腹直肌→腹直肌鞘后层→腹横筋膜→腹膜下筋膜→腹膜壁层。

【主治】①妇产科病证:月经不调,痛经,盆腔炎,卵巢炎,子宫内膜炎,白带异常,闭经等。②男性生殖系统病证:前列腺炎,睾丸炎,阳痿,遗精,早泄,不育,疝气等。

【操作】直刺 0.8~1.2 寸或向耻骨联合处平刺 1~1.5 寸。注意掌握针刺角度、方向和深度,以免刺伤肠管;可灸。

12. 髀关 Bìguān (ST31)

【定位】在大腿前面,当髂前上棘与髌底外侧端的连线上,屈髋时,平臀横纹,居缝匠肌外侧凹陷处(图 1-3-13)。

【解剖】皮肤→皮下组织→阔筋膜张肌→股直肌→股外侧肌。

【主治】运动系统病证:下肢运动功能障碍,股内外肌痉挛等。

【操作】直刺 1.0~2.0 寸;可灸。

13. 梁丘 Liángqiū (ST34) 足阳明经郄穴。

【定位】屈膝,大腿前面,当髂前上棘与髌底外侧端的连线上,髌底上2寸(图1-3-13)。

【解剖】皮肤→皮下组织→股外侧肌。

【主治】①消化系统病证:胃痉挛,胃炎,急性腹泻等。②运动系统病证:下肢运动功能障碍,髌上滑囊炎等。

【操作】直刺1~1.5寸;可灸。

14. 犊鼻 Dúbí (ST35)

【定位】在膝前区,髌韧带外侧凹陷中(图1-3-14)。

【解剖】皮肤→皮下组织→膝关节囊。

【主治】运动系统病证:下肢运动功能障碍,膝关节炎,足跟痛等。

【操作】稍向髌韧带内方斜刺0.5~1.2寸;可灸。

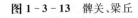

图1-3-13 髀关、梁丘

15. 足三里 Zúsānlǐ (ST36) 足阳明经气所入为"合";胃经下合穴。本穴有强壮作用,为保健要穴。

【定位】在小腿前外侧,当犊鼻下3寸,距胫骨前缘1横指(中指)(图1-3-14)。

【解剖】皮肤→皮下组织→胫骨前肌→𧿹长伸肌→小腿骨间膜。

【主治】①消化系统病证:急性和慢性胃肠炎,胃痉挛,胃、十二指肠溃疡,胃下垂,痢疾,急性和慢性胰腺炎,阑尾炎,肠梗阻,肝炎,消化不良,小儿厌食等。②循环系统病证:高血压,冠心病,心绞痛等。③泌尿生殖系统病证:肾炎,膀胱炎,阳痿,遗精,月经不调,功能性子宫出血,盆腔炎等。④神经系统病证:神经衰弱,癫狂痫,脑卒中,小儿麻痹等。⑤一切虚损病证。

【操作】直刺1~2寸;保健多用灸法。

16. 上巨虚 Shàngjùxū (ST37) 大肠经下合穴。

【定位】在小腿前外侧,犊鼻下6寸,犊鼻与解溪连线上(图1-3-14)。

【解剖】皮肤→皮下组织→胫骨前肌→𧿹长伸肌→小腿骨间膜。

【主治】①消化系统病证:便秘,泄泻,肠炎,痢疾等。②运动系统病证:下肢运动功能障碍,膝关节炎等。

【操作】直刺1~2寸;可灸。

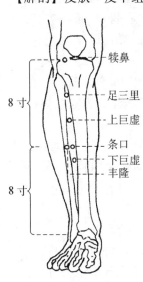

图1-3-14 足三里、上巨虚、条口、丰隆、下巨虚

17. 条口 Tiáokǒu (ST38)

【定位】在小腿前外侧,当犊鼻下8寸,犊鼻与解溪连线上(图1-3-14)。

【解剖】皮肤→皮下组织→胫骨前肌→趾长伸肌→𧿹长伸肌。

【主治】①消化系统病证:胃痉挛,肠炎,痢疾等。②运动系统病证:膝关节炎,下肢运动功能障碍,肩周炎等。

【操作】直刺1~2寸;可灸。

18. 下巨虚 Xiàjùxū (ST39) 小肠经下合穴。

【定位】在小腿前外侧,当犊鼻下9寸,犊鼻与解溪连线上(图1-3-14)。

【解剖】皮肤→皮下组织→胫骨前肌(腱)→踇长伸肌→小腿骨间膜。

【主治】①消化系统病证:胃痉挛,肠炎,痢疾。②运动系统病证:足跟痛,下肢运动功能障碍。

【操作】直刺1~1.5寸;可灸。

19. 丰隆 Fēnglóng (ST40) 足阳明经络穴。

【定位】在小腿前外侧,当外踝尖上8寸,胫骨前肌的外缘(图1-3-14)。

【解剖】皮肤→皮下组织→趾长伸肌→腓骨长肌→腓骨短肌。

【主治】①呼吸系统病证:支气管炎,哮喘等。②运动系统病证:下肢运动功能障碍,腰膝酸痛。③神经精神病证:头痛,癫狂痫,癔症。④消化系统病证:胃炎,肝炎,阑尾炎,便秘。

【操作】直刺1~1.5寸;可灸。

20. 解溪 Jiěxī (ST41) 足阳明经所行为"经"。

【定位】在踝区,踝关节前面中央凹陷中,当踇长伸肌腱与趾长伸肌腱之间(图1-3-15)。

【解剖】皮肤→皮下组织→小腿十字韧带→胫腓韧带联合。

【主治】①运动系统病证:下肢运动障碍,足下垂,踝关节及其周围软组织损伤等。②消化系统病证:胃炎,肠炎等。③神经精神病证:头痛,癫狂痫等。④其他病证:高血压等。

【操作】直刺0.5~1寸;可灸。

21. 内庭 Nèitíng (ST44) 足阳明经气所溜为"荥"。

【定位】在足背当第二、三趾间,趾蹼缘后方赤白肉际处(图1-3-15)。

【解剖】皮肤→皮下组织→趾短伸肌→第二趾骨间隙。

【主治】①头面五官病证:牙痛,咽喉炎,扁桃体炎,鼻出血等。②消化系统病证:消化不良,胃痉挛,肠炎,痢疾等。③运动系统病证:足背肿痛等。

【操作】直刺或斜刺0.3~0.5寸;可灸。

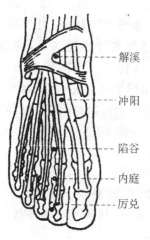

图1-3-15 解溪、内庭、厉兑

22. 厉兑 Lìduì (ST45) 足阳明经气所出为"井"。

【定位】在足第二趾末节外侧,距趾甲角0.1寸(图1-3-15)。

【解剖】皮肤→皮下组织→趾长伸肌第二趾肌腱的外侧束。

【主治】①神经精神病证:癫狂痫,癔症,嗜睡,面神经麻痹。②头面五官病证:鼻炎,牙痛,扁桃体炎等。

【操作】浅刺0.1寸或向上斜刺0.2~0.3寸;可灸。

四、足太阴脾经

(一)经脉循行(图1-3-16)

足太阴脾经从足大趾末端开始,沿大趾内侧赤白肉际,经过大趾本节后的第一跖趾关节后面,上行内踝前边,上小腿内侧,沿胫骨后,交出足厥阴肝经之前,上行膝部和大腿内侧的前缘,进入腹内,入属于脾,络于胃,再向上通过横膈,夹行于食管的两侧,上连舌根,散布舌下。

它的支脉:从胃部分出,上过横膈,流注心中,接手少阴心经(图1-3-16)。

(二)常用经穴

1. 隐白 Yǐnbái(SP1) 足太阴经气所出为"井"。

【定位】在足大趾末节内侧,距趾甲角0.1寸(图1-3-17)。

【解剖】皮肤→皮下组织→跨指纤维鞘→跨长伸肌腱内侧束。

【主治】①妇科病证:功能性子宫出血等。②消化系统病证:急性胃肠炎,消化道出血等。③神经精神病证:癫狂,嗜睡,昏迷,癔症,惊风,晕厥。

【操作】浅刺0.1寸,或用三棱针点刺出血;可灸。

2. 公孙 Gōngsūn(SP4) 足太阴经络穴;八脉交会穴之一,通于冲脉。

【定位】在足内侧缘,当第一跖骨基底部的前下方(图1-3-17)。

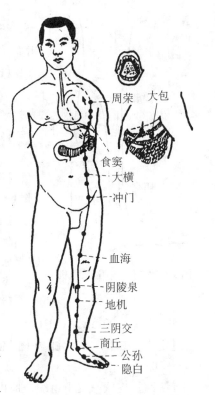

图1-3-16 足太阴脾经循行

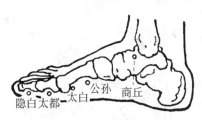

图1-3-17 隐白、公孙

【解剖】皮肤→皮下组织→跨展肌腱→跨短屈肌。

【主治】①消化系统病证:胃肠痉挛,急性和慢性胃肠炎,胃溃疡,消化不良,痢疾等。②妇科病证:子宫内膜炎,月经不调等。③循环系统病证:冠心病,心肌炎等。④神经精神病证:失眠,癫、痫、狂等。

【操作】直刺0.5~0.8寸;可灸。

3. 三阴交 Sānyīnjiāo(SP6) 足太阴、少阴、厥阴经交会穴。

【定位】在小腿内侧,当足内踝尖上3寸,胫骨内侧面后缘(图1-3-18)。

【解剖】皮肤→皮下组织→趾长屈肌(腱)→跨长屈肌(腱)。

【主治】①消化系统病证:急性和慢性肠炎,细菌性痢疾,肝炎,胆囊炎。②泌尿生殖系统病证:功能性子宫出血,月经不调,更年期综合征,盆腔炎,阴道炎,子宫下垂,难产,尿潴留,遗精,阳痿,前列腺炎等。③神经精神病证:神经衰弱,失眠,癫、狂、痫等。④运动系统病证:下肢疼痛或瘫痪,足踝关节运动功能障碍及周围软组织损伤。⑤循环系统病证:高血压,血栓闭塞性脉管炎。⑥其他病证:湿疹,荨麻疹。

【操作】直刺1.0~1.5寸,可灸;孕妇不宜针灸。

4. 地机 Dìjī(SP8) 足太阴经郄穴。

【定位】在小腿内侧,当内踝尖与阴陵泉的连线上,阴陵泉下3寸(图1-3-18)。

【解剖】皮肤→皮下组织→趾长屈肌→胫骨后肌。

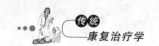

【主治】①消化系统病证:胃痉挛,痢疾,肠炎等。②泌尿生殖系统病证:遗精,阳痿,小便不利,遗尿,月经不调,功能性子宫出血,阴道炎等。

【操作】直刺1.0～1.5寸;可灸。

5. 阴陵泉 Yīnlíngquán(SP9) 足太阴经气所入为"合"。

【定位】在小腿内侧,当胫骨内侧髁后下方凹陷处(图1-3-18)。

【解剖】皮肤→皮下组织→缝匠肌(腱)→半膜肌及半腱肌(腱)→腘肌。

【主治】①运动系统病证:膝关节炎,下肢运动功能障碍等。②消化系统病证:消化不良,急性和慢性肠炎,细菌性痢疾等。③泌尿生殖系统病证:肾炎,尿路感染,遗尿,尿失禁,尿潴留,前列腺炎,阳痿,遗精,阴道炎,月经不调等。

【操作】直刺1～2寸;可灸。

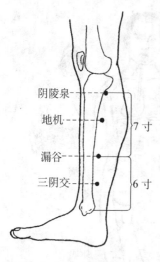

图1-3-18 三阴交、地机、阴陵泉

6. 血海 Xuèhǎi(SP10)

【定位】屈膝,在大腿内侧,髌底内侧端上2寸,当股四头肌内侧头的隆起处(图1-3-16)。

【解剖】皮肤→皮下组织→股内侧肌。

【主治】①妇科病证:月经不调,痛经,功能性子宫出血等。②血液系统病证:贫血等。③皮肤科病证:荨麻疹,湿疹,皮肤瘙痒,神经性皮炎等。④运动系统病证:膝关节炎。

【操作】直刺0.8～1.2寸;可灸

7. 大横 Dàhéng(SP15) 足太阴与阴维脉交会穴。

【定位】在腹中部,距脐中4寸(图1-3-16)。

【解剖】皮肤→皮下组织→腹外斜肌→腹内斜肌→腹横肌→腹横筋膜→腹膜下筋膜。

【主治】①消化系统病证:急性和慢性肠炎,细菌性痢疾,习惯性便秘,肠麻痹等。②其他病证:肠道寄生虫病。

【操作】直刺0.8～1.2寸;可灸。

8. 大包 Dàbāo(SP21) 脾之大络。

【定位】在侧胸部腋中线上,当第6肋间隙处(图1-3-19)。

【解剖】皮肤→皮下组织→前锯肌→第6肋间结构→胸内筋膜。

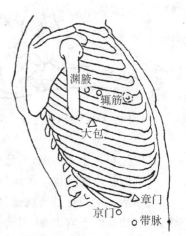

图1-3-19 大包

【主治】①呼吸系统病证:胸膜炎,哮喘等。②其他病证:肋间神经痛,急性颈、胸、背扭伤等。

【操作】斜刺或向后平刺0.5～0.8寸;可灸。

五、手少阴心经

（一）经脉循行

手少阴心经起于心中，出属于"心系"（心脏与它脏器相联系的部位），下过膈肌，络于小肠。

它的支脉：从"心系"向上夹食管，连系于"目系"（眼球联系于脑的部位）。

直行的支脉，从心系（即心与它脏相联系的系带）上行至肺，向下出于腋下，沿上臂内侧后缘，走手太阴，手厥阴经之后，下至肘内，沿前臂内侧后缘，到掌后豌豆骨部，进入掌内，沿小指的桡侧至指端，接手太阳小肠经（图1-3-20）。

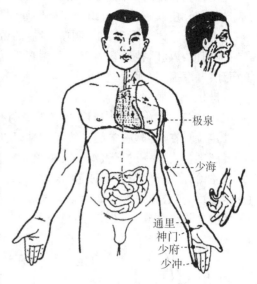

图1-3-20 手少阴心经循行

（二）常用经穴

1. 极泉 Jíquán（HT1）

【定位】在腋窝顶点，腋动脉搏动处（图1-3-21）。

【解剖】皮肤→皮下组织→腋腔及其内容→大圆肌。

【主治】①循环系统病证：冠心病，心绞痛，心包炎等。②运动系统病证：肩周炎，上肢瘫痪等。

【操作】避开腋动脉，直刺或斜刺0.3~0.5寸；可灸。

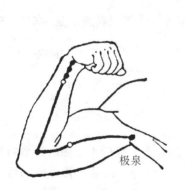

图1-3-21 极泉

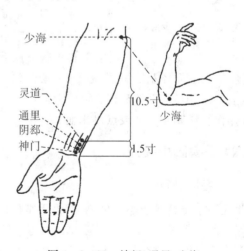

图1-3-22 神门、通里、少海

2. 少海 Shàohǎi（HT3） 手少阴经气所入为"合"。

【定位】屈肘，当肘横纹内侧端与肱骨内上髁连线的中点处（图1-3-22）。

【解剖】皮肤→皮下组织→旋前圆肌→肱肌。

【主治】①循环系统病证：冠心病、心绞痛等。②神经精神病证：神经衰弱，痴呆，癫狂等。③运动系统病证：上肢瘫痪，肘关节周围软组织疾患，手臂挛痛等。

【操作】向桡侧直刺0.5~1寸；可灸。

3. 通里 Tōnglǐ（HT5） 手少阴经络穴。

【定位】在前臂掌侧,当尺侧腕屈肌腱的桡侧缘,腕横纹上1寸(图1-3-22)。

【解剖】皮肤→皮下组织→尺侧腕屈肌→指深屈肌→旋前方肌。

【主治】①语言障碍:如卒中后遗症的舌强不语,急性舌骨肌麻痹,癔症性失语等。②神经精神病证:癫狂,神经衰弱等。③循环系统病证:冠心病,心绞痛,心律失常等。④运动系统病证:臂挛痛、腕无力。

【操作】直刺0.3～0.5寸;可灸。

4. 神门 Shénmén（HT7） 手少阴经气所注为"输";心经原穴。

【定位】在腕部,腕掌侧横纹尺侧端,尺侧腕屈肌腱的桡侧凹陷处(图1-3-22)。

【解剖】皮肤→皮下组织→尺侧腕屈肌腱桡侧缘。

【主治】①神经精神病证:神经衰弱,痴呆,癫狂痫,癔症。②循环系统病证:高血压,冠心病,心绞痛,心律失常。③运动系统病证:手臂挛痛、腕无力。

【操作】直刺0.3～0.5寸;可灸。

5. 少府 Shàofǔ（HT8） 手少阴经气所溜为"荥"。

【定位】在手掌面,第四、五掌骨之间,握拳时,当小指尖处(图1-3-23)。

【解剖】皮肤→皮下组织→第四蚓状肌→第四骨间肌。

【主治】①循环系统病证:冠心病,心绞痛,心律失常等。②神经精神病证:癔症等。③泌尿系统病证:小便不利,遗尿等。④运动系统病证:小指挛痛等。

【操作】直刺0.3～0.5寸;可灸。

6. 少冲 Shàochōng（HT9） 手少阴经气所出为"井"。

【定位】在小指末节桡侧,距指甲角0.1寸(图1-3-23)。

【解剖】皮肤→皮下组织→指甲根。

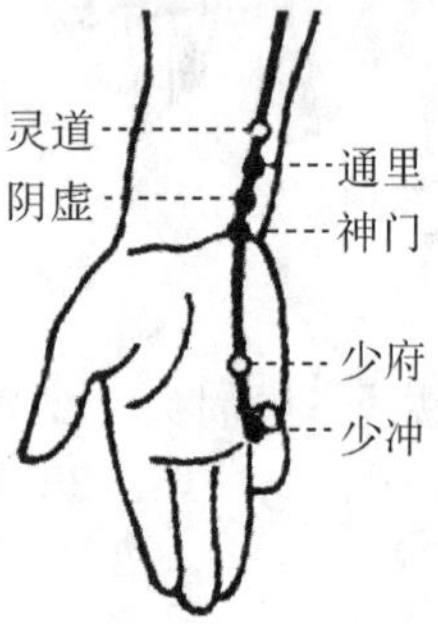

图1-3-23 少冲、少府、神门、通里

【主治】①循环系统病证:冠心病,心绞痛,心律失常等。②神经精神病证:癫狂,热病昏迷,癔症等。③运动系统病证:手蜷不伸等。

【操作】浅刺0.1寸或点刺出血;可灸。

六、手太阳小肠经

(一)经脉循行

手太阳小肠经起于小指尺侧端,沿手掌尺侧,上至腕部,出于腕后小指侧的尺骨茎突,直上沿尺骨的尺侧缘,出于肘内侧肱骨内上髁和尺骨鹰嘴之间,向上沿着上臂外侧后缘,出于肩关节之后,绕肩胛,交会肩上,进入锁骨上窝,络于心,沿食管,通过膈肌,到胃,属于小肠。

它的支脉:从锁骨上窝沿颈部上达面颊,到外眼角再退还入耳内。

它的又一支脉:从面颊部分出,上行颧骨到达鼻根部,到内眼角,接足太阳膀胱经(图1-3-24)。

(二)常用经穴

1. 少泽 Shàozé（SI1） 手太阳经气所出为"井"。

【定位】在小指末节尺侧,距指甲角0.1寸(图1-3-25)。

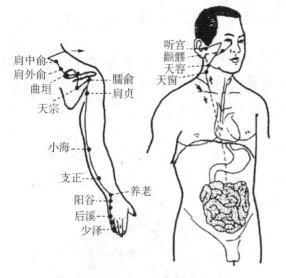

图1-3-24 手太阳小肠经循行

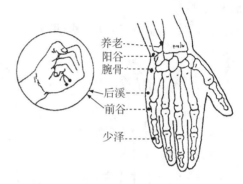

图1-3-25 少泽、后溪、腕骨、养老

【解剖】皮肤→皮下组织→指甲根。

【主治】①妇产科病证:乳腺炎,乳汁少等。②神经精神病证:头痛,热病昏迷,癫狂等。③头面五官病证:咽炎,扁桃体炎,结膜炎,白内障,耳鸣耳聋等。④运动系统病证:肘臂挛痛,小指不用等。

【操作】浅刺0.1寸或点刺出血;可灸。

2. 后溪　Hòuxī(SI3)　手太阳经气所注为"输";八脉交会穴之一,通督脉。

【定位】在手掌尺侧,微握拳,当小指本节(第五掌指关节)后的远侧掌横纹头赤白肉际(图1-3-25)。

【解剖】皮肤→皮下组织→小指展肌→小指短屈肌。

【主治】①神经精神病证:癫狂痫,癔症等。②头面五官病证:扁桃体炎,结膜炎,睑腺炎(麦粒肿),耳鸣耳聋等。③运动系统病证:落枕,腰背痛,手指及肘臂挛痛、废用等。

【操作】直刺0.5~1寸,或向合谷方向透刺;可灸。

3. 腕骨　Wàngǔ(SI4)　手太阳经气所过为"原"。

【定位】在手掌尺侧,当第五掌骨底与三角骨之间的赤白肉际凹陷中(图1-3-25)。

【解剖】皮肤→皮下组织→小指展肌→豆掌韧带。

【主治】①运动系统病证:腕、指关节炎等。②头面五官科病证:咽炎,腮腺炎,结膜炎,白内障,耳鸣耳聋等。③其他病证:消渴,黄疸等。

【操作】直刺0.3~0.5寸;可灸。

4. 养老　Yǎnglǎo(SI6)　手太阳经郄穴。

【定位】手掌面向胸,当尺骨茎突桡侧骨缝凹缘中(图1-3-25)。

【解剖】皮肤→皮下组织→前臂骨间膜。

【主治】①头面五官病证:目视不明,耳聋等。②运动系统病证:项、肩、背、肘、臂酸痛等。

【操作】直刺或斜刺0.5~0.8寸;可灸。

5. 小海 Xiǎohǎi (SI8) 手太阳经气所入为"合"。

【定位】微屈肘,在肘内侧,当尺骨鹰嘴与肱骨内上髁之间凹陷处(图1-3-26)。

【解剖】皮肤→皮下组织→尺神经沟。

【主治】①神经精神病证:癫狂痫等。②头面五官科病证:头痛,耳鸣,耳聋,牙痛,腮腺炎等。③运动系统病证:颈项强痛,肩背肘臂肿痛,屈伸不利、手指挛急等。④其他病证:颈部淋巴结核。

【操作】直刺0.2~0.3寸;可灸。

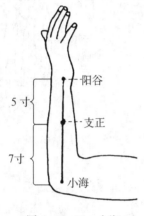

图1-3-26 小海

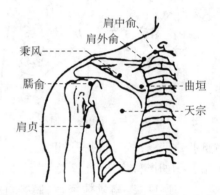

图1-3-27 肩贞、天宗、肩外俞、肩中俞

6. 肩贞 Jiānzhēn (SI9)

【定位】在肩关节后下方,臂内收时,腋后纹头上1寸(图1-3-27)。

【解剖】皮肤→皮下组织→三角肌→肱三头肌长头→大圆肌→背阔肌。

【主治】①运动系统病证:肩周炎,卒中上肢不遂等。②头面五官科病证:头痛,耳鸣,耳聋,牙痛等。③其他病证:颈部淋巴结核,腋淋巴结核等。

【操作】直刺1.0~1.5寸;可灸。

7. 天宗 Tiānzōng (SI11)

【定位】在肩胛部,当冈下窝中央凹陷处,与第4胸椎相平(图1-3-27)。

【解剖】皮肤→皮下组织→斜方肌→冈下肌。

【主治】①运动系统病证:肩周炎,肩背软组织损伤。②其他病证:乳腺炎。

【操作】直刺或斜刺0.5~1寸;可灸。

8. 肩外俞 Jiānwàishū (SI14)

【定位】在背部,当第1胸椎棘突下,旁开3寸(图1-3-27)。

【解剖】皮肤→皮下组织→斜方肌→肩胛提肌。

【主治】运动系统病证:颈项强急,肩背疼痛等。

【操作】向外斜刺0.5~0.8寸;可灸。

9. 肩中俞 Jiānzhōngshū (SI15)

【定位】在背部,当第7颈椎棘突下,旁开2寸(图1-3-27)。

【解剖】皮肤→皮下组织→斜方肌→肩胛提肌→小菱形肌。

【主治】①运动系统病证:颈项强急,肩背疼痛等。②呼吸系统病证:支气管炎,哮喘等。

【操作】斜刺 0.5～0.8 寸；可灸。

10. 颧髎 Quánliáo（SI18） 手少阳、太阳经交会穴。

【定位】在面部，当目外眦直下，颧骨下缘凹陷处（图 1-3-28）。

【解剖】皮肤→皮下组织→颧肌→咬肌→颞肌。

【主治】①神经系统病证：面神经麻痹，面肌痉挛，三叉神经痛等。②头面五官科病证：鼻炎，鼻窦炎，牙痛等。

【操作】直刺 0.3～0.5 寸，或斜刺 0.5～1 寸；可灸。

11. 听宫 Tīnggōng（SI19） 手、足少阳与手太阳经交会穴。

【定位】在面部，耳屏前，下颌骨髁状突的后方，张口时呈凹陷处（图 1-3-28）。

【解剖】皮肤→皮下组织→外耳道软骨。

【主治】①神经精神病证：神经性耳鸣耳聋，三叉神经痛，癫狂痫。②运动系统病证：颞颌关节炎。

【操作】张口，直刺 0.5～1 寸；可灸。

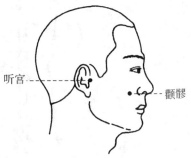

图 1-3-28 颧髎、听宫

七、足太阳膀胱经

（一）经脉循行

足太阳膀胱经起于目内眦，上额，交会于头顶。

它的支脉：从头顶分出到耳上角。

它直行的支脉：从头顶入内络于脑，复出而下项部，分开下行：一支夹脊旁，到达腰中，进入脊旁筋肉，络于肾，属于膀胱。一支从腰中分出，夹脊旁，通过臀部，进入腘窝中。

背部另一支脉，从肩胛内侧分别下行，通过肩胛，夹脊柱两旁，经过股骨大转子，沿大腿外侧后缘下行，会合于腘窝中。由此向下通过腓肠肌部，出外踝后方，沿第五跖骨粗隆，到小趾的外侧，与足少阴肾经相接（图 1-3-29）。

（二）常用经穴

1. 睛明 Jīngmíng（BL1） 手足太阳、足阳明、阴跷、阳跷五脉交会穴。

【定位】在面部，目内眦角稍上方凹陷处（图 1-3-30）。

【解剖】皮肤→皮下组织→眼轮匝肌→上泪小管上方→内直肌与筛骨眶板之间。

【主治】眼科病证：近视，结膜炎，泪囊炎，青光眼，视网膜炎，视神经炎，视神经萎缩等。

【操作】嘱患者闭目，医者左手轻推眼球向外侧固定，右手缓慢进针，紧靠眶缘直刺 0.5～1 寸，不捻转，不提插（或只轻微地捻转和提插），出针后按压针孔片刻，以防出血；禁灸。

2. 攒竹 Cuánzhú（BL2）

【定位】在面部，当眉头凹陷中，眶上切迹处（图 1-3-30）。

【解剖】皮肤→皮下组织→枕额肌→眼轮匝肌。

【主治】①神经系统病证：头痛，眶上神经痛，眼肌痉挛，面神经麻痹等。②眼科病证：近视，结膜炎，眼肌痉挛，眼睑下垂，泪囊炎等。③运动系统病证：腰背扭伤等。

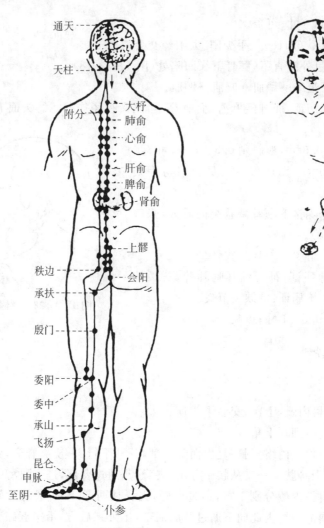

图 1-3-29 足太阳膀胱经循行

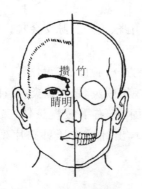

图 1-3-30 睛明、攒竹

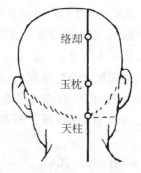

图 1-3-31 天柱

【操作】平刺 0.5~0.8 寸;禁灸。

3. 天柱 Tiānzhù (BL10)

【定位】在项部,大筋(斜方肌)外缘之后发际凹陷中,约当后发际正中旁开 1.3 寸(图

1-3-31)。

【解剖】皮肤→皮下组织→斜方肌→头夹肌→头半棘肌→头后大直肌。

【主治】①神经系统病证:后头痛,神经衰弱,癔症。②运动系统病证:落枕,颈椎病,腰扭伤等。③头面五官病证:结膜炎,咽喉炎,鼻炎等。

【操作】直刺或斜刺 0.5~0.8 寸,不可向内上方深刺,以免伤及延髓;可灸。

4. 风门 Fēngmén(BL12) 足太阳经与督脉交会穴。

【定位】在背部,当第 2 胸椎棘突下,旁开 1.5 寸(图 1-3-32)。

【解剖】皮肤→皮下组织→斜方肌→小菱形肌→上后锯肌→骶棘肌。

【主治】①呼吸系统病证:感冒,鼻炎,支气管炎,肺炎,哮喘,百日咳,胸膜炎等。②运动系统病证:颈肩背软组织疾患等。③其他病证:荨麻疹等。

【操作】向内斜刺 0.5~0.8 寸;可灸。

5. 肺俞 Fèishū(BL13) 肺的背俞穴。

【定位】在背部,当第 3 胸椎棘突下,旁开 1.5 寸(图 1-3-32)。

【解剖】皮肤→皮下组织→斜方肌→菱形肌→骶棘肌。

【主治】①呼吸系统病证:感冒,鼻炎,支气管炎,肺炎,哮喘,百日咳,肺结核,胸膜炎等。②运动系统病证:肩背软组织疾患。③其他病证:荨麻疹。

【操作】向内斜刺 0.5~0.8 寸;可灸。

6. 厥阴俞 Juéyīnshū(BL14) 心包背俞穴。

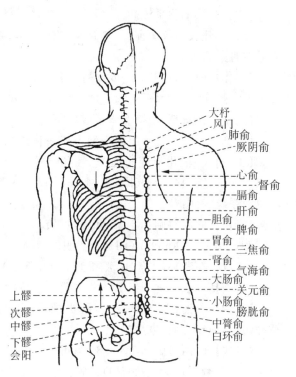

图 1-3-32 肺俞、心俞、肝俞、脾俞、胃俞、肾俞、大肠俞等

【定位】在背部,当第 4 胸椎棘突下,旁开 1.5 寸(图 1-3-32)。

【解剖】皮肤→皮下组织→斜方肌→菱形肌→骶棘肌。

【主治】循环系统病证:冠心病,心绞痛,心律失常等。

【操作】向内斜刺 0.5~0.8 寸;可灸。

7. 心俞 Xīnshū(BL15) 心的背俞穴。

【定位】在背部,当第 5 胸椎棘突下,旁开 1.5 寸(图 1-3-32)。

【解剖】皮肤→皮下组织→斜方肌→骶棘肌。

【主治】①循环系统病证:冠心病,心绞痛,心律失常等。②神经精神病证:神经衰弱,癔症,癫狂痫等。③呼吸系统病证:肺结核等。

【操作】向内斜刺 0.5~0.8 寸;可灸。

8. 督俞 Dūshū(BL16)

【定位】在背部,当第 6 胸椎棘突下,旁开 1.5 寸(图 1-3-32)。

【解剖】皮肤→皮下组织→斜方肌→骶棘肌。

【主治】①循环系统病证:冠心病,心绞痛,心律失常等。②消化系统病证:胃炎,膈肌痉挛等。

【操作】向内斜刺0.5~0.8寸;可灸。

9. 膈俞 Géshū（BL17） 八会穴之血会。

【定位】在背部,当第7胸椎棘突下,旁开1.5寸(图1-3-32)。

【解剖】皮肤→皮下组织→斜方肌→背阔肌→骶棘肌。

【主治】①消化系统病证:胃炎,胃溃疡,胃癌,胃出血,肠炎,肠出血,膈肌痉挛,神经性呕吐等。②呼吸系统病证:支气管炎,胸膜炎,哮喘,肺结核等。③血液系统病证:贫血,血小板减少性紫癜等。

【操作】向内斜刺0.5~0.8寸;可灸。

10. 肝俞 Gānshū（BL18） 肝的背俞穴。

【定位】在背部,当第9胸椎棘突下,旁开1.5寸(图1-3-32)。

【解剖】皮肤→皮下组织→斜方肌→背阔肌→骶棘肌。

【主治】①消化系统病证:急性和慢性肝炎,胆囊炎,胆石症,胃炎,胃痉挛,胃出血等。②眼科病证:结膜炎,青光眼,视网膜炎,夜盲症等。③神经精神病证:神经衰弱,癫狂痫等。④血液系统病证:贫血等。

【操作】向内斜刺0.5~0.8寸;可灸。

11. 胆俞 Dǎnshū（BL19） 胆的背俞穴。

【定位】在背部,当第10胸椎棘突下,旁开1.5寸(图1-3-32)。

【解剖】皮肤→皮下组织→背阔肌→下后锯肌→骶棘肌。

【主治】①消化系统病证:胆囊炎,胆石症,肝炎,胃炎,胃溃疡,神经性呕吐等。②神经精神病证:神经衰弱,癔症等。

【操作】向内斜刺0.5~0.8寸;可灸。

12. 脾俞 Píshū（BL20） 脾的背俞穴。

【定位】在背部,当第11胸椎棘突下,旁开1.5寸(图1-3-32)。

【解剖】皮肤→皮下组织→背阔肌→下后锯肌→骶棘肌。

【主治】①消化系统病证:胃痉挛,神经性呕吐,胃炎,胃溃疡,胃癌,胃出血,肠炎,痢疾,肠出血。②血液系统病证:贫血,血小板减少性紫癜等。③运动系统病证:胸、背、胁肋疼痛等。

【操作】向内斜刺0.5~0.8寸;可灸。

13. 胃俞 Wèishū（BL21） 胃的背俞穴。

【定位】在背部,当第12胸椎棘突下,旁开1.5寸(图1-3-32)。

【解剖】皮肤→皮下组织→背阔肌→下后锯肌→骶棘肌。

【主治】①消化系统病证:胃痉挛,神经性呕吐,胃炎,胃溃疡,胃癌,胃出血,肠炎,痢疾,肠出血。②运动系统病证:胸、背、胁肋疼痛。

【操作】直刺0.5~0.8寸;可灸。

14. 肾俞 Shènshū（BL23） 肾的背俞穴。

【定位】在腰部,当第2腰椎棘突下,旁开1.5寸(图1-3-32)。

【解剖】皮肤→皮下组织→背阔肌→骶棘肌→腰方肌→腰大肌。
【主治】①泌尿生殖系统病证:肾炎,尿路感染,膀胱肌痉挛或麻痹,前列腺炎,男子遗精,阳痿,女子月经不调等。②听觉异常:耳鸣,耳聋。③运动系统病证:腰膝疼痛,下肢无力等。
【操作】直刺0.5～1寸;可灸。

15. 大肠俞　Dàchángshū（BL25）　大肠背俞穴。
【定位】在腰部,当第4腰椎棘突下,旁开1.5寸(图1-3-32)。
【解剖】皮肤→皮下组织→背阔肌→骶棘肌→腰方肌→腰大肌。
【主治】①消化系统病证:肠炎,便秘,痢疾,痔疮等。②运动系统病证:腰骶疼痛,下肢无力等。
【操作】直刺0.5～1寸。

16. 关元俞　Guānyuánshū（BL26）
【定位】在腰部,当第5腰椎棘突下,旁开1.5寸(图1-3-32)。
【解剖】皮肤→皮下组织→背阔肌→骶棘肌→腰方肌→腰大肌。
【主治】①消化系统病证:肠炎,痢疾等。②泌尿生殖系统病证:膀胱炎,尿潴留,阳痿,盆腔炎,痛经等。③运动系统病证:腰膝疼痛,下肢无力等。
【操作】直刺0.5～1寸;可灸。

17. 小肠俞　Xiǎochángshū（BL27）　小肠背俞穴。
【定位】在骶部,当骶正中嵴旁1.5寸,平第1骶后孔(图1-3-32)。
【解剖】皮肤→皮下组织→背阔肌→骶棘肌。
【主治】①泌尿生殖系统病证:膀胱炎,尿道炎,前列腺炎,遗精,阳痿,盆腔炎,子宫内膜炎等。②消化系统病证:肠炎,痢疾,便秘等。③运动系统病证:腰骶疼痛,下肢无力等。
【操作】直刺0.5～1寸;可灸。

18. 膀胱俞　Pángguāngshū（BL28）　膀胱背俞穴。
【定位】在骶部,当骶正中嵴旁1.5寸,平第2骶后孔(图1-3-32)。
【解剖】皮肤→皮下组织→背阔肌→骶棘肌。
【主治】①泌尿生殖系统病证:膀胱炎,尿道炎,前列腺炎,遗精,阳痿,盆腔炎,子宫内膜炎等。②消化系统病证:肠炎,痢疾,便秘等。③运动系统病证:腰骶疼痛,下肢无力。
【操作】直刺0.5～1寸;可灸。

19. 八髎(上髎、次髎、中髎、下髎,BL31～34)(图1-3-32)
【定位】在骶部,当髂后上棘内下方,适对第1～4骶后孔,自上而下分别为上髎、次髎、中髎、下髎。
【解剖】皮肤→皮下组织→骶棘肌(腱)→第1～4骶后孔。
【主治】①泌尿生殖系统病证:膀胱炎,尿道炎,前列腺炎,阳痿,盆腔炎,子宫内膜炎等。②运动系统病证:腰骶疼痛,下肢无力。
【操作】直刺1～1.5寸;可灸。

20. 承扶　Chéngfú（BL36）
【定位】在大腿后面,臀下横纹的中点(图1-3-29)。
【解剖】皮肤→皮下组织→阔筋膜→坐骨神经→内收大肌。
【主治】①运动系统病证:腰背痛,坐骨神经痛,下肢麻痹等。②其他病证:痔疾。

【操作】直刺 1.5~2.5 寸;可灸。

21. 殷门 Yīnmén(BL37)

【定位】在大腿后面,当承扶与委中的连线上,承扶下 6 寸(图 1-3-29)。

【解剖】皮肤→皮下组织→阔筋膜→坐骨神经→内收大肌。

【主治】运动系统病证:腰背痛,坐骨神经痛,下肢麻痹等。

【操作】直刺 1.5~2.5 寸;可灸。

22. 委中 Wěizhōng(BL40) 足太阳经气所入为"合";膀胱的下合穴。

【定位】在腘横纹中点,当股二头肌腱与半腱肌肌腱的中间(图 1-3-33)。

【解剖】皮肤→皮下组织→腘筋膜→腘窝→腘斜韧带。

【主治】①运动系统病证:腰背痛,坐骨神经痛,腓肠肌痉挛,下肢麻痹等。②消化系统病证:急性胃肠炎。③其他病证:湿疹,荨麻疹等。

【操作】直刺 1~1.5 寸,或用三棱针点刺腘静脉出血;可灸。

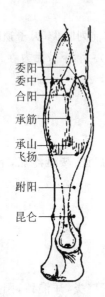

图 1-3-33 委中、承山、昆仑

23. 膏肓 Gāohuāng(BL43)

【定位】在背部,当第 4 胸椎棘突下,旁开 3 寸(图 1-3-34)。

【解剖】皮肤→皮下组织→斜方肌→菱形肌→第 4 肋间隙。

【主治】①呼吸系统病证:支气管炎,哮喘,肺结核等。②其他病证:一切虚损病证。

【操作】向内斜刺 0.5~0.8 寸;可灸。

24. 神堂 Shéntáng(BL44)

【定位】在背部,当第 5 胸椎棘突下,旁开 3 寸(图 1-3-34)。

【解剖】皮肤→皮下组织→斜方肌→菱形肌→第 5 肋间隙。

【主治】①循环系统病证:冠心病,心绞痛,心律失常等。②神经精神病证:神经衰弱等。③呼吸系统病证:支气管炎,哮喘等。④运动系统病证:背肌痉挛、疼痛。

【操作】向内斜刺 0.5~0.8 寸;可灸。

25. 志室 Zhìshì(BL52)

【定位】在腰部,当第 2 腰椎棘突下,旁开 3 寸(图 1-3-34)。

【解剖】皮肤→皮下组织→背阔肌→骶棘肌→腰方肌。

【主治】①泌尿生殖系统病证:肾炎,前列腺炎,尿路感染,膀胱炎,遗精,阳痿,月经不调。②运动系统病证:腰脊强痛,下肢

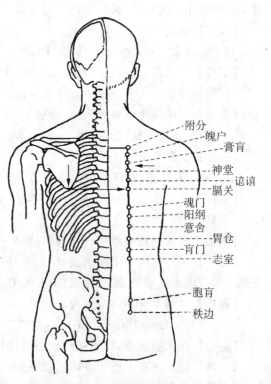

图 1-3-34 膏肓、神堂、志室、秩边

瘫痪。

【操作】直刺0.5～1寸；可灸。

26. 秩边　Zhìbiān（BL54）

【定位】在臀部，平第4骶后孔，骶正中嵴旁开3寸（图1-3-34）。

【解剖】皮肤→皮下组织→臀肌筋膜→臀大肌。

【主治】①运动系统病证：急性腰扭伤，坐骨神经痛，梨状肌损伤综合征，下肢瘫痪等。②消化系统病证：便秘，痔疮等。③泌尿生殖系统病证：膀胱炎，尿道炎，前列腺炎，盆腔炎等。

【操作】直刺1.5～3寸；可灸。

27. 承山　Chéngshān（BL57）

【定位】在小腿后面正中，委中与昆仑之间，当伸直小腿或足跟上提时腓肠肌肌腹下出现尖角凹陷处（图1-3-33）。

【解剖】皮肤→皮下组织→小腿三头肌→𧿹长屈肌→胫骨后肌。

【主治】①运动系统病证：急性腰扭伤，坐骨神经痛，腓肠肌痉挛，下肢瘫痪等。②消化系统病证：便秘，痔疾等。

【操作】直刺1～2寸；可灸。

28. 昆仑　Kūnlún（BL60）　足太阳经气所行为"经"。

【定位】在足部外踝后方，当外踝尖与跟腱之间凹陷处（图1-3-33）。

【解剖】皮肤→皮下组织→腓骨长、短肌。

【主治】①头面五官病证：头痛，项强，目眩，鼻出血等。②运动系统病证：坐骨神经痛，膝关节周围软组织疾病，踝关节扭伤，下肢瘫痪等。③其他病证：难产，癫痫等。

【操作】直刺0.5～0.8寸；可灸。《针灸大成》："妊妇刺之落胎。"

29. 至阴　Zhìyīn（BL67）　足太阳经气所出为"井"。

【定位】在足小趾末节外侧，距趾甲角0.1寸（图1-3-35）。

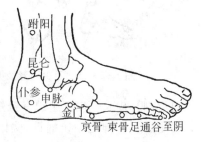

图1-3-35　至阴

【解剖】皮肤→皮下组织→骨膜。

【主治】①妇产科病证：胎位不正，难产，胎盘滞留等。②头面五官病证：头痛，结膜炎，鼻炎等。

【操作】浅刺0.1寸；胎位不正用灸法。

八、足少阴肾经

（一）经脉循行

足少阴肾经起于足小趾之下，斜向足心，出于足舟骨粗隆下，沿内踝之后，分支进入足跟中；上行小腿内侧，出于腘窝内缘，上大腿内侧后缘，通过脊柱，属于肾，络于膀胱。

它直行的脉：从肾向上，通过肝、膈，进入肺中，沿着喉咙，夹舌根。

它的支脉：从肺出，络于心，流注于胸中，与手厥阴心包经相接（图1-3-36）。

（二）常用经穴

1. 涌泉　Yǒngquán（KI1）　足少阴经气所出为"井"（图1-3-37）。

【定位】在足底部，卷足时足前部凹陷处，当足底二、三趾趾缝纹头端与足跟连线的前 1/3 与后 2/3 交点上。

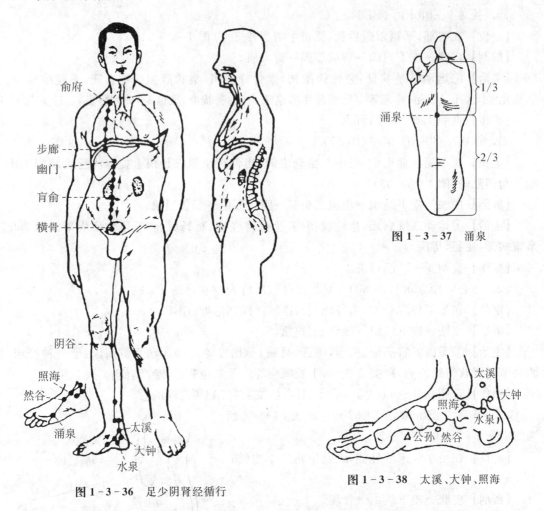

图 1-3-36　足少阴肾经循行

图 1-3-37　涌泉

图 1-3-38　太溪、大钟、照海

【解剖】皮肤→皮下组织→趾短屈肌→第二蚓状肌→蹞收肌→骨间跖侧肌。

【主治】①神经系统病证：失眠，神经性头痛，昏厥，癔症，癫狂痫，小儿惊风，神经衰弱等。②五官科病证：咽喉炎，扁桃体炎，口腔溃疡，舌骨肌麻痹等。③运动系统病证：下肢肌肉痉挛、疼痛，足底痛等。

【操作】直刺 0.5～1.0 寸；可灸。

2. 太溪　Tàixī（KI3）　足少阴经气所注为腧穴；肾经原穴。

【定位】在内踝后方，当内踝尖与跟腱之间的凹陷处（图 1-3-38）。

【解剖】皮肤→皮下组织→胫骨后肌腱、趾长屈肌腱与跟腱、蹞肌腱之间→蹞长屈肌。

【主治】①泌尿生殖系统病证：肾炎，膀胱炎，尿路结石，遗精，阳痿，月经不调。②神经精神病证：失眠，神经衰弱等。③运动系统病证：腰肌劳损，下肢瘫痪，足跟痛等。④头面五官病证：头痛，牙痛，耳鸣，耳聋，咽喉炎，口腔溃疡，耳鸣等。⑤其他病证：消渴。

【操作】直刺 0.5～0.8 寸；可灸。

3. 大钟　Dàzhōng（KI4）　肾经络穴。

【定位】在足内侧,内踝后下方,当跟腱附着部的内侧前方凹陷处(图1-3-38)。

【解剖】皮肤→皮下组织→跖肌腱与跟腱的前方→跟骨。

【主治】①泌尿生殖系统病证:膀胱炎,前列腺肥大,月经不调等。②神经精神病证:神经衰弱,痴呆,癔症,癫狂等。③运动系统病证:足跟痛等。

【操作】直刺0.3~0.5寸;可灸。

4. 照海　Zhàohǎi(KI6)　八脉交会穴之一,通阴跷脉。

【定位】在足内侧,内踝尖下方凹陷处(图1-3-38)。

【解剖】皮肤→皮下组织→胫骨后肌腱。

【主治】①泌尿生殖系统病证:膀胱炎,尿道炎,前列腺肥大,阴道炎,月经不调,子宫下垂。②五官科病证:咽喉炎,扁桃体炎等。③神经系统病证:癫痫,癔症,神经衰弱等。

【操作】直刺0.5~0.8寸;可灸。

九、手厥阴心包经

(一)经脉循行

手厥阴心包经从胸中开始,浅出属于心包,通过膈肌,经历胸部、上腹和下腹,络于三焦。

它的支干脉:沿胸内出胁部,至腋下3寸处,向上到腋下,沿上臂内侧,行于手太阴、手少阴之间,进入肘窝中,下向前臂,行于桡侧腕屈肌腱与掌长肌腱之间,进入掌中,沿中指止于末端。

它的支脉:从掌中分出,沿着无名指直达指端,与手少阳三焦经相接(图1-3-39)。

(二)常用经穴

1. 曲泽　Qūzé(PC3)　心包经合穴。

【定位】在肘横纹中,当肱二头肌腱的尺侧缘(图1-3-40)。

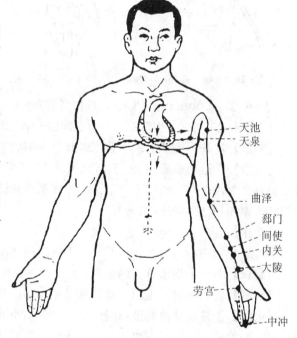

图1-3-39　手厥阴心包经循行

【解剖】皮肤→皮下组织→正中神经→肱肌。

【主治】①消化系统病证:急性胃肠炎,胃肠功能紊乱等。②循环系统病证:心绞痛,冠心病,心律失常等。③运动系统病证:上肢运动功能障碍,废用性肌萎缩,肌力减退,挛缩,疼痛等。

【操作】直刺0.8~1寸,或者用三棱针刺血;可灸。

2. 内关　Nèiguān(PC6)　心包经络穴;八脉交会穴之一,通阴维脉。

【定位】在前臂掌侧,当曲泽与大陵的连线上,腕横纹上2寸,掌长肌腱与桡侧腕屈肌腱之间(图1-3-41)。

【解剖】皮肤→皮下组织→指浅屈肌→指深屈肌→旋前方肌→前臂骨间膜。

【主治】①运动系统病证：上肢运动功能障碍，废用性肌萎缩，肌力减退，挛缩疼痛等。②循环系统病证：心绞痛，冠心病，心肌炎，心律失常，无脉证，高血压等。③消化系统病证：胃炎，肠炎，痢疾，胃痉挛，膈肌痉挛，胃肠功能紊乱等。④神经精神病证：神经衰弱，癫痫，癔症等。

【操作】直刺0.5～1寸；可灸。

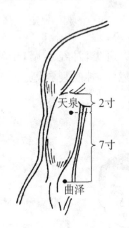

图1-3-40 曲泽

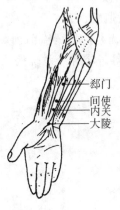

图1-3-41 内关

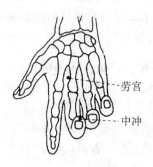

图1-3-42 劳宫、中冲

3. 劳宫 Láogōng（PC8） 心包经荥穴。

【定位】在手掌心，当第二、三掌骨之间偏于第三掌骨，握拳屈指的中指尖处（图1-3-42）。

【解剖】皮肤→皮下组织→第二蚓状肌→拇收肌（横头）→骨间肌。

【主治】①运动系统病证：手部肌肉痉挛，手掌肌肉萎缩，手指麻木等。②消化系统病证：膈肌痉挛，胃痉挛，消化不良等。③循环系统病证：冠心病，心绞痛，高血压。④神经精神病证：癫狂，癔症，昏迷，中暑等。

【操作】直刺0.3～0.5寸；可灸。

4. 中冲 Zhōngchōng（PC9） 手厥阴经气所出为"井"。

【定位】在手中指末节尖端中央（图1-3-42）。

【解剖】皮肤→皮下组织→指腱鞘及鞘内指深屈肌腱→末节指骨粗隆（骨膜）。

【主治】①神经精神病证：癫狂，癔症，癫痫，小儿惊风，昏迷，中暑等。②循环系统病证：冠心病，心绞痛，心肌炎，高血压等。③头面五官病证：舌炎，结膜炎，咽喉炎等。

【操作】浅刺0.1寸，或用三棱针点刺出血；可灸。

十、手少阳三焦经

（一）经脉循行

手少阳三焦经，起于无名指末端，上行小指与无名指之间，沿着手背至手腕，出于前臂伸侧尺骨与桡骨之间，向上通过肘尖，沿上臂外侧，向上通过肩部，交出于足少阳胆经的后面，向前进入锁骨上窝，分布于膻中，散络于心包，向下通过膈肌，依次入属于上、中、下三焦。

它的支脉：从膻中上行出锁骨上窝，沿颈侧部上连于耳后，直达耳上角，从此弯下经面颊至眼眶下。

它的支脉:从耳后进入耳中,出走耳前,经过上关前,与另一支脉交面颊,向上到目外眦,与足少阳胆经相接(图1-3-43)。

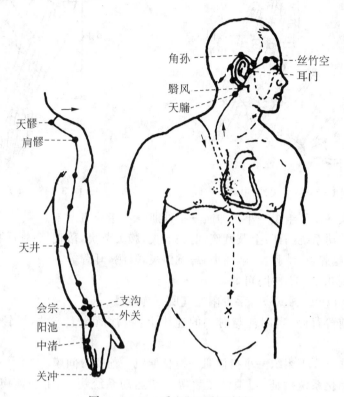

图1-3-43 手少阳三焦经循行

(二)常用经穴

1. 关冲 Guānchōng (TE1) 手少阳经气所出为"井"。

【定位】在手环指末节尺侧,距指甲角0.1寸(图1-3-44)。

【解剖】皮肤→皮下组织→指甲根。

【主治】①头面五官病证:头痛,腮腺炎,结膜炎,咽喉炎,耳鸣,耳聋等。②其他病证:热病,中暑等。

【操作】浅刺0.1寸,或用三棱针点刺出血;可灸。

2. 中渚 Zhōngzhǔ (TE3) 手少阳经气所注为"腧"。

【定位】在手背部,当环指本节(掌指关节)的后方,第四、五掌骨间凹陷处(图1-3-44)。

【解剖】皮肤→皮下组织→第四骨间背侧肌。

【主治】①运动系统病证:手指功能障碍,手部肌肉萎缩,腕部关节炎,肩周炎,腰肌劳损等。②头面五官病证:头痛,腮腺炎,结膜炎,咽喉炎,扁桃体炎,耳鸣,耳聋等。

【操作】直刺0.3~0.5寸;可灸。

3. 外关 Wàiguān (TE5) 三焦经络穴;八脉交会穴之一,通阳维脉。

【定位】在前臂背侧,当阳池与肘尖的连线上,腕背横纹上2寸,尺骨与桡骨之间(图1-3-45)。

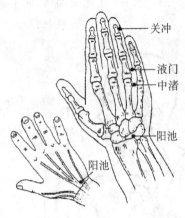

图 1-3-44 关冲、中渚

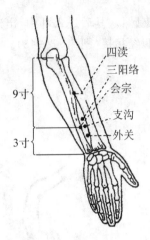

图 1-3-45 外关、支沟

【解剖】皮肤→皮下组织→小指伸肌→指伸肌→示指伸肌。

【主治】①运动系统病证：上肢瘫痪，肘关节炎，腕关节炎，落枕，急性腰扭伤等。②头面五官病证：头痛，腮腺炎，结膜炎，咽喉炎，扁桃体炎，耳鸣，耳聋等。

【操作】直刺 0.5～1.0 寸；可灸。

4. 支沟 Zhīgōu (TE6)　手少阳经气所行为"经"。

【定位】在前臂背侧，当阳池与肘尖的连线上，腕背横纹上 3 寸，尺骨与桡骨之间（图 1-3-45）。

【解剖】皮肤→皮下组织→小指伸肌→拇长伸肌→前臂骨间膜。

【主治】①消化系统病证：习惯性便秘等。②运动系统病证：上肢瘫痪，肩背软组织疾患，肘关节炎，急性腰扭伤等。③其他病证：失语症，构音障碍等。

【操作】直刺 0.5～1.0 寸；可灸。

5. 肩髎 Jiānliáo (TE14)

【定位】在肩部，肩髃后方，当臂外展时，于肩峰后下方呈现凹陷处（图 1-3-46）。

【解剖】皮肤→皮下组织→三角肌（后部）→小圆肌→大圆肌→背间肌。

【主治】运动系统病证：上肢运动功能障碍，肩臂疼痛，肌肉挛缩，肌力减退，肌萎缩等。

【操作】直刺 1.0～1.5 寸；可灸。

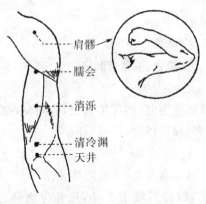

图 1-3-46 肩髎

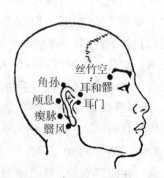

图 1-3-47 翳风、角孙、丝竹空

6. 翳风　Yīfēng（TE17）

【定位】在耳垂后方,当乳突与下颌角之间的凹陷处(图 1-3-47)。

【解剖】皮肤→皮下组织→腮腺。

【主治】①神经系统病证:偏头痛,面神经麻痹,面肌痉挛等。②头面五官病证:耳聋,耳鸣,耳中痛,牙痛,腮腺炎,下颌关节炎等。③其他病证:膈肌痉挛,瘰疬等。

【操作】直刺 0.5~1.0 寸;可灸。

7. 角孙　Jiǎosūn（TE20）

【定位】在头部,折耳郭向前,当耳尖直上入发际处(图 1-3-47)。

【解剖】皮肤→皮下组织→耳上肌→颞筋膜→颞肌。

【主治】①神经系统病证:偏头痛。②头面五官病证:腮腺炎,耳部肿痛,结膜炎,视神经炎,齿痛等。

【操作】平刺 0.3~0.5 寸;可灸。

8. 丝竹空　Sīzhúkōng（TE23）

【定位】在面部,当眉梢凹陷处(图 1-3-47)。

【解剖】皮肤→皮下组织→眼轮匝肌。

【主治】①神经系统病证:偏头痛,癫痫,面神经麻痹等。②头面五官病证:视神经萎缩,结膜炎等。

【操作】平刺 0.5~1.0 寸;可灸。

十一、足少阳胆经

（一）经脉循行

足少阳胆经起于目外眦,上行到额角,下行耳后,沿颈旁行手少阳三焦经之前,至肩上交出手少阳三焦经之后,向下进入锁骨上窝。

它的支脉:从耳后进入耳中,走耳前,至目外眦后;另一支脉:从目外眦分出,下行大迎,会合手少阳三焦经至眼眶下;斜向后下方过颊车,由颈部向下与前入锁骨上窝之脉相会。由此向下进入胸中,通过膈肌,络于肝,入属于胆,继续沿胁肋内,出于少腹两侧腹股沟动脉部,绕过毛际,再向外横行进入髋关节部。

它的直行脉:从锁骨上窝下循腋下,沿侧胸,经过季胁,向下会合前一条支脉于髋关节部。由此向下,沿大腿外侧出于膝外,行于腓骨前面,直下到腓骨下段,出外踝之前,沿足背进入第四趾外侧端。

它的支脉:从足背分出,沿第一、二跖骨间,出于大趾端,通过爪甲,回转过来到趾甲后的毫毛部,与足厥阴肝经相接(图 1-3-48)。

（二）常用经穴

1. 瞳子髎　Tóngzǐliáo（GB1）　手太阳,手、足少阳之会(图 1-3-49)。

【定位】在面部,目外眦旁,当眶外侧缘处。

【解剖】皮肤→皮下组织→眼轮匝肌→睑外侧韧带→眶脂体。

【主治】眼科病证:近视,结膜炎,泪囊炎,青光眼,视网膜炎,视神经炎,视神经萎缩等。

【操作】向后平刺或斜刺 0.3~0.5 寸;或用三棱针点刺出血;可灸。

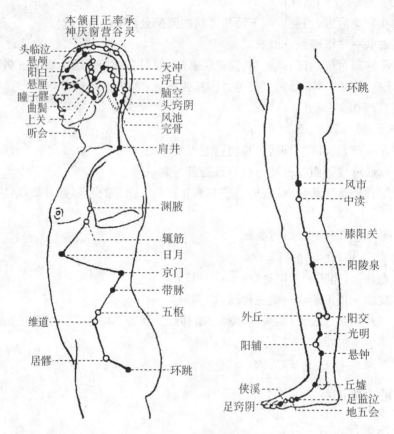

图1-3-48 足少阳胆经循行

2. 听会 Tīnghuì（GB2）（图1-3-49）。

【定位】在面部,当耳屏间切迹的前方,下颌骨髁状突的后缘,张口有凹陷处。

【解剖】皮肤→皮下组织→腮腺囊→腮腺。

【主治】①头面五官病证:头痛,牙痛,腮腺炎,神经性耳鸣,中耳炎,突发性耳聋等。②神经系统病证:面神经麻痹,脑卒中后遗症等。③运动系统病证:咀嚼肌痉挛,颞颌关节功能紊乱等。

【操作】张口,直刺0.5～0.8寸;可灸。

3. 上关 Shàngguān（GB3） 手足少阳、足阳明之会。

【定位】在耳前,下关直上,当颧弓的上缘凹陷处。正坐仰靠或侧伏,按取耳前颧骨弓上侧,张口时有孔处取穴（图1-3-49）。

【解剖】皮肤→皮下组织→颞筋膜→颞肌。

【主治】①头面五官病证:偏头痛,中耳炎,耳鸣,耳聋,牙痛,青光眼等。②神经系统病证:面神经麻痹,面肌痉挛。③运动系统病证:下颌关节炎,颞颌关节功能紊乱等。

【操作】直刺0.5～0.8寸;可灸。

4. 曲鬓 Qūbìn（GB7） 足太阳、少阳之会。

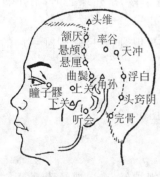

图1-3-49 听会、上关、曲鬓、完骨

【定位】在头部,当耳前鬓角发际后缘的垂线与耳尖水平线交点处(图1-3-49)。

【解剖】皮肤→皮下组织→耳上肌→颞筋膜→颞肌。

【主治】①头面五官病证:牙痛,咽喉炎,结膜炎,视网膜出血等。②神经系统病证:偏头痛,三叉神经痛,面神经麻痹,面肌痉挛,颞肌痉挛等。

【操作】向后平刺0.5~0.8寸;可灸。

5. 完骨 Wángǔ(GB12) 足太阳、少阳之会。

【定位】在头部,当耳后乳突的后下方凹陷处(图1-3-49)。

【解剖】皮肤→皮下组织→枕额肌(止点)。

【主治】①头面五官病证:头痛,齿痛,腮腺炎,中耳炎,扁桃体炎。②神经系统病证:面神经麻痹。③其他病证:癫狂痫等。

【操作】斜刺0.5~0.8寸;可灸。

6. 阳白 Yángbái(GB14) 足太阳、阳维之会。

【定位】在前额部,当瞳孔直上,眉上1寸(图1-3-50)。

【解剖】皮肤→皮下组织→枕额肌→帽状腱膜下结缔组织→额骨骨膜。

【主治】①头面五官病证:头痛,结膜炎,近视,夜盲症等。②神经系统病证:眶上神经痛,眼睑下垂,面神经麻痹,面肌痉挛等。

【操作】平刺0.3~0.5寸;可灸。

7. 风池 Fēngchí(GB20) 足少阳、阳维之会。

【定位】在项部,当枕骨之下,与风府相平,胸锁乳突肌与斜方肌上端之间的凹陷处(图1-3-50)。

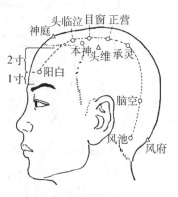

图1-3-50 阳白、风池

【解剖】皮肤→皮下组织→项筋膜→头夹肌→头半棘肌→头后大直肌与头上斜骨之间。

【主治】①头面五官病证:偏正头痛,流行性腮腺炎,牙痛,视神经萎缩,青少年近视,耳鸣,耳聋。②呼吸系统病证:感冒,急性和慢性咽喉炎,急性和慢性鼻炎,过敏性鼻炎,鼻窦炎等。③神经精神病证:面神经麻痹,眼睑下垂,脑卒中后遗症,小儿脑瘫,癫痫等。④循环系统病证:高血压,脑动脉硬化,无脉证等。⑤运动系统病证:肩周炎,落枕,颈肌痉挛,颈椎病等。

【操作】针尖微下,向鼻尖方向斜刺0.5~0.8寸;可灸。向对侧眼睛方向斜刺0.5~0.8寸或平刺透风府穴;可灸。深部为脊髓,必须严格掌握针刺角度与深度。

8. 肩井 Jiānjǐng(GB21) 足少阳、阳维之会。

【定位】在肩上,前直乳中,当大椎与肩峰端连线的中点上。正坐,于第7颈椎棘突高点,至锁骨肩峰端连线的中点处取穴,向下直对乳头(图1-3-48)。

【解剖】皮肤→皮下组织→项筋膜→头夹肌→头半棘肌→头后。

【主治】①运动系统病证:肩周炎,落枕,颈肩综合征,上肢失用性肌萎缩,肌力减退,挛缩等。②妇产科病证:难产,胎盘滞留,功能性子宫出血等。③循环系统病证:高血压。④外科病证:乳腺增生,乳腺炎等。⑤神经系统病证:神经衰弱,小儿麻痹后遗症,脑卒中半身不遂等。⑥其他病证:一切虚损病证。

【操作】直刺0.5~0.8寸,深部正当肺尖,不可深刺;可灸。

9. 日月 Rìyuè(GB24) 足太阴、少阳之会;胆经募穴。

【定位】在上腹部,当乳头直下,第7肋间隙,前正中线旁开4寸(图1-3-51)。

【解剖】皮肤→皮下组织→胸部深筋膜→腹外斜肌腱膜→腹直肌→肋间外韧带→肋间内肌→腹横肌→胸内筋膜。

【主治】①消化系统病证:急性和慢性肝炎,胆囊炎,胃及十二指肠溃疡,膈肌痉挛等。②神经系统病证:肋间神经痛等。

【操作】斜刺0.5~0.8寸;可灸。

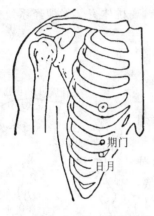

图1-3-51 日月

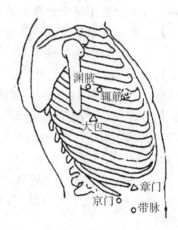

图1-3-52 带脉

10. 带脉 Dàimài(GB26) 足少阳、带脉二经之会。

【定位】在侧腹部,章门下1.8寸,当第11肋骨游离端下方垂线与脐水平线的交点上(图1-3-52)。

【解剖】皮肤→皮下组织→腹横筋膜→腹膜下筋膜。

【主治】①妇科病证:功能性子宫出血,子宫内膜炎,子宫下垂,盆腔炎,阴道炎。②其他病证:疝气,腰痛,下肢无力。

【操作】直刺0.5~0.8寸;可灸。

11. 居髎 Jūliáo(GB29) 足少阳、阳跷脉之会。

【定位】在髋部,当髂前上棘与股骨大转子最凸点连线的中点处,阳跷、足少阳之会(图1-3-48)。

【解剖】皮肤→皮下组织→阔筋膜张肌→臀中肌。

【主治】运动系统病证:下肢瘫痪,腰腿痛,髋关节及周围软组织疾病。

【操作】直刺或斜刺1.5~2寸;可灸。

12. 环跳 Huántiào(GB30) 足少阳、太阳二脉之会。

【定位】在股外侧部,侧卧屈股,当股骨大转子最凸点与骶管裂孔连线的外1/3与中1/3交点处。侧卧,于大转子后方凹陷处,约当股骨大转子与骶管裂孔连线的外中1/3交点处取穴(图1-3-53)。

【解剖】皮肤→皮下组织→臀肌筋膜→臀大肌→坐骨神经→闭孔内肌(腱)与上、下孖肌。

【主治】①运动系统病证:下肢瘫痪,坐骨神经痛,髋关节及周围软组织疾病,急性腰扭伤,腰椎病等。②其他病证:荨麻疹等。

【操作】直刺 2~3 寸;可灸。

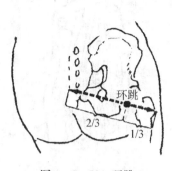

图 1-3-53 环跳

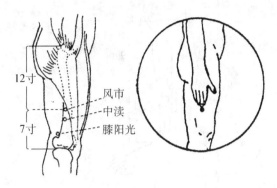

图 1-3-54 风市

13. 风市　Fēngshì(GB31)

【定位】在股部,直立垂手,掌心贴于大腿时,中指尖所指凹陷中,髂胫束后缘(图1-3-54)。

【解剖】皮肤→皮下组织→阔筋膜→髂胫束→股外侧肌→股中间肌。

【主治】①运动系统病证:下肢瘫痪,小儿麻痹后遗症,坐骨神经痛,膝关节炎等。②其他病证:荨麻疹。

【操作】直刺 1~2 寸;可灸。

14. 阳陵泉　Yánglíngquán（GB34）　足少阳经气所入为"合";胆的下合穴;八会穴之"筋会"。

【定位】在小腿外侧,当腓骨小头前下方凹陷处(图1-3-55)。

【解剖】皮肤→皮下组织→小腿深筋膜→腓骨长肌→腓骨短肌。

【主治】①消化系统病证:肝炎,胆囊炎,胆道蛔虫症,胆结石,胆绞痛,习惯性便秘等。②神经系统病证:肋间神经痛,癫狂痫等。③运动系统病证:下肢瘫痪,坐骨神经痛,腰扭伤,膝关节炎及周围软组织疾病,肩周炎,落枕等。

【操作】直刺或斜向下刺 1~1.5 寸;可灸。

15. 光明　Guāngmíng（GB3）　胆经络穴。

【定位】在小腿外侧,当外踝尖上 5 寸,腓骨前缘(图1-3-55)。

【解剖】皮肤→皮下组织→小腿筋膜→腓骨长、短肌→趾长伸肌→踇长伸肌。

【主治】①头面五官病证:偏头痛,视神经萎缩,白内障,夜盲等。②运动系统病证:下肢瘫痪,腰扭伤,膝关节炎等。

【操作】直刺 0.5~0.8 寸;可灸。

16. 悬钟　Xuánzhōng（GB39）　八会穴之髓会。

【定位】在小腿外侧,当外踝尖上 3 寸,腓骨前缘(图1-3-55)。

【解剖】皮肤→皮下组织→小腿深筋膜→腓骨长、短肌腱→趾长伸肌→踇长伸肌。

【主治】①头面五官病证:偏头痛,鼻炎,鼻出血,扁桃体炎等。②运动系统病证:下肢瘫痪,腰扭伤,膝踝关节及周围软组织损伤,落枕等。③循环系统病证:高血压,动脉粥样硬化症等。

【操作】直刺 0.5~0.8 寸;可灸。

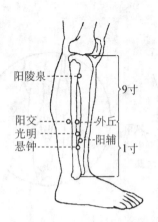

图 1-3-55 阳陵泉、悬钟、光明

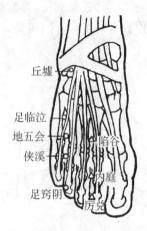

图 1-3-56 丘墟、足窍阴、足临泣

17. **丘墟** Qiūxū(GB40) 胆经原穴。

【定位】在外踝的前下方,当趾长伸肌腱的外侧凹陷处(图 1-3-56)。

【解剖】皮肤→皮下组织→足背筋膜→趾短伸肌。

【主治】①消化系统病证:胆囊炎,胆绞痛等。②头面五官病证:偏头痛,白内障,结膜炎。③运动系统病证:踝关节及其周围软组织疾病,腓肠肌痉挛,下肢瘫痪等。

【操作】直刺 0.5~0.8 寸;可灸。

18. **足临泣** Zúlínqì(GB41) 足少阳所注为"输";八脉交会穴,通带脉。

【定位】在足背外侧,当足第四趾本节(第四跖趾关节)的后方,小趾伸肌腱的外侧凹陷处(图 1-3-56)。

【解剖】皮肤→皮下组织→足背筋膜→趾短伸肌→骨间背侧肌。

【主治】①头面五官病证:偏头痛,目外眦痛,目干涩,耳鸣,耳聋等。②外科病证:乳腺炎等。③妇产科病证:月经不调,胎位不正等。④运动系统病证:下肢瘫痪,踝膝疼痛,足跟痛等。

【操作】直刺 0.3~0.5 寸;可灸。

19. **足窍阴** Zúqiàoyīn(GB44) 足少阳经气所出为"井"。

【定位】在第四趾末节外侧,距趾甲角 0.1 寸(图 1-3-56)。

【解剖】皮肤→皮下组织→趾背腱膜→趾骨骨膜。

【主治】①头面五官病证:偏头痛,结膜炎,耳鸣,耳聋等。②神经系统病证:神经衰弱,肋间神经痛等。③循环系统病证:高血压。④运动系统病证:踝关节肿痛等。

【操作】浅刺 0.1 寸,或点刺出血;可灸。

十二、足厥阴肝经

(一)经脉循行

足厥阴肝经起于足大趾背毫毛的边际,沿着足背内侧向上,经内踝前 1 寸,上行内踝上 8 寸处,交叉到足太阴脾经之后,上达腘窝内侧,沿着大腿内侧进入阴毛中,环绕阴部,至小腹,夹胃旁边,入属于肝,络于胆,向上通过膈肌,分布胁肋部,沿气管、喉咙之后,向上进入鼻咽部,连接目系(眼球连系于脑的部位),上行出于额部,与督脉交会于头顶。

它的支脉:从目系(眼球连系于脑的部位)分出,下行于面颊中,环绕口唇内。

它的支脉:从肝分出,通过膈肌,向上流注于肺,与手太阴肺经交接(图1-3-57)。

(二)常用经穴

1. 大敦　Dàdūn（LR1）　足厥阴经气所出为"井"。

【定位】在足大指末节外侧,距趾甲角0.1寸(图1-3-58)。

【解剖】皮肤→皮下组织→趾骨骨膜。

【主治】①泌尿生殖系统病证:功能性子宫出血,子宫脱垂,月经不调,急性睾丸炎,精索神经痛,膀胱炎,前列腺炎等。②神经精神病证:癫狂痫。③其他病证:疝气。

【操作】点刺0.1寸,或点刺出血;可灸。

2. 行间　Xíngjiān（LR2）　足厥阴经气所留为"荥"。

【定位】在足背侧,当第一、二趾间,趾蹼缘的后方赤白肉际处。正坐垂足,于足背第一、二趾间趾蹼缘的后方赤白肉际处取穴(图1-3-58)。

【解剖】皮肤→皮下组织→骨间背侧肌。

【主治】①头面五官病证:头痛,结膜炎,青光眼,牙痛,急性和慢性咽喉炎。②生殖系统病证:月经不调,痛经,经闭,功能性子宫出血,睾丸炎等。③神经系统病证:面神经麻痹,小儿惊风,脑卒中等。④精神病证:癫狂痫,癔症等。⑤循环系统病证:高血压。⑥运动系统病证:下肢瘫痪,足肿痛等。

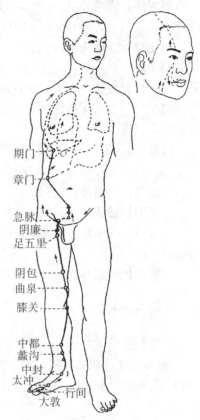

图1-3-57　足厥阴肝经循行

【操作】直刺0.5～0.8寸;可灸。

3. 太冲　Tàichōng（LR3）　足厥阴经气所注为"输";肝经原穴。

【定位】在足背侧,当第一、二跖骨间隙的后方凹陷处(图1-3-58)。

【解剖】皮肤→皮下组织→踇短伸肌→骨间背侧肌。

【主治】①头面五官病证:头痛,青少年近视眼,结膜炎,角膜炎,青光眼,视神经炎,鼻炎,咽喉炎,扁桃体炎等。②泌尿生殖系统病证:尿道炎,膀胱炎,睾丸炎,功能性子宫出血,月经不调,阴道炎等。③消化系统病证:肝炎,胃炎,肠炎,膈肌痉挛。④神经、精神病证:面神经麻痹,面肌痉挛,小儿惊风,癔症,癫狂痫,神经衰弱等。⑤循环系统病证:高血压,心绞痛等。⑥外科病证:疝气,乳腺炎。⑦运动系统病证:足肿痛,下肢瘫痪。

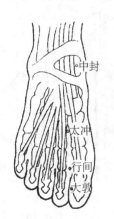

图1-3-58　大敦、行间、太冲

【操作】直刺0.5~0.8寸;可灸。

4. 章门 Zhāngmén(LR13) 脾经募穴;八会穴之脏会;足厥阴、足少阳交会穴。

【定位】在侧腹部,当第11肋游离端的下方。仰卧,于第11肋游离端的下方取穴(图1-3-52)。

【解剖】皮肤→皮下组织→腹外斜肌→腹内斜肌→腹横肌→腹横筋膜→腹膜下筋膜。

【主治】①消化系统病证:肝炎,肝脾肿大,肠炎,胃炎,消化不良。②其他病证:肋间神经痛,高血压。

【操作】斜刺0.5~0.8寸;可灸。

5. 期门 Qīmén(LR14) 肝经募穴;足厥阴、足太阴、阴维脉交会穴。

【定位】在胸部,当乳头直下,第6肋间隙,前正中线旁开4寸(图1-3-51)。

【解剖】皮肤→皮下组织→腹外斜肌→肋间外肌→肋间内肌→胸横肌→胸内筋膜。

【主治】①消化系统病证:肝炎,胆囊炎,胃肠神经官能症等。②其他病证:肋间神经痛,高血压等。

【操作】斜刺0.5~0.8寸;可灸。

十三、任脉

(一)经脉循行

任脉起于小腹内,下出会阴部,向上行于阴毛部,沿腹胸部正中线,到达咽喉部,再上行到下颌,环绕口唇,经过面部,进入目眶下(图1-3-59)。

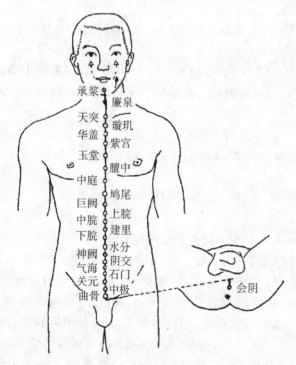

图1-3-59 任脉循行

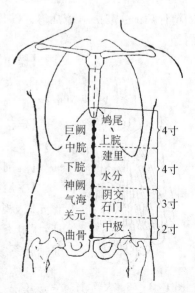

图1-3-60 中极、关元、气海、神阙、下脘、中脘、上脘

(二)常用经穴

1. 中极 Zhōngjí(CV3) 膀胱募穴;足三阴、任脉之交会穴。

【定位】在下腹部,前正中线上,当脐中下4寸(图1-3-60)。

【解剖】皮肤→皮下组织→腹白线→腹内筋膜→腹膜下筋膜→脐正中襞。

【主治】①泌尿生殖系统病证:肾炎,尿道炎,膀胱炎,遗尿,尿潴留,前列腺炎,阳痿,遗精等。②妇科病证:功能性子宫出血,月经不调,痛经,子宫下垂,阴道炎,盆腔炎,子宫内膜炎,不孕症等。

【操作】直刺0.5~1寸,需在排尿后进行针刺,孕妇禁针;可灸。

2. 关元 Guānyuán(CV4) 小肠募穴;足三阴、任脉之会。

【定位】在下腹部,前正中线上,当脐中下3寸(图1-3-60)。

【解剖】皮肤→皮下组织→腹白线→腹横筋膜→腹膜下脂肪→脐正中襞。

【主治】①泌尿生殖系统病证:肾炎,尿道炎,膀胱炎,遗尿,尿潴留,前列腺炎,阳痿,遗精等。②妇科病证:功能性子宫出血,月经不调,痛经,子宫下垂,阴道炎,盆腔炎,子宫内膜炎,不孕症等。③消化系统病证:肠炎,痢疾等。④循环系统病证:高血压等。⑤其他病证:一切虚损病证。

【操作】直刺0.5~1寸;可灸。

3. 气海 Qìhǎi(CV6)

【定位】在下腹部,前正中线上,当脐中下1.5寸(图1-3-60)。

【解剖】皮肤→皮下组织→腹白线→腹内筋膜→腹膜下筋膜→脐正中襞。

【主治】①泌尿生殖系统病证:肾炎,尿道炎,膀胱炎,遗尿,尿潴留,前列腺炎,阳痿,遗精等。②妇科病证:功能性子宫出血,月经不调,痛经,子宫下垂,阴道炎,盆腔炎,子宫内膜炎,不孕症等。③消化系统病证:胃炎,肠炎,阑尾炎,痢疾,便秘等。④循环系统病证:高血压,心绞痛等。⑤其他病证:一切虚损病证。

【操作】直刺0.5~1寸;可灸。孕妇慎用。

4. 神阙 Shénquè(CV8)

【定位】在腹中部,脐中央(图1-3-60)。

【解剖】皮肤→皮下组织→脐纤维环→腹内筋膜→腹膜下筋膜。

【主治】①消化系统病证:肠炎,肠粘连,痢疾,便秘,脱肛等。②泌尿生殖系统病证:肾炎,尿道炎,膀胱炎,尿潴留等。③其他病证:一切虚损病证。

【操作】禁刺;可灸;亦可采用药物敷贴。

5. 下脘 Xiàwǎn(CV10) 足太阴、任脉之会。

【定位】在上腹部,前正中线上,当脐中上2寸(图1-3-60)。

【解剖】皮肤→皮下组织→腹白线→腹内筋膜→腹膜下筋膜。

【主治】消化系统病证:消化不良,胃痉挛,贲门痉挛,胃炎,胃下垂,肠炎等。

【操作】直刺0.5~1寸;可灸。

6. 中脘 Zhōngwǎn(CV12) 胃经募穴;八会穴之腑会;手太阳、少阳、足阳明、任脉之会。

【定位】在上腹部,前正中线上,当脐中上4寸(图1-3-60)。

【解剖】皮肤→皮下组织→腹白线→腹内筋膜→腹膜下筋膜。

【主治】①消化系统病证:消化不良,胃痉挛,贲门痉挛,膈肌痉挛,胃炎,胃溃疡,胃下垂,肠炎,痢疾,阑尾炎,肠梗阻,胆囊炎,肝炎。②神经精神病证:癫狂痫,癔症,神经衰弱等。③循环系统病证:高血压,冠心病等。

【操作】直刺0.5~1寸;可灸。

7. 上脘　Shàngwǎn（CV13）　任脉、足阳明、手太阳之会。

【定位】在上腹部,前正中线上,当脐中上5寸(图1-3-60)。

【解剖】皮肤→皮下组织→腹白线→腹内筋膜→腹膜下筋膜。

【主治】①消化系统病证:消化不良,胃痉挛,贲门痉挛,膈肌痉挛,胃炎,胃及十二指肠溃疡,肠炎等。②神经精神病证:癫狂痫,癔症,神经衰弱等。

【操作】直刺0.5~1寸;可灸。

8. 膻中　Dànzhōng（CV17）　心包经募穴;八会穴之气会。

【定位】在胸部,当前正中线上,平第4肋间,两乳头连线的中点(图1-3-61)。

【解剖】皮肤→皮下组织→胸骨体骨膜。

【主治】①呼吸系统病证:支气管炎,支气管哮喘,肺炎等。②循环系统病证:冠心病,心绞痛等。③消化系统病证:食管炎,食管痉挛等。④其他病证:乳汁少,乳腺炎等。

【操作】平刺0.3~0.5寸;可灸。

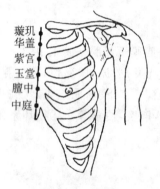

图1-3-61　膻中

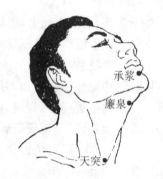

图1-3-62　天突、廉泉、承浆

9. 天突　Tiāntū（CV22）　阴维、任脉之会。

【定位】在颈部,当前正中线上,胸骨上窝中央(图1-3-62)。

【解剖】皮肤→皮下组织→胸腺或其残留结构→左右胸骨甲状肌→气管前间隙。

【主治】①呼吸系统病证:咽炎,喉炎,扁桃体炎,支气管炎,支气管哮喘,支气管扩张,肺炎。②消化系统病证:食管炎,食管痉挛,膈肌痉挛,神经性呕吐等。③其他病证:甲状腺肿大,声带麻痹等。

【操作】先直刺0.2~0.3寸,然后沿胸骨柄后缘、气管前缘缓慢向下刺入0.5~1寸,必须严格掌握针刺的角度和深度,以防刺伤肺脏和血管;可灸。

10. 廉泉　Liánquán（CV23）　阴维、任脉之会。

【定位】在颈部,当前正中线上,结喉上方,舌骨上缘凹陷处(图1-3-62)。

【解剖】皮肤→皮下组织→甲状舌骨正中韧带→会厌。

【主治】五官病证:舌肌麻痹,舌炎,咽炎,喉炎,扁桃体炎等。

【操作】直刺或向舌根斜刺 0.5~0.8 寸,不留针;可灸。

11. 承浆 Chéngjiāng (CV24) 足阳明、任脉之会。

【定位】在面部,当颏唇沟的正中凹陷处(图 1-3-62)。

【解剖】皮肤→皮下组织→口轮匝肌→降下唇肌→颏肌。

【主治】①五官科病证:口腔溃疡,牙龈炎,暴喑,失语等。②神经系统病证:面神经麻痹,面肌痉挛等。③其他病证:消渴,癫痫,落枕等。

【操作】斜刺 0.3~0.5 寸;可灸。

十四、督脉

(一) 经脉循行

督脉起始于小腹部,下出会阴部,向后行于脊柱的内部,经后正中线,上达项部,进入脑内,上循巅顶,沿前额下行至鼻柱(图 1-3-63)。

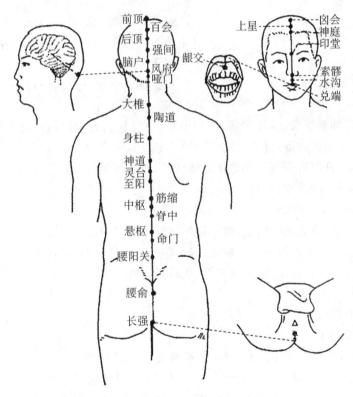

图 1-3-63 督脉循行

(二) 常用经穴

1. 长强 Chángqiáng (GV1) 督脉络穴;督脉、足少阳、足少阴经交会穴。

【定位】在尾骨端下,当尾骨端与肛门连线的中点处(图 1-3-63)。

【解剖】皮肤→皮下组织→肛尾韧带→尾骨肌→肛提肌。

【主治】①消化系统病证:肠炎,痢疾,痔疮,脱肛等。②运动系统病证:腰脊、尾骶骨痛。③神经精神病证:癫狂痫等。

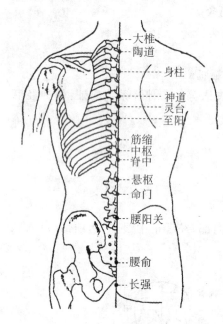

图1-3-64 长强、腰阳关、命门、筋缩、至阳、大椎

【操作】斜刺,针尖向上与骶骨平行刺入0.5~1寸,不得刺穿直肠,以防感染;不灸。

2. 腰阳关 Yāoyángguān(GV3)

【定位】在腰部,当后正中线上,第4腰椎棘突下凹陷中。两髂嵴最高点连线的中点下方凹陷处取穴(图1-3-64)。

【解剖】皮肤→皮下组织→棘上韧带→棘间韧带→弓间韧带→硬膜外腔。

【主治】①运动系统病证:腰椎病,腰肌劳损,急性腰扭伤,脊柱炎,坐骨神经痛,下肢瘫痪等。②泌尿生殖系统病证:前列腺炎,遗精,阳痿等。③妇科病证:月经不调,阴道炎等。④消化系统病证:肠炎,痢疾等。

【操作】直刺0.5~1寸;可灸。

3. 命门 Mìngmén(GV4)

【定位】在腰部,当后正中线上,第2腰椎棘突下凹陷中(图1-3-64)。

【解剖】皮肤→皮下组织→棘上韧带→棘间韧带→弓间韧带→椎管。

【主治】①运动系统病证:腰椎病,腰肌劳损,急性腰扭伤,脊柱炎,坐骨神经痛,下肢瘫痪等。②泌尿生殖系统病证:肾炎,膀胱炎,遗尿,遗精,阳痿,早泄。③妇科病证:月经不调,阴道炎,盆腔炎,子宫内膜炎等。④消化系统病证:虚寒泄泻,痔疮,脱肛等。

【操作】直刺0.5~1寸;可灸。

4. 筋缩 Jīnsuō(GV8)

【定位】在背部,当后正中线上,第9胸椎棘突下凹陷中(图1-3-64)。

【解剖】皮肤→皮下组织→棘上韧带→棘间韧带→弓间韧带→椎管。

【主治】①运动系统病证:腰背肌劳损。②神经精神病证:癫痫,癔症等。③消化系统病证:胃炎,肝炎,胆囊炎等。

【操作】向上斜刺0.5~1寸;可灸。

5. 至阳 Zhìyáng(GV9)

【定位】在背部,当后正中线上,第7胸椎棘突下凹陷中(图1-3-64)。

【解剖】皮肤→皮下组织→棘上韧带→棘间韧带→弓间韧带→椎管。

【主治】①运动系统病证:腰脊强痛等。②呼吸系统病证:支气管炎,支气管哮喘等。③消化系统病证:胃炎,胆囊炎,肝炎等。

【操作】向上斜刺0.5~1寸;可灸。

6. 大椎 Dàzhuī(GV14) 手足三阳、督脉之会;退热要穴(图1-3-64)。

【定位】在后正中线上,第7颈椎棘突下凹陷中。

【解剖】皮肤→皮下组织→棘上韧带→棘间韧带→弓间韧带→椎管。

【主治】①呼吸系统病证:感冒,鼻炎,支气管炎,支气管哮喘,肺结核等。②运动系统病证:颈椎病,落枕,肩背软组织疾患等。③神经精神病证:癫狂痫,小儿惊风,癔症等。④其他病证:痤疮,湿疹等。

【操作】 向上斜刺 0.5～1 寸;可灸。

7. 哑门 Yǎmén (GV15) 督脉、阳维脉之会。

【定位】 在项部,当后发际正中直上 0.5 寸,第 1 颈椎下(图 1-3-65)。

【解剖】 皮肤→皮下组织→左右斜方肌腱之间→项韧带→环枕后膜→硬膜外腔。

【主治】 ①神经精神病证:中风不语,神经性头痛,癫狂痫,癔症等。②运动系统病证:颈椎病,颈部软组织损伤等。

【操作】 伏案正坐位,使头微前倾,项肌放松,向下颌方向缓慢刺入 0.5～1 寸;可灸。伏案正坐位,使头微前倾,项肌放松,向下颌方向缓慢刺入 0.5～1.0 寸。针刺时切不可向前上方深刺,以免伤及延髓。

8. 风府 Fēngfǔ (GV16) 督脉、阳维脉交会穴

【定位】 在项部,当后发际正中直上 1 寸,枕外隆凸直下,两侧斜方肌之间凹陷处(图 3-1-65)。

【解剖】 皮肤→皮下组织→左右斜方肌之间→项韧带→棘间韧带→弓间韧带→椎管。

【主治】 ①神经精神病证:卒中不语,神经性头痛,癫狂痫,癔症等。②呼吸系统病证:感冒,咽喉炎,支气管炎等。③运动系统病证:颈椎病,腰背肌软组织疾患等。

【操作】 伏案正坐位,使头微前倾,项肌放松,向下颌方向缓慢刺入 0.5～1 寸;可灸。针尖不可向上,以免刺入枕骨大孔,误伤延髓(图 1-3-65)。

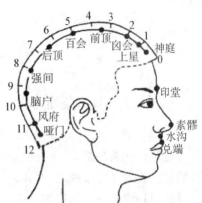

图 1-3-65　哑门、风府、百会、神庭、水沟、印堂

9. 百会 Bǎihuì (GV20) 督脉、足太阳经之会。

【定位】 在头部,当前发际正中直上 5 寸,或两耳尖连线中点处(图 1-3-65)。

【解剖】 皮肤→皮下组织→帽状腱膜→腱膜下结缔组织→骨膜。

【主治】 ①神经精神病证:神经性头痛,中风失语,癫狂痫,癔症,神经衰弱等。②消化系统病证:肠炎,痢疾,脱肛等。③五官科病证:鼻塞,咽喉炎,耳鸣耳聋等。④其他病证:子宫下垂。

【操作】 平刺 0.5～0.8 寸;可灸。

10. 神庭 Shéntíng (GV24) 督脉、足太阳、足阳明经之会。

【定位】 在头部,当前发际正中直上 0.5 寸(图 1-3-65)。

【解剖】 皮肤→皮下组织→枕额肌→腱膜下结缔组织→骨膜。

【主治】 ①神经精神病证:神经性头痛,癫狂痫,癔症,神经衰弱等。②五官病证:鼻炎,结膜炎,青光眼,白内障,夜盲,耳聋等。

【操作】 平刺 0.3～0.5 寸;可灸。

11. 水沟 Shuǐgōu (GV26) 督脉、手足阳明经交会穴。

【定位】 在面部,当人中沟的上 1/3 与中 1/3 交点处(图 1-3-65)。

【解剖】 皮肤→皮下组织→口轮匝肌→黏膜。

【主治】 ①神经精神病证:昏迷,晕厥,癫狂痫,癔症等。②神经系统病证:面肌痉挛,面神经麻痹等。③运动系统病证:急性腰扭伤。④其他病证:消渴,晕车,晕船,膈肌痉挛等。

【操作】向上斜刺 0.3～0.5 寸,或用指甲按掐;不灸。

12. 印堂 Yìntáng(GV29)

【定位】在头部,两眉毛内侧端中间的凹陷中。仰靠位,于两眉之间的眉心处,下直对鼻尖是穴(图 1-3-65)。

【解剖】皮肤→皮下组织→降眉间肌→皱眉肌→额骨骨膜。

【主治】①头面五官病证:急性和慢性鼻炎,过敏性鼻炎,鼻窦炎,急性结膜炎,颜面急性化脓性疾病。②神经系统病证:面神经麻痹,三叉神经痛,神经衰弱,小儿惊风,子痫等。③循环系统病证:高血压。

【操作】平刺 0.3～0.5 寸,或点刺出血;可灸。

第二节 经外奇穴

一、常用头项部经外奇穴

1. 四神聪 Sìshéncōng(EX-HN1)

【定位】在头顶部,当百会穴前后左右各 1 寸,共 4 穴。正坐或仰卧,先取百会穴,于其前、后、左、右各 1 寸处取之,共 4 穴(图 1-3-66)。

【解剖】皮肤→皮下组织→帽状腱膜→腱膜下结缔组织→骨膜。

【主治】神经精神病证:大脑发育不全,脑积水,神经衰弱、脑卒中后遗症,脑炎后遗症,中毒性脑病,老年性痴呆,神经衰弱,癫狂痫,癔症。

【操作】平刺 0.5～0.8 寸;可灸。

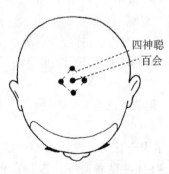

图 1-3-66 四神聪

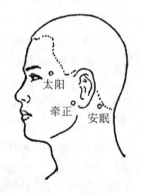

图 1-3-67 太阳、牵正、安眠

2. 太阳 Tàiyáng(EX-HN5)

【定位】在颞部,当眉梢与目外眦之间,向后约 1 横指的凹陷处。仰面,于眉梢尖与目外眦角连线中点处,再向后开 1 寸略凹陷处取之(图 1-3-67)。

【解剖】皮肤→皮下组织→眼轮匝肌→颞筋膜→颞肌→骨膜。

【主治】①眼科病证:睑腺炎(麦粒肿),急性结膜炎,视神经萎缩,视网膜出血等。②神经精神病证:偏正头痛,血管神经性头痛,三叉神经痛,面神经瘫痪,面肌痉挛,小儿惊风,癫狂,癫症等。

【操作】直刺或斜刺0.3～0.5寸,或点刺出血。

3. 牵正 Qiānzhèng

【定位】在面颊部,耳垂前方0.5寸,与耳垂中点相平处(图1-3-67)。

【解剖】皮肤→皮下组织→腮腺→咬肌。

【主治】头面五官病证:面神经麻痹,腮腺炎,牙痛,口疮等。

【操作】直刺或向前斜刺0.5～1寸。

4. 安眠 Ānmián

【定位】在项部,当翳风穴和风池穴连线的中点(图1-3-67)。

【解剖】皮肤→皮下组织→颈阔肌→头夹肌。

【主治】①神经精神病证:癫狂,癔症,神经衰弱等。②循环系统病证:高血压,心律失常等。

【操作】直刺0.5～1寸;可灸。

二、常用胸腹背部经外奇穴

1. 定喘 Dìngchuǎn (EX-B1)

【定位】在背部,当第7颈椎棘突下,旁开0.5寸。俯卧,于第7颈椎棘突下陷中(即大椎穴)旁开0.5处取穴(图1-3-68)。

【解剖】皮肤→皮下组织→斜方肌→菱形肌→上后锯肌→头夹肌→横突棘肌。

【主治】①呼吸系统病证:支气管哮喘,慢性支气管炎,肺结核,百日咳等。②运动系统病证:落枕,肩背软组织疾患等。

【操作】直刺0.5～1寸;可灸。

2. 夹脊 Jiájǐ (EX-B2)

【定位】在背腰部,当第1胸椎至第5腰椎棘突下两侧,后正中线旁开0.5寸,一侧17穴。俯伏或伏卧,于第1胸椎至第5腰椎每椎骨棘突下凹陷中旁开0.5寸处取之(图1-3-68)。

【解剖】因各穴位位置不同,所涉及的肌肉、血管、神经也不尽相同。一般的结构为:皮肤→皮下组织→浅层肌(斜方肌,背阔肌,菱形肌,上后锯肌,

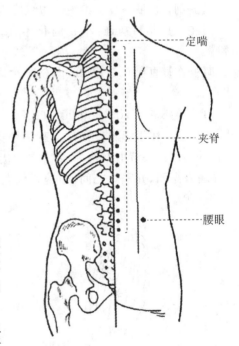

图1-3-68 定喘、夹脊、腰眼

下后锯肌)→深层肌(骶棘肌,横突间肌),皮肤由脊神经后支的内侧支呈节段性分布。脊神经和椎骨数是相对应的。在肌层的深面有从椎骨的侧壁上椎间孔出来的脊神经及其分支和交感神经的交通支。

【主治】①上胸部穴治疗呼吸系统、循环系统、上肢病证:慢性支气管炎,支气管哮喘,肺气肿,肺结核,高血压,肢端感觉异常症,红斑性肢痛症等。②下胸部穴治疗消化系统病证:慢性胃炎,消化不良,小儿慢性营养不良,慢性胆囊炎,肠道激惹综合征等。③腰部穴治疗

腰、泌尿生殖系统及下肢病证:腰痛,腰肌劳损,腰椎间盘突出;月经不调,痛经,带下病,子宫肌瘤,不孕,遗精,滑精,早泄,阳痿,肾下垂、小便失禁;坐骨神经痛,下肢多发性神经炎等。

【操作】直刺0.3~0.5寸,或用梅花针叩刺;可灸。

3. 腰眼 Yāoyǎn(EX-B7)

【定位】在腰部,当第4腰椎棘突下,旁开约3.5寸凹陷中。伏卧,伸足,于第4腰椎棘突下旁开3.5寸凹陷中取穴(图1-3-68)。

【解剖】皮肤→皮下组织→背阔肌→骶棘肌。

【主治】①运动系统病证:腰部软组织损伤,腰椎病等。②泌尿生殖系统病证:尿路感染,肾炎,睾丸炎,肾下垂,月经不调,痛经,阴道炎等。

【操作】直刺0.5~1寸;可灸。

三、常用四肢部经外奇穴

1. 四缝 Sìfèng(EX-UE10)

【定位】在第二至第五指掌侧,近端指关节的中央,一侧4穴(图1-3-69)。

【解剖】皮肤→皮下组织→指深层肌腱。

【主治】儿科病证:小儿消化不良,小儿蛔虫病,百日咳,哮喘。

【操作】直刺0.1~0.2寸,挤出少许黄白色透明样黏液或出血。

2. 腰痛点 Yāotòngdiǎn(EX-UE7)

【定位】在手背侧,当第二、三掌骨及第四、五掌骨之间,当腕横纹与掌指关节中点处,一侧二穴。伏掌,或轻握拳,于第二、三掌骨及第四、五掌骨之间,当腕横纹与掌指关节中点处取穴,一侧二穴,左右共4穴(图1-3-70)。

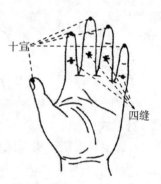

图1-3-69 四缝、十宣

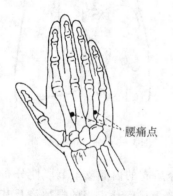

图1-3-70 腰痛点

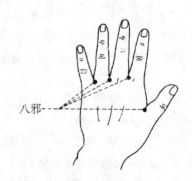

图1-3-71 八邪

【解剖】皮肤→皮下组织→指伸肌腱和桡侧腕短伸肌腱。

【主治】运动系统病证:急性腰扭伤,手背肿痛等。

【操作】直刺0.3~0.5寸;可灸。

3. 八邪 Bāxié (EX-UE9)

【定位】在手背侧,微握拳,第一至五指间,指蹼缘后方赤白肉际处,左右共8穴。于手五指指缝间握拳取之(图1-3-71)。

【解剖】皮肤→皮下组织→骨间肌。

【主治】运动系统病证:手指关节疾病,五指麻木,颈部软组织扭伤,急性腰扭伤。

【操作】向上斜刺0.5~0.8寸,或点刺出血;可灸。

4. 十宣 Shíxuān (EX-UE11)

【定位】在手十指尖端,距指甲游离缘0.1寸(指寸),左右共10穴(图1-3-69)。

【解剖】皮肤→皮下组织。

【主治】①神经系统急危重症:休克,昏迷,晕厥,中暑,小儿惊厥等,指端麻木。②消化系统病证:急性胃肠炎。③呼吸系统病证:急性咽喉炎,急性扁桃体炎等。

【操作】浅刺0.1寸,或点刺出血;可灸。

5. 鹤顶 Hèdǐng (EX-LE2)

【定位】在膝上部,髌底的中点上方凹陷处(图1-3-72)。

【解剖】皮肤→皮下组织→股四头肌腱。

【主治】运动系统病证:下肢瘫痪,膝关节炎等。

【操作】直刺0.5~0.8寸;可灸。

6. 内膝眼 Nèixīyǎn (EX-LE4)

【定位】屈膝,在髌韧带内侧凹陷处中央(图1-3-72)。在外侧的称外膝眼,即犊鼻。

【解剖】皮肤→皮下组织→髌韧带与髌内侧支持带之间→膝关节囊。

【主治】运动系统病证:膝关节炎,膝关节及周围软组织损伤等。

【操作】向膝中斜刺0.5~1寸,或透刺对侧犊鼻;可灸。

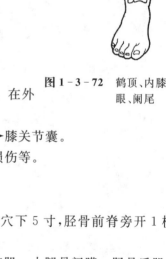

图1-3-72 鹤顶、内膝眼、阑尾

7. 阑尾 Lánwěi (EX-LE7)

【定位】在小腿前侧上部,当犊鼻穴下5寸,胫骨前脊旁开1横指(图1-3-72)。

【解剖】皮肤→皮下组织→胫骨前肌→小腿骨间膜→胫骨后肌。

【主治】①消化系统病证:急性和慢性阑尾炎,胃炎,消化不良。②运动系统病证:下肢瘫痪。

【操作】直刺0.5~1寸;可灸。

8. 胆囊 Dǎnnáng (EX-LE6)

【定位】在小腿外侧上部,当腓骨小头前下方凹陷处直下2寸(图1-3-73)。

【解剖】皮肤→皮下组织→腓骨长肌。

【主治】①消化系统病证:胆囊炎,胆石症,胆绞痛。②运动系统病证:下肢瘫痪。

【操作】直刺1~1.5寸;可灸。

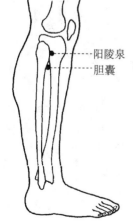

图1-3-73 胆囊

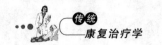

思考题

1. 简述十四经脉的循行路线。
2. 简述十四经脉各自的腧穴。
3. 简述常用的十四经穴及经外奇穴的定位、主治并对其实施针灸操作。

(范秀英)

第四章
小儿推拿常用腧穴

学习目标

1. 掌握20个常用穴位的定位及临床应用。
2. 能熟练地在人体上对常用小儿特定穴进行操作。
3. 了解其他穴位的定位、操作及临床应用。

小儿推拿特定穴位是指除经穴和经外奇穴以外小儿推拿独用具有特定名称、特殊作用的穴位。这些穴位有的呈"点状",有的呈"线"状,还有的呈"面"状。它们分布全身,以两手为多,故有"小儿百脉汇于两掌"之说。本章节介绍的小儿推拿特定穴共44个,其中常用的有:攒竹(天门)、坎宫、耳后高骨、胁肋、脊柱、七节骨、脾经、肝经、心经、肺经、肾经、四横纹、板门、小天心、三关、六腑、天河水、二扇门、百虫、涌泉等20个。

本章主要从穴位位置、操作方法、次数及临床应用等方面对小儿推拿特定穴位进行介绍,其中操作次数以1岁左右小儿为例,临床上应根据小儿年龄大小、体质强弱与病情的轻重进行增减。推拿操作的顺序是先头面,次上肢,再胸腹、腰背,最后下肢,也可根据患儿病情轻重缓急与操作时体位的方便而灵活掌握。

第一节 头面部穴位

1. 天门(攒竹)

【定位】两眉中点起,直上至前发际成一直线。

【操作】用两拇指自下而上交替直推,称开天门或推攒竹(图1-4-1)。直推30~50次。

【应用】推攒竹为发汗解表,止痛之要穴。常用于外感发热、头痛、感冒、精神委靡、惊惕不安等证,多与推坎宫、揉太阳等合用;若惊惕不安、烦躁不宁,多与清肝经、按揉百会等合用。

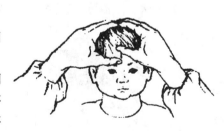

图1-4-1 推攒竹

2. 坎宫

【定位】自眉头起沿眉向眉梢成一横线。

【操作】用两拇指自眉心向眉梢作分推,称推坎宫(图1-4-2)。分推30~50次。

【应用】推坎宫有疏风解表,醒脑明目止头痛的作用。用于外感发热、头痛,与推攒竹、揉太阳等合用;治疗目赤肿痛,与清肝经、掐揉小天心、清天河水合用。

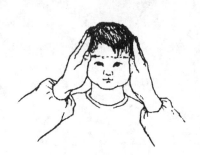

图1-4-2 推坎宫

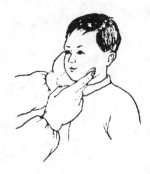

图1-4-3 揉牙关

3. 牙关

【定位】耳下1寸,下颌骨凹陷中。

【操作】用拇指或中指按、揉牙关穴,或用指端掐揉牙关穴,称按牙关或揉牙关(图1-4-3)。按揉10~20次,掐揉5~10次。

【应用】按揉牙关有松解痉挛,滑利关节的作用。按牙关主要治疗牙关紧闭,颌关节炎,关节韧带损伤,牙痛等病证;揉牙关多用于口眼㖞斜。

4. 囟门

【定位】前发际正中直上2寸,百会前骨之凹陷中。

【操作】用拇指指腹轻揉之,称揉囟门;或用拇指指腹自前发际向该穴处反复推之(囟门未合时,仅推至边缘),称推囟门。推揉50~100次。

【应用】推、揉囟门有镇惊安神,通窍的作用。多用于头痛,与掐精宁、威灵合用。治疗鼻塞不通,多与揉迎香合用。正常前囟门在生后12~18个月之间闭合,临床操作时手法需注意,不能用力按压。

5. 耳后高骨

【定位】耳后入发际高骨下凹陷中。

【操作】用拇指或中指按于穴位上揉之称揉耳后高骨(图1-4-4)。按揉30~50次。

【应用】揉耳后高骨有疏风解表,安神除烦的作用。此穴与开天门、推坎宫、运太阳合用称为"四大手法",专治感冒、头痛、目赤痛。

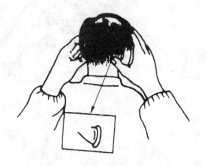

图1-4-4 揉耳后高骨

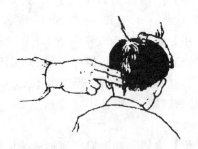

图1-4-5 推天柱骨

6. 天柱骨

【定位】颈后发际正中至大椎穴成一直线。

【操作】用拇指或食、中二指自上向下直推,称推天柱骨。或用汤匙边蘸水边自上向下刮,刮至皮下轻度瘀血即可(图1-4-5)。推100～500次。

【应用】推或刮天柱骨有降逆止呕,祛风散寒的作用。治疗呕恶,多与横纹推向板门、揉中脘等合用;治疗外感发热,颈项强痛,多与拿风池、掐揉二扇门等合用;用刮法多以酒盅边沾姜汁或凉水从上向下刮。

第二节 躯干部穴位

1. 胁肋

【定位】从腋下两胁至天枢穴处。

【操作】用双手掌从两胁腋下搓摩至天枢穴处,称搓摩胁肋,又称按弦走搓摩(图1-4-6)。搓摩50～100次。

【应用】搓摩胁肋有顺气化痰,除胸闷,散积聚的作用。临床多用于治疗小儿食积、痰壅、气逆引起的腹胀,胸闷等。若肝脾肿大需久搓摩;若中气下陷,肾不纳气者慎用此穴。

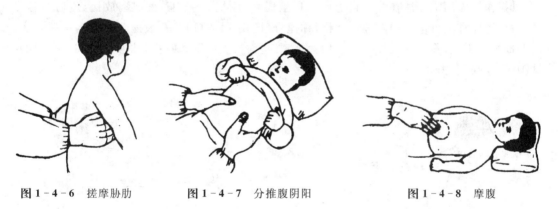

图1-4-6 搓摩胁肋　　　图1-4-7 分推腹阴阳　　　图1-4-8 摩腹

2. 腹

【定位】腹部。

【操作】沿肋弓角边缘或自中脘至脐,向两旁分推,称分推腹阴阳(图1-4-7)。掌或四指摩称摩腹(图1-4-8)。分推100～200次,摩5分钟。

【应用】摩腹、分推腹阴阳有健脾和胃,消食导滞,理气和胃的作用,为治疗消化系统疾病之要穴。摩腹、分推腹阴阳常与揉脐,捏脊,按揉足三里等穴合用,治疗小儿疳积,厌食。本穴又是小儿保健推拿穴位。摩腹时一般腹泻宜逆时针方向,便秘宜顺时针方向。

3. 脐

【定位】肚脐

【操作】用中指端或掌根揉称揉脐。指摩或掌摩称摩脐;用拇指和食、中两指抓住肚脐抖揉,亦称揉脐(图1-4-9)。揉100～300次,摩5分钟。

【主治】腹胀,腹痛,食积,便秘,肠鸣,吐泻。

【应用】揉脐摩脐有温阳散寒,补益气血,健脾和胃,消食导滞的作用,为平补平泻之穴。多用于先天不足、后天失调,或寒湿凝聚、乳食停滞等证。临床上揉脐、摩腹、推上七节骨、揉龟尾等配合应用,简称"龟尾七节、摩腹揉脐",治疗腹泻效果较好。

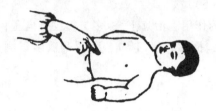 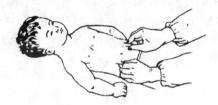

图 1-4-9 揉脐　　　　　　　　　图 1-4-10 拿肚角

4. 肚角

【定位】脐下 2 寸(石门)旁开 2 寸大筋。

【操作】用拇、食、中三指作拿法称拿肚角(图 1-4-10),或用中指端按称按肚角。3～5 次。

【应用】拿、按肚角是止腹痛的要穴,对各种原因引起的腹痛均可应用,特别是对寒湿腹痛、伤食腹痛效果更佳。本法刺激性强,拿时快速,亦可在诸手法行毕时再拿此穴。

5. 脊柱

【定位】大椎直下至长强成一直线。

【操作】先用掌揉法在背部自上向下揉至骶部,反复 2～3 遍,使肌肉放松,疏通经脉之经气;再用捏脊法自龟尾向上捏至大椎,称捏脊(图 1-4-11)。一般捏 3～5 遍,每捏 3 次,向上提皮肉 1 次,称为捏三提一法。用食、中二指面自上而下作直推,称推脊(图 1-4-12)。推 100～300 次,捏 3～5 次。

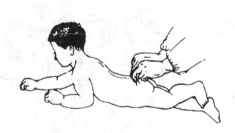 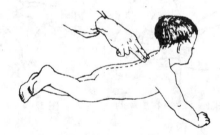

图 1-4-11 捏脊　　　　　　　　　图 1-4-12 推脊

【应用】脊柱穴属督脉,行走方向由下而上,贯脊属脑络肾,督脉率阳气,统摄真元。推捏脊有调和阴阳,补益气血,培补元气,强健脾胃,清热退烧的作用。顺经捏脊有和脏腑,通经络,强身健体的功用。若用逆经推脊穴,是小儿保健常用要穴之一,能清热止惊,多与清天河水、退六腑、推涌泉合用,捏脊与补脾经、补肾经、推三关、摩腹、按揉足三里等合用,可治疗先天或后天不足的一些慢性疾病。本法单用称捏脊疗法,不仅常用于小儿疳积,腹泻等病证;还可用于成人失眠,肠胃病,月经不调等病证。

6. 七节骨

【定位】第 4 腰椎至尾骨端(长强)成一直线。

【操作】用拇指桡侧面或食、中二指指面,自下向上或自上向下直推,分别称推上七节骨和推下七节骨(图 1-4-13)。推 100～300 次。

【应用】推七节骨有温阳止泻的作用。多用于虚寒腹泻、久痢等证,临床上多与揉百会、揉丹田等合用治疗气虚下陷的脱肛,遗尿等;推下七节骨可泻热通便,多用于肠热便秘,或痢疾等虚热证。

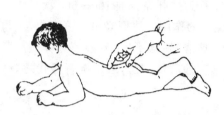
图1-4-13 推上七节骨和推下七节骨

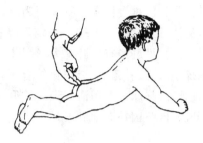
图1-4-14 揉龟尾

7. 龟尾

【定位】尾椎骨端。

【操作】用拇指端或中指端揉,称为揉龟尾(图1-4-14)。揉100～300次。

【应用】揉龟尾有止泻、通便的作用。本穴为督脉之长强穴,揉之有通调督脉之经气,调理大肠之功能。穴性平和,多与揉脐、推七节骨合用,治疗腹泻、便秘等证。

第三节 四肢部穴位

1. 脾经

【定位】脾经亦称脾土,位于拇指末节罗纹面处。

【操作】旋推为补,或将患儿拇指微屈,沿拇指桡侧从指尖推向掌根为补,称补脾经(图1-4-15);拇指伸直,从指尖向指根方向推拇指末节罗纹面为清,称清脾经(图1-4-16);自指尖到指根方向来回推拇指末节罗纹面为平补平泻,称清补脾经。补脾经、清脾经和清补脾经统称为推脾经。推100～500次。

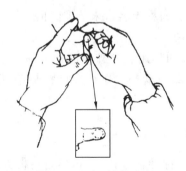
图1-4-15 旋推脾经

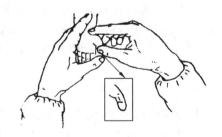
图1-4-16 清脾经

【应用】推脾经有健脾和胃,补益气血,清利湿热,消积导滞的作用。补脾经能健脾胃补气血,用于脾胃虚弱、气血不足引起的食欲不振、营养不良等证;清脾经能清热利湿、化痰止呕,用于湿热熏蒸、皮肤发黄、恶心呕吐、腹泻下痢等证。小儿脾胃薄弱一般用补脾经;体壮邪实者,用清脾经。

2. 肝经

【定位】肝经亦称肝木,位于食指末端罗纹面处。

【操作】旋推食指末端罗纹面为补,称补肝经;从食指尖向指根方向推食指末端罗纹面为清,称清肝经(图1-4-17)。清肝经和补肝经统称为推肝经。推100～500次。

【应用】推肝经有平肝泻火,解郁除烦,和气生血的作用。清肝经可平肝泻火,多与清心经、掐揉小天心、补肾经、退六腑等合用,治疗惊风、抽搐、烦躁不安、五心烦热等证。肝经宜清不宜补,故临床上多用清肝经。若肝虚应补时则在补后加清法,或以补肾经代之,称为滋阴养肝法,以防因补而动肝火。

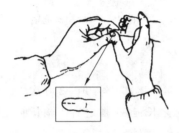

图1-4-17 清肝经

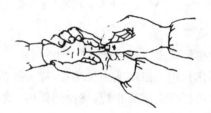

图1-4-18 清心经

3. 心经

【定位】心经亦称心火,位于中指末节罗纹面处。

【操作】旋推为补,称补心经;自中指尖向指根方向推中指末节罗纹面为清,称清心经(图1-4-18)。补心经和清心经统称为推心经。推100～500次。

【应用】推心经有清心火,补气血,养心安神的作用。清心经能清热退心火,多用于心火亢盛而引起的高热神昏、小便短赤、面赤口疮等证。本穴宜清不宜补,故补心经不宜久用,需补时可在补后加清法,以防动心火。若气血虚弱、心烦不眠或睡时露睛,需用补法时,可在补后加清,或以补脾经代之。

4. 肺经

【定位】肺经亦称肺金,位于无名指末节罗纹面处。

【操作】旋推为补,称补肺经;自无名指尖向指根方向推无名指末节罗纹面为清,称清肺经(图1-4-19)。补肺经和清肺经统称为推肺经。推100～500次。

【应用】推肺经有清肺泄热,补益肺气,止咳化痰的作用。补肺经能补益肺气,可治疗肺气虚损、咳嗽、气喘、虚汗、畏寒等证;清肺经能宣肺清热,用于治疗肺热咳喘、痰鸣等证。

5. 肾经

【定位】肾经亦称肾水,位于小指末节罗纹面处。

【操作】从小指根向指尖方向推小指末节罗纹面,称补肾经;从小指尖向指根方向推小指末节罗纹面为清,称清肾经(图1-4-20)。补肾经和清肾经统称为推肾经。推100～500次。

【应用】推肾经有温补下元,滋肾壮阳,清热利尿的作用。补肾经能补肾益脑、强筋健骨,可治肾虚久泄、先天不足等,与补脾经、推三关合用;清肾经可清利下焦湿热,治疗膀胱蕴

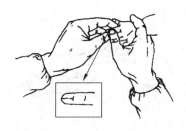
图 1-4-19 清肺经

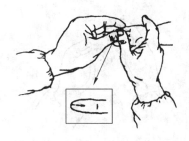
图 1-4-20 清肾经

热、小便赤涩、腹泻等证,多与清小肠、掐揉小天心等合用。临床上肾经一般多用补法,需清时多用清小肠代之。

6. 大肠

【定位】食指桡侧缘,自食指尖至虎口成一直线。

【操作】从食指尖沿食指桡侧缘推至虎口为补,称补大肠(图1-4-21);从虎口沿食指桡侧缘推至食指尖为清,称清大肠。补大肠和清大肠统称推大肠。推100~300次。

【应用】推大肠有固肠止泻,清利大肠湿热的作用。补大肠能涩肠、固脱、温中止泻,用于治疗虚寒腹泻、脱肛等证;清大肠能除湿热导积滞,治疗身热、腹痛、便秘等证。

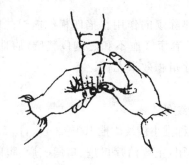
图 1-4-21 补大肠

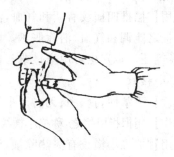
图 1-4-22 补小肠

7. 小肠

【定位】小指尺侧边缘,自指尖到指根。

【操作】从小指尖沿小指尺侧缘推至指根为补,称补小肠(图1-4-22);从小指根沿小指尺侧缘推至指尖为清,称清小肠。补小肠和清小肠统称为推小肠。推100~300次。

【应用】清小肠能清利下焦湿热,泌清别浊,治疗小便不利、尿闭、水泻等证,多与清天河水、清补脾经、清大肠等合用;若心经有热,移热于小肠,多配清心经、清天河水,加强清热利尿作用;若下焦虚寒、多尿、遗尿,则宜用补小肠。

8. 肾顶

【定位】小指顶端处。

【操作】用拇指端或中指端按揉,称揉肾顶(图1-4-23)。按揉100~500次。

【应用】按揉肾顶有固表止汗,收敛元气的作用。对自汗、盗汗或大汗淋漓不止等证均有一定的疗效;阴虚盗汗加揉二马;治疗解颅、佝偻病,多与补脾经、补肾经、捏脊、揉足三里等合用。

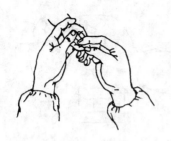
图1-4-23 揉肾顶

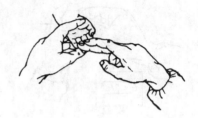
图1-4-24 揉肾纹

9. 肾纹

【定位】手掌面,小指第二指间关节横纹处。

【操作】用食、中指或拇指端按揉,称揉肾纹(图1-4-24)。按揉100~500次。

【应用】揉肾纹有祛风明目,清热散结的作用。治疗目赤肿痛、热毒内陷、瘀结不散而致的高热,手足逆冷等证。多与揉小天心、退六腑、分阴阳合用。

10. 四横纹

【定位】手掌面,食、中、无名及小指的第一指间关节横纹处。

【操作】用拇指甲依次掐揉称掐四横纹;四指并拢从食指横纹处推向小指横纹处,称推四横纹。推100~300次,掐3~5次。

【应用】掐推四横纹有调和气血,消肿散结,退热除烦的作用。掐四横纹能退热除烦,消散结滞;推之能调和气血,消除胀满。临床上多用于治疗气血不和之胸闷气喘、腹胀、疳积、消化不良等证。本穴也可用毫针或三棱针点刺,治疗疳积效果尤佳。

11. 小横纹

【定位】手掌面,食、中、无名及小指掌指关节横纹处。

【操作】用拇指甲掐之,称掐小横纹;以拇指侧推,称推小横纹。推100~300次,掐3~5次。

【应用】掐推小横纹有清热除烦,消肿散结的作用,主要治疗口疮、口唇破烂、腹胀等证。

12. 掌小横纹

【定位】手掌面,小指根下尺侧掌纹头处。

【操作】用拇指或中指端按揉,称揉掌小横纹(图1-4-25)。按揉100~500次。

【应用】揉掌小横纹有清热化痰,开胸散结的作用。本穴是治疗口舌生疮、百日咳、肺炎的要穴,常与按揉肺俞、膻中合用。临床对婴儿流口水者用之有效。

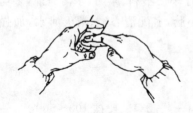
图1-4-25 揉掌小横纹

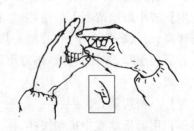
图1-4-26 清胃经

13. 胃经

【定位】拇指第一节掌面桡侧。

【操作】旋推为补,称补胃经;从指尖向指根方向直推为清,称清胃经(图1-4-26)。清胃经和补胃经统称推胃经。推100~500次。

【应用】推胃经有降逆止呕,健脾和胃,消食化积,清中焦湿热的作用。清胃经能清脾胃湿热、和胃降逆泻火、除烦止渴,可单用本穴,亦可与其他穴合用。补胃经能健脾胃助运化,治疗脾胃虚弱、消化不良、纳呆腹胀等证,多与补脾经、揉中脘、摩腹、按揉足三里合用。

14. 板门

【定位】手掌大鱼际平面。

【操作】用拇、食指端或指腹面揉之,称揉板门或运板门(图1-4-27);用推法从指根向腕横纹方向直推,称板门推向横纹(图1-4-28),反之称横纹推向板门。推100~300次。

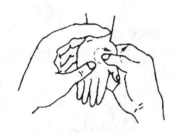
图1-4-27 揉板门

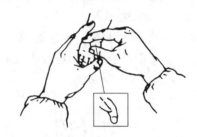
图1-4-28 板门推向横纹

【应用】运板门有健脾和胃,消食化滞。用于腹胀、嗳气、食欲不振、呕吐、腹泻等证。板门推向横纹,功专止泻,用于脾阳不振、乳食停滞而致的泄泻;横纹推向板门,功专止吐,用于胃气受伤,失于和降,推之能和胃降逆而止呕吐。

15. 内劳宫

【定位】手掌心中,当屈指时中指与无名指之间中点处。

【操作】用中指端揉之称揉内劳宫;自小指根掐运起,经掌小横纹、小天心至内劳宫称运内劳宫。揉100~300次,运10~30次。

【应用】揉运内劳宫有息风凉血的作用,为清热除烦之要穴。用于治疗心经有热而致的口舌生疮、发热、烦渴等证,多与清天河水、清心经、揉小天心合用。运掌小横纹、揉小天心、运内劳宫的复合手法,对心肾两经虚热效果更佳。

16. 小天心

【定位】手掌面大、小鱼际交接处凹陷中。

【操作】用拇指甲掐,称掐小天心;用食指或中指端揉之,称揉小天心(图1-4-29);用中指尖或屈曲的指间关节捣,称捣小天心。揉100~300次,掐、捣5~20次。

【应用】掐揉捣小天心有清热,镇惊,利尿,明目的作用。为清心安神之要穴。主要用于心经有热而致的目赤肿痛、口舌生疮、惊惕不安、小便短赤等证,多与清天河水、揉二马、清小肠合用。

17. 总筋

【定位】掌面腕横纹中点。

【操作】用拇指或中指按揉之称揉总筋;用拇指甲掐之,称掐总筋(图1-4-30)。揉100~300次,掐3~5次。

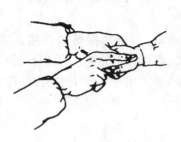 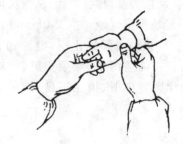

图1-4-29 揉小天心　　　　图1-4-30 掐总筋

【应用】揉总筋能清心经之热,散结止痉,通调周身气机。临床上多与清天河水、清心经合用,治疗口舌生疮、潮热、夜啼等实热证;惊风抽搐多用掐法。操作时手法宜快,并稍用力。

18. 运土入水、运水入土

【定位】手掌面,拇指根至小指根,沿手掌边缘成一条弧形曲线。

【操作】从拇指根沿手掌边缘经小天心推运至小指根,称运土入水;反之称运水入土(图1-4-31)。推运100~300次。

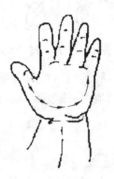 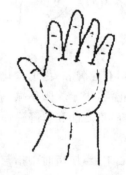

图1-4-31 运土入水　　运水入土

【应用】本穴有清脾胃湿热,增强脾胃功能,利尿,止泻痢的作用。运土入水能清脾胃湿热、利尿止泻;运水入土能健脾补虚、止泻痢。两者均能治泻痢,但运水入土是健脾补虚,而运土入水则主要是清湿热、利尿,前者用于久病虚证,后者用于新病实证。

19. 大横纹

【定位】掌面腕横纹,桡侧端称阳池,尺侧端称阴池。

【操作】用双手拇指自掌后横纹中点向两侧分推,称分推大横纹,又称分阴阳(图1-4-32);自两旁向总筋处合推,称合阴阳。推30~50次。

【应用】分阴阳有平衡阴阳,调和气血,行滞消食的作用。主要用于寒热往来、烦躁不安、乳食停滞、腹胀、腹泻、呕吐等证;合阴阳有化痰散结的作用,主要用于痰结喘咳、胸闷等证。

20. 老龙

【定位】中指指甲根中点后1分处。

【操作】用拇指甲掐之,继而揉之,称掐老龙(图1-4-33)。掐3~5次或醒后即止。

【应用】掐老龙有开窍醒神的作用主要用于急救。若急惊风昏厥或高热抽搐,掐之知痛有声音者可治,不知痛而无声音者难治。

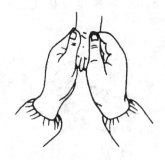
图 1-4-32 分推大横纹

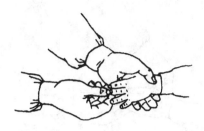
图 1-4-33 掐老龙

21. 端正

【定位】中指甲根两侧赤白肉际处,桡侧称左端正,尺侧称右端正。

【操作】用拇指甲掐或用拇指罗纹而揉之,称掐端正、揉端正。揉 30~50 次,掐 3~5 次。

【应用】掐揉端正有降逆,止呕吐,止泻痢,止血的作用。揉右端正能降逆止呕,用于治疗胃气上逆引起的恶心、呕吐等证;揉左端正,功在升提中气、止泻痢;掐端正用于治疗小儿惊风,目斜视多与掐老龙、清肝经等法合用。另若有左斜视,重掐右端正;有右斜视,重掐左端正。同时本穴对鼻出血有奇效,方法为用细绳自中指第 2 节指纹起扎至指端(不可太紧),扎好后患儿静卧即可。

22. 五指节

【定位】掌背五指第 1 指间关节。

【操作】用拇指指甲依次掐之,继而揉之,称掐揉五指节,用拇指端揉搓之,称揉五指节。掐 3~5 次,揉 30~50 次。

【应用】掐揉五指节有安神镇惊,祛风痰,开关窍的作用。惊惕不安、惊风等证,常与推肝经、推心经、掐揉小天心合用;胸闷、痰喘、咳嗽等证,多与运八卦、推揉膻中合用。

23. 二扇门

【定位】手背中指根末节两侧凹陷处。

【操作】用拇指甲掐,称掐二扇门;拇指偏峰按揉,称揉二扇门(图 1-4-34)。掐 3~5 次,揉 100~500 次。

【应用】掐揉二扇门有发汗解表,退热平喘的作用。为发汗有效方法。揉时要稍用力,速度宜快,多用于治疗风寒外感,与揉肾顶、补脾经、补肾经合用,治疗平素体虚外感者。

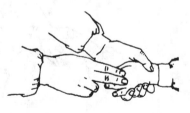
图 1-4-34 揉二扇门

24. 上马

【定位】手背,无名指及小指掌指关节后陷中。

【操作】用拇指或中指指甲掐揉之,称揉上马或掐上马。揉 100~500 次,掐 3~5 次。

【应用】揉掐上马有滋阴补肾,顺气散结,利水通淋的作用。为补肾滋阴的要穴。用于阴虚阳亢、潮热烦躁、久病体虚、消化不良、小便赤涩、牙痛、脱肛、遗尿等证。

25. 威灵

【定位】手背,第二、三掌骨间。

【操作】用拇指甲掐之,称掐威灵(图 1-4-35)。掐 3~5 次或醒后即止。

【应用】掐威灵有醒神,开窍,镇惊的作用。主要用于惊风以及昏迷,为急救常用之穴。

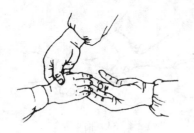

图 1-4-35 掐威灵

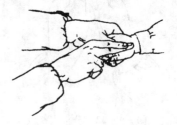

图 1-4-36 揉一窝风

26. 一窝风

【定位】手背腕横纹正中凹陷处。

【操作】用拇指或中指端揉之,称揉一窝风(图 1-4-36)。揉 100～300 次。

【临床应用】揉一窝风有通经络,温中行气,止痹痛,利关节的作用。对因受风寒、食积所致腹痛,其效果更佳,能通经络而散寒,治疗风湿性关节炎有一定疗效。

27. 三关

【定位】前臂桡侧,腕横纹至肘横纹成一直线。

【操作】食、中两指并拢,用指腹面从腕横纹起推至肘横纹,或用拇指桡侧推之,称推三关,亦称推上三关(图 1-4-37)。屈患者拇指,从拇指外侧端推向肘,称大推三关。推 100～300 次。

【应用】推三关有温阳散寒,益气活血,培补元气的作用。三关性温热,主治一切虚寒性病证。用于治疗气血虚弱、命门火衰、身体虚弱、四肢厥冷、面色无华、食欲不振、疳积、吐泻等证,多与补脾经、揉丹田、捏脊、摩腹等合用。

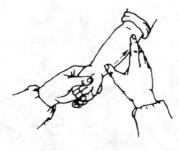

图 1-4-37 推三关

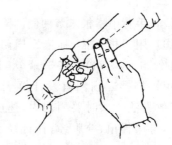

图 1-4-38 清天河水

28. 天河水

【定位】前臂掌侧正中,自腕横纹至肘横纹(总筋穴至洪池穴)成一直线。

【操作】用食、中两指指腹面自腕横纹推至肘横纹,称清(推)天河水(图 1-4-38)。用食、中两指沾水自总筋处,一起一落弹打,如弹琴状,直至洪池,同时一面用口吹气随之称打马过天河。推 100～300 次。

【应用】清天河水有清热解表,泻心火,除烦躁,化燥痰的作用。天河水性微凉,清热解毒、泻火除烦、清热而不伤阴分。用于感冒发热、头痛、恶风、微汗、咽痛等证;打马过天河清热之力大于清天河水,多用于实热、高热证。

29. 六腑

【定位】前臂前面尺侧,从肘横纹至腕横纹成一直线。

【操作】用拇、食、中指指腹罗纹面自肘推向腕,称推六腑、推下六腑或推六腑(图1-4-39)。推100～300次。

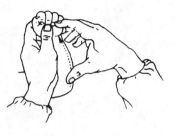

图1-4-39 推六腑

【应用】推六腑有解毒,清热,凉血的作用。六腑性寒凉,对脏腑郁热、积滞、壮热、苔黄、口渴、咽干而痛、痄腮、热痢等一切实热证均可用之。

推六腑与推三关为大凉大热要穴,可单用亦可合用。培补元气、温煦阳气可用推三关;高热烦渴可用推六腑。两穴合用一凉一热,能平衡阴阳,但须防止大凉大热,伤其正气,可用"推三抑一法",如寒热夹杂,以热为主,则以推六腑三数,推三关一数之比推之;或以寒为主,则以推三关三数,推六腑一数之比推之。如两穴推数相等,则有调和之意。

30. 百虫

【定位】膝上内侧肌肉丰厚处,即血海上2寸。

【操作】用拇指和食、中二指指腹或按或拿,称按百虫或拿百虫(图1-4-40)。拿3～5次。

【应用】按拿百虫有通经络,止抽搐的作用。百虫穴与按揉足三里、拿委中、揉膝眼合用,用于下肢瘫痪、痹痛;若用于惊风、抽搐,手法刺激宜重。

31. 涌泉

【定位】屈足趾,掌心前正中凹陷中。

【操作】用拇指面自足跟向足趾部推,称推涌泉,或用拇指端面揉之,称揉涌泉(图1-4-41)。推50～100次。

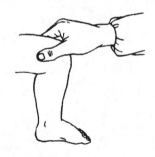

图1-4-40 拿百虫

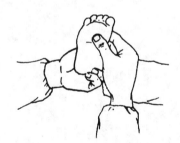

图1-4-41 揉涌泉

【应用】推涌泉有引火归元,退虚热,止吐泻的作用。用于治疗五心烦躁、夜寐不安以及发热等证,多与揉二马、运内劳宫合用。揉涌泉能够治吐泻,左揉止吐,右揉止泻。

思考题

1. 简述小儿推拿扳门、六腑穴的位置。
2. 既能止泻又能通便的穴位是什么?

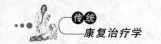

3. 小儿推拿中可醒神开窍的穴位是什么?
4. 揉四横纹、推小横纹、揉摩小横纹、掐揉总筋的共同作用是什么?
5. 简述脾经、肝经、心经、肺经、肾经、大肠、小肠、胃经等穴的定位和操作。

(王燕萍)

中篇 推拿学

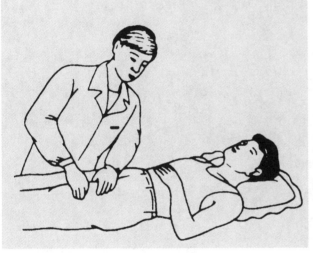

第一章　推拿的作用原理

第二章　推拿的诊断方法、治疗原则与治法

第三章　推拿常用手法

第四章　常见病证推拿治疗

第五章　推拿保健

第一章 推拿的作用原理

学习目标

1. 掌握推拿对伤筋的作用原理；推拿补泻的作用。
2. 熟悉推拿治疗的基本作用原理；推拿对调节机体功能和代谢的作用原理。
3. 了解推拿机制的现代研究。

第一节 推拿基本作用及原理

推拿作用是通过多种作用原理实现的，首先是推拿手法所产生的外力、内能和生物信息调整作用；其次是活血祛瘀，使气血得以畅通；理筋整复，使筋络顺接、关节滑利，即顺则通，"通则不痛"；其三是推拿对调节机体功能和代谢的作用，调整内脏系统功能和促进机体产物代谢。另外，推拿对调整心理状态，促进身心健康，恢复生理功能和心理状态均有重要意义。

一、推拿治疗的基本作用原理

（一）纠正异常的解剖位置

通过推拿手法的外力作用，纠正解剖位置异常所出现的关节错位、肌腱滑脱、椎间盘突出，如骶髂关节错位、脊椎小关节功能紊乱、腰椎间盘突出等，使之得以整复。

（二）调整生物信息

人体的各个脏器都有其特定的固有频率及生物电（即生物信息）。当脏器发生病变时这些生物信息随之改变，而脏器生物信息的改变可影响整个系统或全身的功能平衡。通过推拿治疗，使各种手法刺激产生一定的生物信息传递到组织和脏器，起到对病变部位的调整作用。如在合谷穴施以按揉手法，可使生物信息传入胃肠，从而调整胃肠道功能。

（三）改善和恢复系统功能

系统功能失调和系统病变互为因果，通过对失调的系统功能进行调整，使其恢复正常。如漏肩风的肩关节功能障碍，通过推拿手法松解局部关节粘连，改善血液循环，使肩关节功能活动得到恢复。

二、推拿对伤筋的作用原理

伤筋是由于人体各关节、筋络、肌肉受到强力扭转，机械撞击，牵拉压迫或不慎跌扑闪挫,或持久积劳及体弱血虚不能荣养等因素所引起的软组织损伤、关节嵌顿和错位等,在临床上均以疼痛为主要表现。经推拿手法治疗可疏通经络,使得气血流畅,达到调节脏腑,恢复机体功能等目的。

（一）活血祛瘀,舒筋通络

1. 活血祛瘀　推拿手法的刺激作用可使肌肉收缩和舒张,使组织间压力得到调节,局部血管扩张而增加损伤组织的血液循环,有利于损伤组织的修复。实验证明,推拿不仅能扩张血管,增加血流量,还能促进局部毛细血管的增生,使病变组织血管网重建,同时也能促进血管壁弹性的恢复,提高管道的通畅性能,使血液循环明显改善,起到"活血化瘀"、"活血生血"、"祛瘀生新"的作用。

推拿手法有以下作用:①"活血化瘀"。即改善血液和循环系统功能,所以在临床上对心血管系统疾病,如高血压病、冠心病、脑供血不足等,起到一定治疗作用,或作为一种辅助治疗手段而广受欢迎。在"活血生血"方面,推拿可以调节脾胃的生理功能,中医认为"脾为后天之本,乃气血化生之源",通过推拿既可以活血又能生血。如染化工厂的一线工人因与有害化学物品接触,常出现疲乏和血细胞下降,经足三里轻柔手法的按揉,配合捏脊等推拿治疗后疲乏现象明显好转,血常规普遍回升。②"祛瘀生新"。即外伤等机械损伤,导致损伤局部血管破裂,离经之血淤阻,局部组织肿胀等,先经冷敷处理,待24～48 h后,以适当的手法进行治疗能促进瘀血消退,肿胀吸收和毛细血管的再生与修复,加速损伤的愈合。

2. 舒筋通络　软组织损伤后,肌肉附着点、筋膜、韧带和关节囊等受损组织发出疼痛信号,通过神经的传导作用,使机体形成自我保护性反应,有关组织处于警觉状态,如肌肉的紧张收缩,直至痉挛就是这一警觉状态的反映。目的是减少肢体活动,避免对损伤部位的牵拉刺激,从而减轻疼痛和避免进一步的损伤。但由于损伤所致筋脉挛拘、屈伸不利,加之因疼痛而肌肉收缩或痉挛,使脉络受压血脉不畅,形成"不通则痛"的病理过程,局部血液循环变缓、淋巴液淤滞,组织液渗出,其结果是局部水肿、组织粘连和关节功能障碍。

推拿手法可舒筋通络,通过四个方面机制发挥作用:一是局部血管扩张、血运加快,使局部组织温度升高;二是通过手法使肌肉、韧带过伸,解除肌肉紧张和痉挛,消除疼痛;三是关节充分伸展而松解粘连,恢复关节功能活动;四是手法的刺激,提高了局部组织的痛阈。治疗中最重要的是抓住推拿治疗的关键部位,那就是原发性压痛点,最敏感的压痛点往往在筋膜、肌肉起止点、两肌交界或交叉的部位,因为此处神经末梢分布丰富,且受应力大容易发生损伤。

（二）理筋正骨,整复错位

纠正异常解剖位置,凡关节错位、肌腱滑脱等有关组织解剖位置异常而致的病证,均可运用推拿手法进行整复。

1. 软组织伤筋整复　触摸疼痛部位可摸及条索样隆起,同时有关节活动严重障碍为肌腱滑脱,施用弹拨或推扳手法使其回纳;如有肌肉、肌腱、韧带破裂者,理顺伸展断裂的组织,再行固定;如为完全断裂需行手术缝合。

2. 腰椎病变整复　后关节滑膜嵌顿,关节错位者,棘突向一侧偏歪,关节囊及邻近的韧带因受牵拉而损伤,导致腰痛难忍,用斜扳法或旋转法纠正,手法复位可起到立竿见影的效果。对于腰椎间盘突出表现出的腰痛,下肢窜痛,腰部功能活动障碍,应用适当手法促使突出的髓核回纳,解除髓核与神经根的压迫关系可使腰腿痛症状消除或减轻。

3. 整复关节半脱位　骶髂关节半脱位,因为关节滑膜的嵌顿挤压及局部软组织的牵拉而剧烈疼痛,通过斜扳法和屈伸髋膝等被动活动,将嵌顿和错位整复,疼痛随之减轻或消失。若为小儿桡骨小头半脱位,患肢肘部呈半屈曲状态,旋后功能明显受限处于强迫体位,且桡骨头前外侧有明显拒按,局部软组织的紧张牵拉而疼痛剧烈,运用牵引、过伸、旋转等即可使半脱位整复。

总之,理筋正骨,整复错位目的在于舒通经络、松解肌肉、理顺关节、回纳错位。推拿中要把握手法技巧,避免盲目蛮力加重断裂、错位等病变。

三、推拿调节机体功能和代谢的作用原理

(一)调节内脏功能

1. 调节消化系统功能　推拿足三里穴对消化系统具有兴奋和抑制的双向调节作用,在胃蠕动增强时,推拿足三里穴往往使胃蠕动减弱,而当胃蠕动减弱时,推拿后则增强。这说明推拿手法作用于体表局部,通经络、行气血、濡筋骨,并通过经络、气血影响到内脏,调整脏腑功能,使脏腑阴阳得到平衡。

2. 调节神经系统功能　推拿可降低周围感觉神经末梢的兴奋性,常用于止痛,如神经炎、神经痛等。较轻手法可以提高运动神经兴奋性,使肌肉收缩;较重手法则抑制运动神经兴奋性,治疗肌肉痉挛。

3. 调节心血管系统功能　推拿可松解肌肉紧张使血管压力下降,同时解除血管壁平滑肌的痉挛,使血管扩张循环血量增加,有利于心血管系统功能的发挥。

另外,背俞穴的推拿治疗,通过神经反射,影响脊髓和大脑的调节功能,从而使相应脏器的功能发生变化。如肺俞对呼吸系统,八髎对泌尿生殖系统,脾俞、胃俞对消化系统等的作用。

(二)调节皮肤功能

皮肤是人体最大的防御机制,具有抗御外邪、调节机体温度和保护皮下组织的功能。皮肤是直接接受推拿治疗的人体体表组织,手法的应用能扩张皮下毛细血管,增加皮肤组织的血流量,增强皮肤功能;推拿手法能加强皮脂腺及汗腺的分泌,清除衰亡的上皮细胞,改善皮肤代谢,软化瘢痕,增强机体的防卫功能;同时增强皮肤的光泽和弹性,延缓皮肤的衰老。

(三)调节机体代谢

在高强度的运动后,机体代谢增强、肌肉组织大量耗氧,使代谢产物乳酸堆积,产生肌肉痉挛疼痛和疲劳。此时进行推拿治疗,可促进乳酸消散排出,缓解疼痛,消除疲劳。这也是运动员在赛前进行保健推拿迅速进入竞技状态的原因。

此外,推拿对调整心理状态也有一定作用,轻柔的推拿手法能使情绪放松、稳定,减轻或消除心理上对疾病的不良反应,从而改善心理状态。随着推拿治疗效果的积累,患者能逐步增强信心,主动配合治疗。因此推拿不仅对器质性病变是一种有效治疗方法,而且也是心理治疗的一种手段。

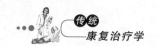

第二节 推拿补泻作用

《内经》曰:"虚则补之,实则泻之",是中医治疗的基本法则之一。补,即补人体正气之不足;泻,即泻邪气之有余。推拿的补泻,是在中医基础理论指导下,术者运用推拿手法,起到促进机体功能或抑制功能亢进的作用。推拿治疗中补泻作用是通过手法刺激的轻重、部位、频率和方向体现出来的,如推拿颈项部(桥弓穴)有平肝潜阳的作用,为"泻";轻按足三里有生血作用,为"补"等。

一、手法刺激轻重与"补泻"作用

一般来说,轻刺激为"补",重刺激为"泻"。因为弱刺激兴奋生理功能,强刺激抑制生理功能。如胃肠平滑肌痉挛所致疼痛,在背部的脾俞、胃俞施以较强刺激的点、按手法,痉挛即刻缓解,疼痛减轻或消失;脾胃虚弱,则在脾俞、胃俞施以较长时间轻柔的一指禅推法、揉法等节律性刺激,可健脾益气,改善脾胃功能。

二、手法刺激部位与"补泻"作用

就推拿部位而言,对背部脾俞、胃俞穴以轻柔的手法推拿1~2分钟后,多数患者胃蠕动增强;足三里穴推拿后则大多胃蠕动减弱。

三、手法频率与"补泻"作用

手法频率高为泻,手法频率低为补。即所谓"缓摩为补,急摩为泻"。在治疗的总能量不变的情况下,如手法频率高、作用面积小,则能量扩散少,深透力强,往往可起到"清、消、托"的作用,谓之"泻",反之则为"补"法。如频率高的"一指禅推",常用在治疗痈肿疮疖上,有活血消肿、托脓排毒的作用。

四、手法方向与"补泻"作用

手法方向与补泻的关系,在临床应用中多以历代文献中记载为参照,"推上为补,推下为泻"、"逆时针为补,顺时针为泻"、"左转为补,直推为泻",以及"顺经为补,逆经为泻"等。

第三节 推拿机制的现代研究

推拿是祖国医学的一枝奇葩,疗效确切,简便实用。我们将辨证与辨病结合,运用中医理论和现代医学诊断技术作出疾病诊断,进行推拿手法的临床疗效观察、比较和分析,使古老的传统医学在原有理论基础上构建出新的应用手法,丰富理论内涵,最终形成新的推拿学理论体系。

一、推拿手法力学机制研究

20世纪80年代初,山东中医药大学推拿系王国才、毕永升、张素芳等几位教授在国内率先开展推拿手法力学机制研究,与山东工业大学共同研制的"TDZ-Ⅰ推拿手法动态测试仪"问世,其原理是把力学传感器与电阻应变仪相连接,将手法力的变化转换成电信号显示。1987年,计算机技术开始应用于推拿手法测试仪的数据后处理,对推拿手法"一指禅推法"和"㨰法"的动力学数据进行分析。结果显示,推拿手法信号是一种周期性随机振动信号,可以用峰值变异系数、时间变异系数、冲量变异系数反映手法操作技能的高低。临床测试表明,富有经验的推拿术者和教师的手法信号较为稳定,如"一指禅推法"手法节律均匀适中,纵向前推波振幅较大,峰顶略圆,回摆波波幅较小。而实习生的手法随机变化的成分较多。至此,推拿手法的力学研究进入了一个崭新的时代。

二、推拿手法的能量转化研究

为了对手法作用的热能转化进行研究,采用精度为 0.1℃ 的热电耦测温仪,直接检测皮肤表面和皮下一定深度的温度变化。测试结果显示,手法的热能转化与手法技能水平、手法种类、手法作用部位与作用时间等有关,富有经验的推拿术者与临床实习生存在明显差别,主要体现在皮下 1.0～2.0 cm 的深度范围内,升温效果相差 0.28℃(最大 0.49℃)。

三、推拿手法镇痛机制的研究

疼痛是机体遇到损伤性威胁时产生的一种保护性反应,是机体遭受伤害侵袭的信号,其本身又是造成机体伤害的因素,因此镇痛成为了临床研究的重要课题。

1. 推拿对神经系统的影响 实验研究已表明推拿对软组织损伤家兔中枢和外周的介质、激素和活性酶具有良性调整作用。以轻手法按揉内关穴 10 min(压力约 0.5 kgf、每分钟 100 次,$1 \text{kgf/cm}^2 = 9.8 \times 10^4 \text{Pa}$),或者以重手法按压内关穴 5 min(压力约 2.0 kgf、每分钟 3 次),均可明显提高动物的耐痛阈,其镇痛效应以手法作用后即刻最为显著,镇痛信息由外周神经传入脊髓。

2. 推拿对生化方面的影响 一项研究选取颈、腰腿痛患者,采用推、按、揉法及斜扳法、后伸扳法和脊柱旋转等手法治疗后,血清内啡肽含量升高了 17.1%,说明推拿镇痛和内啡肽有关。又以腰突症患者经推拿牵引治疗为观察对象,采用推、揉、㨰、拿、扳等手法治疗后 30 min 的血浆检测结果显示,血中组胺(5-羟色胺、多巴胺、乙酰胆碱等)明显下降,尿中 3-甲氧基、4-羟基苯乙醇酸、5-羟吲哚乙酸等含量显著升高,表明推拿促进血液循环,将伤痛处的单胺类物质带走、分解和破坏,达到"通则不痛"的镇痛作用。

四、推拿手法改善血液循环机制的研究

1. 对脑血流的影响 椎动脉型颈椎病患者普遍存在着脑部供血不足。临床采用㨰法,拇指推,按法和颈椎旋转手法在颈、项、肩部治疗 10～20 次后,经脑血流仪检测,脑血流图的波幅明显升高、上升时间缩短,重搏波明显。

2. 对外周血管和微循环的影响 一般性推拿能引起一定程度的外周血管扩张,并增加外周血流速度,但不改变血氧含量。实验证明,手法刺激蛙和哺乳类动物的皮肤后,能扩张毛细血管,使血流加速,并使血管和组织物质交换增加。

3. 手法对血液流变学变化的影响 采用揉、㨰、拿、散、旋转等手法对颈椎病的治疗结果显示,手法治疗 3～5 次后,血沉明显升高,血细胞比容、红细胞聚集指数、血小板聚集率、

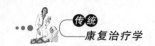

血浆黏度、低切全血黏度等指标显著降低,提示手法治疗使颈椎病患者血液的高黏滞性下降。且胆固醇、三酰甘油(甘油三酯)指标也显著降低。

五、推拿手法对运动系统损伤修复的研究

推拿疗法在临床上被广泛地运用于各类运动系统疾病中,且治疗作用直接,疗效也最显著。有实验对大负荷运动的人体股四头肌作肌肉内活检,发现手法可加强骨骼肌肌蛋白合成和促进力竭性肌肉结构恢复。为观察家兔肌肉损伤修复的形态变化,实验采用机械钳夹方式造成坐骨神经分支损伤,观察比目鱼肌、胫后肌和跖肌的变化及手法治疗的效果,手法操作为局部揉捏 5 min(每分钟 90 次),提弹 5 min(每分钟 45 次),结果显示,手法治疗 3 个月,被检测肌肉经组织学证实为肌纤维肥大,而非结缔组织增生,说明手法治疗明显促进萎缩肌肉的恢复。

六、推拿对机体免疫作用的研究

推拿后机体血液中白细胞总数增加,其中淋巴细胞数比例升高,而中性粒细胞数比例相对减少(但绝对值没有下降,仍呈现升高状态)。白细胞的吞噬能力及血清中补体效价有所增加。通过动物实验还发现,推拿可抑制小鼠实验性肿瘤的生长,提高其自然杀伤细胞的数量,并延长其寿命。提示推拿能提高患者免疫功能。

综上所述,随着现代科学技术和科学思维方法的发展,实验科学已运用到推拿医学中来,人们对推拿作用机制的认识,也由宏观深入到微观,从临床经验积累步入到细胞分子水平的研究,在各个层面上揭示了推拿手法作用的内在机制。

思 考 题

1. 简述推拿对伤筋的作用原理。
2. 简述推拿治疗的基本作用原理。
3. 简述推拿补泻的作用。
4. 推拿手法"舒筋通络"是通过何种机制发挥作用的?

(谭燕泉)

第二章
推拿的诊断方法、治疗原则与治法

学习目标

1. 掌握推拿的治疗原则和基本治法。
2. 熟悉推拿常用诊断检查方法;熟悉推拿疗法的适应证和禁忌证。
3. 了解推拿体位与递质。

第一节 推拿常用诊断检查方法

推拿治疗的诊察方法除望、闻、问、切外,还有特殊检查和实验室检查等,其中以望、切、特殊检查、实验室检查为重要。本节主要对与推拿治疗有关的全身的望诊、触诊、特殊检查进行介绍,其他诊察方法请参阅有关中医诊断学及诊断学的内容。

一、望诊

(一)头面部

机体外形的强弱,反应五脏功能的盛衰。额骨及颞骨双侧凸出,顶部扁平,呈方颅,头发稀疏不华,多见于佝偻病患儿;小儿头倾向患侧,颜面转向健侧,呈倾斜状态,多见于小儿肌性斜颈;头轻度前倾位,姿势牵强,多为"落枕"、颈椎病;伸舌舌体偏向患侧,多为脑卒中;一侧不能闭眼,额部皱纹消失,作露齿动作时,口角斜向健侧,鼻唇沟消失,为面神经麻痹。

(二)胸腹部

应注意胸腹壁有无皮肤发红、肿胀,有无包块,有无皮下青筋暴露。若乳房红肿变硬有明显压痛,伴有发热者,多为乳腺炎;小儿骨瘦如柴,腹胀如鼓,并见青筋暴露,多为疳积;若胸廓前后径扩大,外形如桶状,为桶状胸,多见于肺气肿和支气管哮喘;胸廓的前后径扩大,横径缩小为鸡胸,见于佝偻病。

(三)脊柱部

观察脊柱的4个生理曲线(即颈椎前凸、胸椎后凸、腰椎前凸和骶尾椎后凸)是否正常,脊柱有无畸形。观察姿势有无异常,如脊柱侧弯或倾斜、驼背、腰前凸增大或减小、骨盆喎斜等。脊柱前凸畸形多见于姿势不良或小儿麻痹症;脊柱后凸畸形,成角状如驼峰,多见于小儿佝偻病和脊柱结核;脊柱后凸畸形为圆弧状、姿势强直,多见于类风湿脊柱炎;脊柱侧突畸形大多由于姿势不良、下肢不等长、肩部畸形、腰椎间盘纤维环破裂症、小儿麻痹症及慢性胸腔或胸廓病变。

（四）上肢部

1. 肩部　检查时两侧对比观察。对比两肩是否等高,肩部有无畸形、肿胀,肌肉有无萎缩;并借助肩关节主动或被动活动来观察肌肉及关节的形态和功能状况。若肩胛骨高耸,多为先天性肩胛骨高耸症;若肩胛骨内缘向后突起,尤其在用手抵墙时更为明显,则为前锯肌瘫痪,又称翼状肩;对于急性损伤患者,若肩后部有明显肿胀,提示可能有肩关节脱位或肩胛骨骨折;三角肌膨隆消失成"方肩",多提示肩关节脱位;对比两锁骨外端是否高突或向下、前、内移位,前者说明肩锁关节脱位或锁骨外端骨折,后者则为胸锁关节脱位或锁骨骨折。

2. 肘部　先观察肘关节的外形有无肿胀和变形。轻度肿胀时,可见鹰嘴侧窝鼓起,严重肿胀时,整个肘部粗大;菱形肿胀,多属慢性关节炎症;一侧肿胀常因肱骨内上髁或外上髁骨折所致。神经麻痹时,可引起广泛的肌萎缩;肘关节脱位或髁上骨折时,患肢常处于半屈肘位;肱骨髁上伸直型骨折或肘关节后方脱位时,鹰嘴后突明显;小儿桡骨小头半脱位者,以前臂旋前畸形多见。

3. 手部　两侧对比检查,观察骨的轮廓有无畸形、软组织有无肿胀及肌萎缩等。桡骨远端骨折可见到"银叉状"畸形或"枪刺状"畸形;远端尺桡关节脱位时尺骨茎突向背侧凸出;桡神经损伤出现腕下垂;正中神经损伤,拇指不能作对掌、外展动作,拇指和食指不能弯曲,亦不能过伸,大鱼际萎缩,呈"猿手"畸形;尺神经损伤,拇指不能内收,其余四指不能作内收和外展运动,第四、五手指指掌关节不能屈曲,远端指间关节不能伸直,骨间肌、小鱼际肌萎缩,呈"爪形手"。鼻咽窝处饱满多为舟状骨骨折;两侧近端指间关节呈对称性梭形肿胀,多为类风湿关节炎。沿肌腱的肿胀多为腱鞘炎或肌腱周围炎。

（五）下肢部

1. 髋部　观察两侧髋部是否对称,行走时两侧髂前上棘是否在同一水平。然后观察下肢有无过度内收、外展和短缩等畸形。髋关节外上方突起,多由先天性脱位或半脱位引起;婴幼儿双侧臀皱襞不对称,常提示先天性髋脱位。

2. 膝部　观察膝部有无畸形。正常膝关节仅有5°的过伸,过伸超过5°为后翻畸形(或膝反张);不能伸直则为屈曲畸形。还应观察膝关节是否肿胀。轻度肿胀表现为两侧膝眼饱满,严重时髌上滑囊及整个膝周均隆起肿大。髌上滑囊区的肿块可能是滑囊炎、关节积液;胫骨和股骨髁部及干骺端的肿大可能是骨肿瘤;腘窝肿块一般为腘窝囊肿;胫骨结节肿大可能是骨软骨炎;膝部菱形肿胀(鹤膝),多因膝关节结核或类风湿关节炎所致。另外股四头肌内侧头的萎缩对判断膝关节病变有较大意义。

3. 踝部　观察有无畸形,如足下垂(马蹄足)、跟足(仰趾足)、内翻足、外翻足、扁平足和高弓足。有无肿胀、皮下瘀血以及发生部位等。内外踝处肿胀、背屈剧痛,可能为踝骨骨折;踝下凹陷消失,跟骨增宽,跟腱止点疼痛,可能为跟骨骨折;内外踝下方及跟腱两侧的正常凹陷消失,伴有波动感,可能为关节内积液或者血肿;肿胀局限于一侧,多见于侧副韧带损伤;足后部肿胀多属跟腱炎、滑囊炎、骨质增生等。

二、触诊

（一）头面颈

正常前囟门可触及与脉搏一致的跳动，囟门与颅骨平齐，稍有紧张感。如前囟隆起，除在小儿哭叫时，多见于高热、颅内出血等颅内压增高的疾病；前囟门出生后 12～18 个月闭合，如迟闭，见于佝偻病等；前囟凹陷，见于吐泻后大伤津液；落枕、颈椎病患者，常在颈项部触摸到肌肉强硬痉挛。

（二）胸腹部

检查肋骨是否骨折，进行胸部的压胸试验（见胸腹部特殊检查），骨折部位出现疼痛，也可伴有骨擦音；阑尾炎在麦氏（McBurney）点有压痛，常伴阑尾穴（足三里直下 2 寸）压痛或酸胀感，以右侧较明显；胆囊炎在胆囊点（右季肋缘与腹直肌右缘的交点处）有压痛；胆道蛔虫症患者，胆总管压痛点（剑突下二指、向右旁开二指处）明显压痛。

（三）脊柱部

检查脊柱部压痛点，浅压痛表示浅部病变，如棘上、棘间韧带等浅层组织；深压痛或间接压痛表示深部病变，如椎体、小关节和椎间盘等组织；腰背部的软组织劳损，多有压痛或肌痉挛；棘间韧带劳损在棘突之间有压痛；棘上韧带劳损在棘上有压痛；腰筋膜劳损在第三腰椎横突旁有压痛和肥厚感，或肌痉挛，或有索状结节；腰背肌劳损有肌肉压痛；颈腰椎间盘纤维环破裂症，在棘突间及两旁有深压痛和放射痛。

（四）上肢部

1. 肩部　用拇指按压寻找压痛点，结合肩关节功能检查。压痛点在肩峰前下方，多是肱骨小结节的病变；压痛点在肩峰外侧，多为肱骨大结节部位的病变。

2. 肘部　肱骨内髁、外髁和尺骨鹰嘴是肘关节触诊的重要骨性标志。此 3 点所构成的"肘直线"和"肘三角"有无改变，对鉴别肘关节脱位和骨折有实际意义（见肘部特殊检查）。肱骨外上髁炎（网球肘）时外上髁有明显压痛；肘关节脱位或骨折，可有外展和内收活动的障碍。

3. 腕掌指部　检查压痛点、肿块和叩击痛。桡骨茎突处压痛，多为拇短伸肌、拇长展肌腱鞘炎；掌指关节掌侧处压痛，多见于第 1、2、3、4 指腱鞘炎；掌侧腕横纹中央区压痛且伴手指麻木、放射痛，为腕管综合征，提示正中神经受压；"鼻咽窝"压痛、肿胀，多为舟状骨骨折；腕部背侧触及局限性肿块，且肿块可顺肌腱的垂直方向轻微移动，但不能做平行移动，通常为腱鞘囊肿。

（五）下肢部

1. 髋部　仰卧位，术者两拇指用同样力量触压两腹股沟韧带中点下 2 cm 处，观察患者的反应。或以拳叩击大转子或足跟，如引发髋关节疼痛，提示髋关节病变；外侧大转子浅表压痛，提示大转子滑囊炎。

2. 膝部　检查膝部压痛点，髌骨内外边缘压痛为髌骨软化症；髌韧带两侧压痛为髌下脂肪垫损伤；关节间隙压痛为半月板损伤；胫骨结节压痛为胫骨结节软骨炎；侧副韧带附着点压痛为侧副韧带损伤；髌骨下缘压痛为髌下韧带病变。

3. 踝部　踝部软组织较薄，往往压痛点就是病灶的位置。压痛在跟腱上，多为腱本身或腱旁膜的病变;在跟腱的止点处,多为跟腱后滑囊炎;如果8~12岁儿童,跟部后下方压痛,多为跟骨骨骺炎(塞渥病);压痛点在跟骨的内外侧,多为跟骨本身的病变;压痛点在跟骨两侧靠内、外踝的直下方,多为距下关节病变;软性肿块常属滑膜、腱鞘病变,硬性者为骨病变。

三、特殊检查

(一)头面部

婴儿囟门检查,两手掌分别放在左右颞部,拇指按在额部,用中指和食指检查囟门。张口度测定,张口时,上下颌牙齿之间的距离,相当于自己中、食、无名指3指并拢时末节的宽度,如下颌关节强直,则宽度减小或牙关紧闭。

(二)胸腹部

1. 胸部压胸试验 患者坐位,术者将一手掌按住其背部正中,另一手掌按胸骨,然后两手轻轻对压,有肋骨骨折则骨折处疼痛为阳性。

2. 腹壁反射检查 仰卧位,下肢屈曲,腹肌放松,术者用钝尖物轻而快地、方向由外向内划两侧季肋部、脐平面和髂部腹壁皮肤,一侧腹壁反射消失见于锥体束损害,某一水平的腹壁反射消失提示相应的周围神经和脊髓损害。

正常时腹部的神经反射检查可见腹肌收缩。反射中心,上腹壁在第7~8胸椎,中腹壁在第9~10胸椎,下腹壁在第11~12胸椎。

(三)脊柱部

1. 压顶、叩顶试验(椎间孔挤压试验) 患者正坐位,术者用双手重叠按压患者头顶,并控制颈椎在不同角度下进行按压,引起项痛并向上肢放射至手指为阳性,说明颈神经根受压。正坐时,用拳隔手掌叩击患者头部,如引起颈痛并有上肢串痛和麻木感;或引起患侧腰腿痛,均为阳性,提示颈或腰神经根受压。

2. 臂丛神经牵拉试验 患者颈部前屈,术者一手抵住患侧头部,一手握患肢腕部,反方向牵拉,患肢有疼痛或麻木感为阳性(图2-2-1),提示臂丛神经受压。

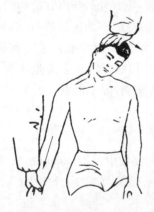
图2-2-1 臂丛牵拉试验

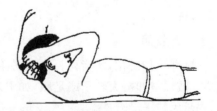
图2-2-2 屈颈试验

3. 屈颈试验 患者平卧,四肢自然放平,术者一手托于患者枕部,另一手按于患者胸前,徐徐将患者颈部屈曲,若引发患者腰痛及下肢放射痛,即为阳性(图2-2-2),提示腰部神经根受压。

4. 挺腹试验　患者仰卧,双手放于腹部或两侧,以头部及两足跟为着力点,将腹部挺起,腰部及骨盆离开床面,同时咳嗽一声,若出现腰痛或患肢放射痛,提示腰部神经根受压(图2-2-3)。

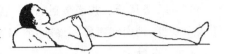

图2-2-3　挺腹试验

5. 双膝双髋屈曲试验　患者仰卧,术者将患者屈曲的两下肢同时压向腹部,如活动受限、疼痛,提示腰骶或髋关节病变。若将一侧屈曲的下肢压向对侧腹部引起骶髂关节疼痛,说明有骶髂韧带损伤或关节病变。

6. 骨盆分离或挤压试验　仰卧位,术者双手分别压在两侧髂骨翼上用力向外按(分离)或向内挤压。有疼痛者为阳性。提示骶髂关节病变或骨盆骨折等。

7. "4"字试验　患者仰卧,健侧下肢伸直,患肢屈曲外旋,使足置于健侧膝上方,术者一手压住患侧的膝上方,另一手压住健侧髂前上棘,使患侧骶髂关节扭转,产生疼痛为阳性。如无髋关节病变即为骶髂关节的病变(图2-2-4)。

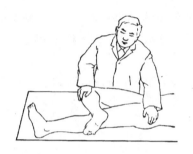 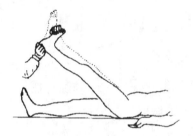

图2-2-4　"4"字试验　　　　　图2-2-5　加强试验

8. 直腿抬高试验及加强试验　患者仰卧,双下肢伸直,一手按压膝关节,一手握踝关节,在保持膝关节伸直的情况下,分别做直腿抬高动作,测量抬高时无痛的范围(抬高肢体与床面的夹角)。正常时,两下肢均能抬高80°以上。如两下肢直腿抬高不等,一下肢抬高明显受限,并出现下肢放射痛,为直腿抬高试验阳性,提示髂胫束、腘绳肌、膝关节囊紧张及神经根受压造成。然后将下肢降低5°~10°,待疼痛消失,突然将踝关节背屈,若再次出现下肢放射痛,则为加强试验阳性,可鉴别神经根受压迫与髂胫束、腘绳肌、膝关节囊紧张有关,进而可诊断腰椎间盘突出症。一般腰椎间盘突出症神经根受压直腿抬高角度在60°以下,加强试验阳性(图2-2-5)。

9. 床边试验　患者仰卧,患侧臀部靠床边,健侧下肢屈膝屈髋,以固定骨盆。术者将其患肢移至床外并使之尽量后伸,使骶髂关节牵张和移动。若骶髂关节疼痛,则提示有病变(图2-2-6)。

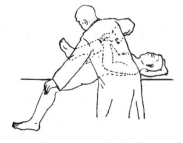 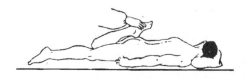

图2-2-6　床边试验　　　　　图2-2-7　跟臀试验

10. 跟臀试验 患者俯卧,两下肢伸直,肌肉放松。术者握其足使足跟触及臀部。如腰骶关节病变,则引起腰骶部疼痛,骨盆甚至腰部也随着抬起(图2-2-7)。

(四)上肢部

1. 肩部

(1)搭肩试验(杜加试验):正常人手搭于对侧肩部时,肘关节可以紧靠胸壁,而杜加试验阳性时,可见到当手搭于对侧肩部时,肘关节不能靠紧胸壁;提示有肩关节脱位的可能。

(2)骨性三角检查:肩峰、喙突和大结节三点组成三角形。脱位时,因大结节位置变动,故所成三角形与对侧不同。

2. 肘部 网球肘试验[密耳(Mill)试验]:将患侧肘关节稍弯曲,手半握拳,腕关节尽量掌屈,前臂完全旋前,然后再将肘伸直。在肘伸直时,肱桡关节的外侧(即肱骨外上髁处)发生疼痛,即为阳性。

3. 腕掌部

(1)握拳试验:患手握拳(拇指在里、四指在外),腕关节尺偏;桡骨茎突处疼痛为阳性,提示桡骨茎突狭窄性腱鞘炎(图2-2-8)。

(2)屈腕试验:将患者腕关节极度屈曲,即致手指麻痛,为腕管综合征。

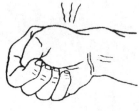

图2-2-8 握拳试验

(五)下肢部

1. 髋部

(1)髂前上棘与坐骨结节连线检查:患者侧卧,患侧向上,屈髋至90°～120°,使髂前上棘与坐骨结节在一条直线上。正常情况下,大转子的尖端应在此线以下,超过此线1 cm,提示大转子向上移位,常系股骨颈骨折或髋关节脱位。

(2)掌跟试验:患者仰卧,下肢伸直,足跟放在术者的掌面上。正常情况下,下肢呈中立位直竖在掌面上。但股骨颈骨折、髋关节脱位或截瘫患者,则足倒向一侧呈外旋位。

(3)髋关节过伸试验:患者俯卧,两下肢伸直。术者一手压住其骶后部以固定骨盆,另一手提起患侧小腿,使髋关节过伸,如髋关节或骶髂关节有病变,用力后伸时,则骨盆随之抬起,髋或骶髂关节疼痛(图2-2-9)。

(4)髋关节屈曲试验(托马征):患者仰卧,将健侧髋、膝关节极度屈曲,置骨盆于前倾体位,患髋即表现出屈曲畸形,大腿与床面的夹角即为畸形角度(图2-2-10),提示髂腰肌软组织病变。

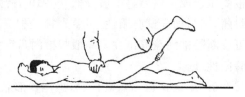

图2-2-9 髋关节过伸试验

(5)足跟叩击试验:患者仰卧,两下肢伸直。术者用一手将患肢抬起,另一手以拳击其足跟。若髋关节处疼痛为阳性,常提示髋关节病变。

2. 膝部

(1)浮髌试验:患者平卧,患肢伸直放松。术者一手将髌骨上方髌上囊内液体向下挤入关节腔;另一手食指按压髌骨,一压一放,反复数次。如有波动感即表示关节腔内有积液。

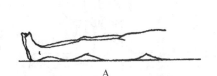
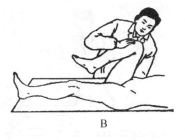

图 2-2-10 髋关节屈曲试验

(2) 侧向活动试验:患者仰卧,患膝伸直,股四头肌放松,作膝关节被动内翻或外翻活动,正常时无侧方活动,亦无疼痛。如韧带完全撕裂,则出现侧方异常活动;如韧带部分撕裂则引起疼痛。

(3) 抽屉试验:患者仰卧,屈膝至90°,肌肉放松,术者双手握小腿上下端将其向前和向后反复拉推。正常时无活动,如向前滑动,提示前交叉韧带损伤;向后滑动,则表示后交叉韧带损伤(图2-2-11)。

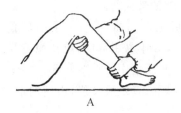
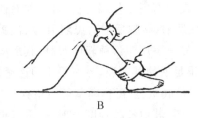

图 2-2-11 抽屉试验

(4) 膝关节旋转试验:患者仰卧,术者一手扶膝部,另一手握踝,将膝关节作被动屈伸活动,同时内收外旋或外展内旋,引起响声或疼痛时为阳性,为半月板损伤(图2-2-12)。

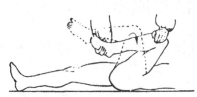
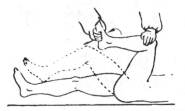

A. 检查内侧半月板损伤,小腿内收外旋,再伸直膝关节

B. 检查外侧半月板损伤,小腿外展内旋,再伸直膝关节

图 2-2-12 膝关节旋转试验

(5) 研磨试验:鉴别侧副韧带损伤与半月板破裂。患者俯卧,髋关节伸直,患膝屈曲90°,术者将其大腿固定,用双手握住患足,挤压膝关节,并旋转小腿,引起疼痛者为阳性,提示半月板损伤;反之,将小腿提起,使膝关节间隙增宽,并旋转小腿,如引起疼痛,则为侧副韧带损伤(图2-2-13)。

(6) 膝反射:坐位检查时,患者坐于床沿,双小腿自然悬挂,在卧位时患者仰卧,术者以左手托起其膝部,稍屈曲20°~30°,然后轻叩膝下股四头肌腱,反应为伸膝动作,其反射中心

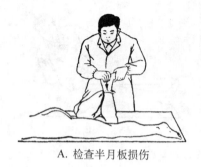 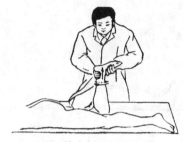

A. 检查半月板损伤　　　　　　B. 检查侧副韧带损伤

图 2-2-13　研磨试验

在 $L_2 \sim L_4$。

3. 踝部

(1) 跟腱偏斜症：正常站立位，跟腱长轴应与下肢长轴平行。扁平足时，跟腱长轴向外偏斜。

(2) 足内、外翻试验：检查者一手固定小腿，另一手握足，将踝关节极度内翻或外翻，如同侧疼痛，提示有内或外踝骨折可能，如对侧痛则多属副韧带损伤。

(3) 踝反射（跟腱反射）：患者卧位、髋关节外旋，膝关节屈曲，术者一手推足底，使踝关节略背屈，另一手用叩诊锤轻叩跟腱，其反应是足跖屈。如不易引起时，可让患者跪在床边，术者一手推足底使其背屈，另一手用叩诊锤轻叩跟腱。其反射中心在 $S_1 \sim S_2$。

(4) 划足底试验（巴彬斯基征）：检查时用钝尖物轻划患者足底外缘，由后向前。阳性者脚趾缓缓背屈，其他各趾轻度外展，提示有锥体束损害。

(5) 弹趾试验：轻叩足趾的基底部或用手将足趾向背面挑动，如引起足趾跖屈为阳性，提示有锥体束损害。

第二节　推拿治疗原则

推拿治疗原则是以中医基本理论为指导，经过长期临床实践总结出来的，是中医治疗原则辨证施治在推拿学中的具体运用。

一、治病求本

"治病必求其本"是中医推拿辨证施治的基本原则之一。求本，是指治病要了解疾病的本质，了解疾病的主要矛盾，针对其最根本的病因病理进行治疗。如腰腿痛，可由腰椎间盘突出、骨质增生、椎骨错位等多种原因引起，治疗时就不能简单的对症止痛，治标不治本，从而不能解决根本问题。要从寻找疾病的致病原因着手，全面分析，找出疾病根本所在，分别采取牵引回纳、温经活血通络、纠正错位等治疗原则，这就是治病求本的意义所在。

二、扶正祛邪

邪正的盛衰变化，对于疾病的发生、发展及其变化和转归，都有重要的影响。疾病的发

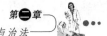

生与发展是正气与邪气斗争的过程。正气充沛,则人体有抗病能力,疾病就会减少或不发生;若正气不足,疾病就会发生和发展。因此,治疗的关键在于改变正邪双方力量的对比,扶助正气,祛除邪气,使疾病向痊愈的方向转化。如"虚则补之,实则泻之"的补虚泻实的方法就是这一原则的具体体现。

三、调整阴阳

疾病的发生,从根本上来说,是机体阴阳之间失去相对的协调平衡,故有"一阴一阳谓之道,偏盛偏衰谓之疾"的说法。调整阴阳,即根据机体阴阳失调的具体状况,损其偏盛,补其偏衰,促使其恢复相对的协调平衡。

四、相因制宜

即因时、因地、因人制宜,是指治疗疾病要根据季节、地区,以及人体的体质、年龄等不同而选择不同的治疗方法。如推拿手法的应用,根据病情、体质,小儿皮肤娇嫩,手法宜轻,成人则较为偏重。

五、未病先防

中医学历来重视对疾病的预防,早在《内经》中就有了"治未病"的预防思想,其主要内容,一是未病先防,二是既病防变。前者是指在疾病发生之前,采取各种措施防止疾病的发生;后者是指在疾病发生后应早期诊断、早期治疗,防止疾病向纵深方向发展和传变。如足三里、涌泉等腧穴,轻手法的按揉可以增强体质,达到养生保健、预防疾病的目的。

第三节　推拿基本治法

一、温法

温法是适用于虚寒证的一种疗法,主要有摆动、摩擦、挤压等缓慢柔和类手法。手法连续作用时间要稍长,节律缓慢而柔和,患者有较深沉的温热等刺激感,有补益阳气的作用。适用于阴寒虚冷的病证。

二、补法

即补气血津液之不足,脏腑功能之衰弱。以"虚则补之"为原则,通过推拿补气温阳,使精神恢复。手法以摆动、摩擦类为主,操作要轻柔,不宜过重刺激。补法应用范围较广,如气血两亏、脾胃虚弱、虚热盗汗、肾虚遗精等。

三、和法

即和解之法,含有调和之意。凡病在半表半里,在不宜汗、不宜吐、不宜下的情况下,可用和解之法。推拿运用此法,手法应平稳而柔和,频率稍缓,常用振动及摩擦类手法。可达到调和气血,疏通表里,阴阳平衡的目的。

四、汗法

是发汗、发散的意思,使病邪从表而解,具有祛风散寒的作用。多用挤压类和摆动类手法中的拿法、按法、一指禅推法等。汗法适用于外感表证。治疗外感风寒手法宜先轻后重,使之汗出,汗透则达解表散寒目的;治疗外感风热则可用轻拿法,使肌表微汗潮润,热邪自散,腠理疏松,邪祛病愈。

五、通法

有祛除病邪壅滞的作用。凡经络不通,宜用通法。临床治疗时常用挤压类和摩擦类手法。拿肩井则通气机,行气血;拿搓四肢则通经络;点按背俞穴则可通脏腑之气血。

六、泻法

一般用于下焦实证。由于结滞实热,引起下腹胀满胀痛、食积火盛、二便不通等,均可用本法治疗。可选摆动、摩擦、挤压类手法,手法的力量要稍重。

七、散法

散者有消散、疏散之意。其主要作用是"摩而散之,消而化之"。治疗有形或无形之积滞。对脏腑之结聚、气血之瘀滞、痰湿之积滞,运用本法可使气血得以疏通,结聚得以消散。一般以摆动及摩擦类手法为主,手法要求轻快柔和。

八、清法

清法是运用刚中有柔的手法,在所取穴位、部位上操作,达到清热除烦的目的。一般用摩擦类手法。热在表则清热解表,重推背部膀胱经;热在里则清其气分邪热,轻推督脉(自上而下);热在血分则清热凉血,轻擦腰部;实则清其实热,重推督脉(自上而下);虚则滋阴清火,轻推背部膀胱经。

第四节 推拿体位与介质

一、推拿常用的体位

在推拿临床治疗中,无论术者或患者,都应选择最佳体位以利于推拿治疗,患者体位应以放松、舒适、安全、易于接受治疗为原则,术者选择体位应以手法发挥自如、操作方便为原则。

(一)患者体位

1. **仰卧位** 患者仰面朝上,躺在操作台上,两下肢自然伸直,两上肢自然放松置于身体两侧,或根据治疗需要上肢或下肢外展、内收、屈曲等。在颜面部、胸腹部及四肢前侧方施用手法时常采用此体位。

2. **俯卧位** 患者背面朝上,两下肢自然伸直,上肢自然置于身体两侧或屈曲放于头面部下方。在肩背、腰臀、下肢施用手法时常用此体位。

3. 侧卧位 面朝左或右,两下肢伸直或屈曲或一伸一屈,两上肢自然屈曲置于胸部。在髋部、下肢外侧操作时常用此体位,在作腰部斜扳时亦采用此体位。

4. 端坐位 患者端正而坐,两足自然分开与肩同宽,两上肢自然下垂,两手放在膝上或一侧上肢被动抬起。在头顶、颈部、肩部及上肢操作时常用此体位。

5. 俯坐位 端坐后上身前倾,两肋屈曲置于膝上。在腰背部用擦法、湿热敷等时常采用此体位。

（二）术者体位

术者的体位常采用站立位和坐位,在患者胸腹部操作时采用坐位,其他常采用站立位,站立时要含胸拔背,不要挺胸凸肚,两足分开与肩同宽,身体随手法施用而相应移动,操作过程中要全神贯注,做到神到眼到手到,不要左右顾盼。

二、推拿常用的介质

（一）介质的作用

一是发挥和利用药物的作用;二是保护肌肤,增强手法的作用。

（二）介质的种类

1. 药膏 用药物制成粉剂加适量的赋形剂（如凡士林）调制而成的膏剂。如乌头膏有温经散寒、滑利关节的作用,用于风湿性关节炎;当归膏有活血化瘀、消肿止痛的作用,用于急性软组织损伤。

2. 药散 把药物暴晒干后捣碎,研末,细筛为散即成。根据药物组成和功效,有摩头散、摩腰散、摩项散等。

3. 药汁 把新鲜药物洗净,捣碎取汁,如葱姜汁、薄荷汁等。具有发汗解表,温通发散的作用。

4. 药油 把药物提炼成油剂,如松节油、麻油等。

5. 药酒 将药物浸泡于白酒或75%乙醇中,取其酒用之。如伤筋药水等。

6. 凉水 有增强退热和保护肌肤的作用。

7. 滑石粉 一般在夏季使用,或用于小儿推拿,有保护肌肤的作用。

第五节 推拿疗法的适应证和禁忌证

一、推拿疗法的适应证

推拿属物理疗法,是祖国医学外治法的重要组成部分,疗效显著,适应证广。它不仅对骨伤、内、外、妇、儿、五官等科的疾病有较好的治疗和康复效果,同时还有强身保健,延年益寿的作用。

1. 骨伤科疾病 各种扭挫伤、关节脱位、骨折后遗症、落枕、肩关节周围炎、椎间盘突出症、颈椎病、下颌关节功能紊乱症、退行性脊柱炎、肱骨外上髁炎、腱鞘炎、腱鞘囊肿、腕管综

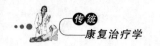

合征、半月板损伤、踝管综合征。

2. 内科疾病　感冒、胃炎、胃及十二指肠溃疡、胃下垂、失眠、肺气肿、胆囊炎、胆道蛔虫、高血压、脑卒中后遗症、面神经炎、急性和慢性肠炎、性功能障碍。

3. 妇科病　月经不调、闭经、痛经、子宫脱垂、盆腔炎、胎位不正、更年期综合征、产后乳汁不足。

4. 外科疾病　急性乳腺炎初期、冻疮、闭塞性脉管炎。

5. 儿科疾病　感冒、支气管炎、肺炎、哮喘、百日咳、急性和慢性胃肠炎、消化不良、营养不良、脱肛、遗尿、脊髓灰质炎、近视、斜视、肌性斜颈、桡骨小头半脱位、髋关节滑囊炎。

6. 五官科疾病　睑腺炎（麦粒肿）、咽喉炎、鼻炎、声门闭合不全、近视眼等。

此外，自我推拿的内容也非常丰富，如：浴面、搓掌、摩腹、擦涌泉穴等方法，普遍受到人们的重视，有良好的强身保健、预防疾病、延年益寿的作用。

二、推拿疗法的禁忌证

推拿疗法虽然适应范围广，安全度大，但在临床上又应掌握其禁忌证，有些疾病虽然能使用推拿疗法，但要注意操作手法的轻重，以免给患者带来不必要的痛苦。

1. 某些急性损伤　如脑、中枢神经损伤，内脏的挫裂伤，骨折早期，软组织损伤的出血期，皮肤破裂等。

2. 某些出血性疾病　如尿血、消化道出血、外伤性出血等。

3. 某些感染性疾病　如骨髓炎、化脓性关节炎、脑脓肿等；烫伤与溃疡性皮炎的局部；良性和恶性肿瘤等。

4. 某些急性传染病　如肝炎、肺结核等。

5. 其他　孕妇的腹部、腰骶部与臀部；妇女经期下腹部及腰骶部。年老体虚，久病体虚，或过饥过饱、酒醉后均不宜用过重力量推拿。

思考题

1. 推拿的治疗原则有哪些？
2. 推拿疗法的基本治法有哪几种？
3. 推拿疗法的适应证和禁忌证是什么？
4. 简述推拿常用诊断检查方法有几种？并举例说明。

（谭燕泉）

第三章 推拿常用手法

学习目标

1. 掌握成人推拿常用手法的动作要领并能较熟练操作。
2. 熟悉各种常用推拿手法的定义、特点、分类、注意事项和临床应用。

第一节　成人推拿基本手法

推拿手法的种类很多,分为单式手法与复式手法。凡应用频率较高,手法单一,以一种动作成分为基本结构单元的手法称为推拿基本手法,即单式手法。它是构成复合手法的基本成分,是临床运用推拿防病治病最常用的手法,也是初学者必备的基本功。通常根据其动作形态,可分为摆动类、摩擦类、振动类、挤压类、叩击类和运动关节类6类手法,每类手法又各由数种基本手法组成。

一、摆动类手法

包括一指禅推法、㨰法、揉法。

以指或掌、腕关节作有规律的协调的连续摆动,使之产生一定的功力持续作用在经络上的方法称摆动类手法。

（一）一指禅推法

1. 定义　手握空拳,腕掌悬屈,拇指伸直,盖住拳眼,用拇指罗纹面、指端或偏峰着力于治疗部位上,沉肩、垂肘,以肘部为支点,前臂主动摆动,带动腕关节内、外摆动及拇指关节屈伸活动,使产生的"力"持续作用于治疗部位上的方法即为一指禅推法。

着力部位是术者用来与受术者皮肤接触并产生作用力的部位。一指禅推法的着力部位常用大拇指的指端（即指尖）、罗纹面（即指腹）和偏峰（即拇指末节桡侧）。着力部位不同,名称不同,故有一指禅指端推、一指禅罗纹面推、一指禅偏峰推等方法。

2. 动作要领（图2-3-1）

（1）上肢肌肉放松,肩自然沉下,肘部下垂,略低于腕部。

（2）手握空拳,拇指垂直,盖住拳眼,使腕及拇指活动起稳定作用。不要握拳或散开、伸直手指。

（3）拇指的指端、罗纹面和偏峰自然着力,吸定于治疗部位。

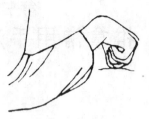 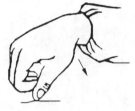 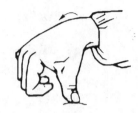

A. 悬腕、手握空拳　　　B. 腕向内摆动　　　C. 腕向外摆动

图 2-3-1　一指禅推法

(4) 腕关节自然悬屈，拇指处于伸直位，前臂主动摆动，带动腕关节内、外摆动及拇指关节屈伸活动。

总之，一指禅推法的动作要领可以用"沉肩、垂肘、悬腕、指实、掌虚"十字诀加以概括。

3. 注意事项

(1) 肩、背放松，注意不要耸肩、夹腋，手臂与人体成 15°～20°的夹角，不可过大过小，耸肩操作过久肩部容易酸痛，不悬腕，则腕僵硬难以被动摆动。

(2) 推力要大，回力要小、慢，有"推三回一"之说。

(3) 推动要快移动要慢，即紧推慢移。着力部位要贴紧皮肤。

(4) 波形均匀，频率为每分钟 120～160 次。

4. 手法特点

(1) 一指禅推法的作用力是一种轻重逐渐交替的垂直力量。要求术者用力要刚柔并济，以柔和为贵，讲究内功，蓄力于掌，发力于指，整个操作要自然、流畅、平稳，不能跳动。

(2) 作用面积小、功力集中、深透力强、刺激量中等，可循经络、推穴道。

5. 临床应用　适用于全身各部位，以头面、颈项、胸腹部和四肢关节为佳，尤以经穴为佳，如推足三里。本法有行气活血、镇静安神、舒通经络、解痉止痛、健脾和胃、调理胃肠等作用，可用于头痛，头晕，失眠，颈、背、腰腿、四肢关节痛，扭伤，落枕，心胸痛，胃脘痛，便秘，腹泻等病证的治疗和康复。

【附】缠法

频率在每分钟 200 次以上的一指禅推法称为缠法，意为缠绵不断。缠法和一指禅推法的动作要领相同，区别在于推动频率的快慢和临床运用的不同。缠法消散作用较强，临床常用于治疗外科痈肿疮疖等病证。

(二) 㨰法

1. 定义　用第五掌指关节背侧吸定于一定部位，前臂主动摆动，带动腕关节屈伸和前臂旋转，小鱼际和手背在体表作连续不断的来回滚动的方法称为㨰法。

2. 动作要领(图 2-3-2)

(1) 肩背自然放松，肘关节屈曲 120°～150°。

(2) 拇指伸直，其余 4 指自然弯曲，使手背微圆隆。

(3) 以第五掌指关节背侧(小鱼际)为吸定点，以小鱼际、手背第三掌指关节至第五掌指关节及尺骨茎突 3 点连线围成的三角区为作用面，防止手臂跳动。

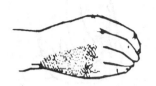   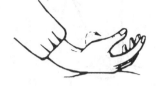   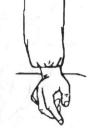

　　A. 滚法着力部位　　　　　B. 前臂旋外、腕前屈　　　　C. 前臂旋内、腕背伸

图 2－3－2　滚法

　　(4) 前臂主动摆动,带动腕关节屈伸和前臂作内、外旋转运动,完成在体表连续不断地滚动,要求动作协调有节律性。

　　3. 注意事项

　　(1) 上臂与胸壁相隔约一拳头距离,过近不利于旋转,过远不利于屈伸。

　　(2) 指掌不可伸直,防止掌背变平,影响滚动;指掌亦不可过弯,防止腕关节僵硬,影响滚动的幅度。

　　(3) 吸定点和手背三角区的作用面要一直紧贴施术部位的皮肤,操作时不可来回拖动、跳动和摆动。

　　(4) 腕关节的屈伸交替要自然过渡。通常腕关节屈伸幅度约 120°,向前滚至极限时屈腕约 80°,向内回复至极限伸腕约 40°。向外的力大,通常外内力量之比为 3∶1 或 7∶3。滚动时一般向外滚动先旋转后屈腕,向内回复先伸腕后内旋。

　　(5) 压力、频率、摆动幅度要均匀,频率为每分钟 120～160 次,不能忽轻忽重,忽快忽慢。总之,移动速度宜慢不宜快,在滚动频率不变的情况下,要缓慢移动。

　　4. 手法特点　　滚法产生的作用力是一种轻重逐渐交替的垂直力量。滚法压力大,接触面大,刺激量中等、柔和,具有深透皮肉筋骨的作用。

　　5. 临床应用　　滚法是 20 世纪 40 年代丁季峰先生在家传一指禅推法的基础上创新而来的。临床适用于肩背、腰臀、四肢等肌肉较丰厚的部位,除面部、前颈和胸腹部外,其他部位均可使用本法。滚法具有祛风散寒、舒筋通络、活血化瘀、解痉止痛、松解粘连、滑利关节、消除疲劳等作用。临床广泛用于颈椎病、肩周炎、落枕、偏瘫、腰椎间盘突出症、第三腰椎横突综合征、慢性腰肌劳损、脊髓损伤、关节扭伤等病证的治疗和康复。

　　【附】滚法　　主要指用掌指关节、指间关节或前臂尺侧作为吸定点,在体表作连续不断地来回滚动。区别在于术者着力部位不同,因而操作技巧和施术部位也有所不一样。

　　(1) 掌指关节滚法:以食指、中指、无名指和小指近侧指间关节背侧吸定在一定部位,前臂摆动,带动腕关节屈伸,使着力点在体表作均匀的连续不断地往返滚动(图 2－3－3)。可用于肩背、腰骶及四肢关节处,尤适用于耐受力强者。

　　(2) 指间关节滚法:用指尖或远侧指间关节吸定在人体一定部位,前臂摆动带动指间关节在体表作均匀的连续不断地滚动(图 2－3－4)。可单手或双手同时操作。

　　(3) 前臂尺侧滚法:以前臂尺侧吸定在人体一定部位,前臂主动摆动,带动作力点在体表作均匀的连续不断地滚动。该法接触面积大,可用于背腰臀部。

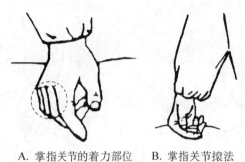
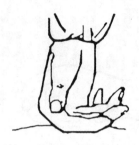

A. 掌指关节的着力部位　　B. 掌指关节滚法

图 2-3-3　掌指关节滚法　　　　　图 2-3-4　指间关节滚法

（三）揉法

1. 定义　用手指罗纹面、大鱼际、手掌、掌根或肘尖等为吸定点，着力于一定施术部位或穴位上，使着力部位带动皮下组织作轻柔缓和的环旋运动即为揉法。此法是临床推拿常用手法之一，以"柔和而刚韧为要"。因着力部位不同而有相应的名称，如指揉（拇指揉、中指揉等）、掌揉（掌根揉、大鱼际揉）、肘揉和前臂尺侧揉等。

2. 动作要领（图 2-3-5）

（1）肩部放松，使着力部位带动皮下组织作节律性轻柔缓和的环旋运动。

（2）指揉以拇指或食指、中指、无名指罗纹面作力于施术部位或穴位上，以腕关节为支点，通过相应的掌指、指间关节屈伸作轻柔的小幅度的环旋揉动。可以单指操作，亦可合指操作。如食指、中指、无名指并拢进行操作称为三指揉法。

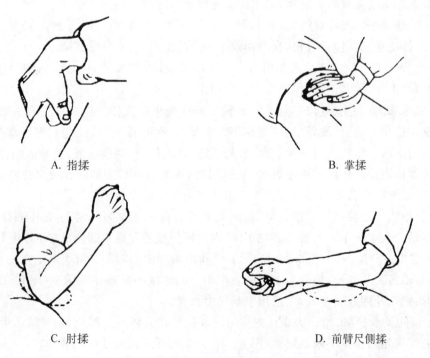

A. 指揉　　　　　　　　　　　　B. 掌揉

C. 肘揉　　　　　　　　　　　　D. 前臂尺侧揉

图 2-3-5　揉法

(3) 掌、掌根、大小鱼际揉以掌根或大小鱼际作力于施术部位或穴位上,以肘关节为支点,通过前臂主动摆动带动掌根或腕关节做柔和的、小幅度的、连续不断的环旋运动。

(4) 前臂尺侧揉、肘揉是以前臂尺侧和肘关节为着力点,通过肩关节作环旋运动。

3. 注意事项

(1) 吸定部位,压力适当,以受术者舒适为度。

(2) 揉动时带动皮下组织缓慢移动。不可用力向下按压皮肤,不可有跳动,不可在体表有摩擦运动。

(3) 指揉时腕关节微屈或伸直,要保持一定的紧张度;掌根揉则腕关节松紧适度略有背伸;大鱼际揉腕部宜放松,前臂可旋推。

(4) 动作协调有节律,频率一般每分钟120~160次。面部指揉时可以缓慢一点。

4. 手法特点　揉法的作用力是一种缓慢柔和而深透的环行力量,带动皮下组织,刺激量小,通过揉动能在组织深层产生温热作用。

5. 临床应用　适用于全身各个部位,多用于头面、颈部。根据治疗部位不同,选用不同的着力部位。如全身各部位经穴及阿是穴,特别是面部,多选用指揉法,因其力弱接触面小而作为面部常用推拿手法之一。背、腰、臀和四肢肌肉丰厚处则多选用接触面较大力量沉稳适中的掌根揉,头面、颈项部、腹部和四肢亦可选用产生揉压动作的大鱼际揉。

揉法具有宽胸理气,健脾和胃,消积导滞,活血化瘀,舒通经络,消肿止痛等作用。临床广泛用于胸胁胀痛、胃脘痛、便秘、泄泻、癃闭、头痛、失眠、面瘫、颈椎病、落枕、腰痛、偏瘫、脊髓损伤、软组织损伤、骨折及小儿遗尿等病证的治疗和康复。

二、摩擦类手法

以掌、指或肘贴附在体表作直线或环旋移动称为摩擦类手法,包括:摩法、擦法、推法、抹法、搓法、扫散法等。

(一) 摩法

1. 定义　用手掌或手指的掌面附在人体一定部位上,以腕关节为中心,连同前臂作节律性的环形摩擦运动称为摩法。作力部位不同,名称不同,可分为掌摩和指摩等。

2. 动作要领(图2-3-6)

(1) 肩肘关节及手臂放松,肘关节微屈。

(2) 以手掌或手指掌面为着力部位吸附在体表一定部位上作环旋摩擦运动。

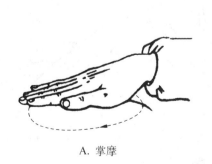
A. 掌摩

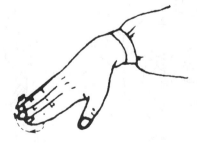
B. 指摩

图2-3-6　摩法

(3) 掌摩法时，手掌自然伸直，腕关节微背伸，手掌平放于施术部位，以腕关节为中心，连同前臂作节律性的环转活动；指摩法时，四指并拢，手指自然伸直，指腹着力，以腕关节为中心，连同掌、指关节屈伸作节律性的环转活动。

(4) 指摩时宜稍轻快，掌摩时可稍重缓。

3. 注意事项

(1) 各种摩法在做环转活动时，四周作力要平稳均匀，先轻后重，动作轻柔，只在皮肤表面发生摩擦运动，不带动皮下组织。

(2) 频率为每分钟120次左右。临床可根据病情的虚实确定摩法的方向和速度，通常缓摩为补，急摩为泻，顺摩为补，逆摩为泻，顺逆各半即为平补平泻。

4. 手法特点 摩法是推拿手法中最轻柔的一种，为环旋摩擦运动，刺激轻柔缓和舒适，临床一般将摩法作为补法运用。古代运用摩法配合使用药膏，以发挥手法和药物的协同作用称为"膏摩"、"药摩"。《圣济总录》云："按止以手，摩或兼以药，曰按曰摩。"现代有用松节油、冬青膏或葱姜汁等作为摩法的辅助用药。

5. 临床应用 适用于胸腹、胁肋部，亦可用于头面部。临床常配合揉法、按法、推法用于脘腹疼痛、食积胀满、便秘、泄泻或胸胁胀痛、痛经、面瘫、头痛、脊髓损伤等病证的治疗和康复。具有和中理气、镇静安神、消积导滞、调节胃肠蠕动等作用。《医宗金鉴》曰："摩其壅聚，以散瘀结之肿"，说明摩法还有活血散瘀的作用，可用于治疗外伤肿痛。

(二) 擦法

1. 定义 用手掌（掌根）、小鱼际、大鱼际或手指罗纹面附着在一定部位，稍用力下压进行直线往返摩擦运动使施术部位产生热感的一种手法称为擦法。通常根据作力部位不同可分为掌擦法、小鱼际擦法、大鱼际擦法和指擦法等。

2. 动作要领（图 2-3-7）

(1) 掌擦法：腕关节伸直，手指自然分开，用掌面附着于治疗部位，以肩关节为支点，上臂主动摆动，带动手掌作前后或上下往返移动。

(2) 小鱼际擦法：五指并拢，腕掌与手指伸直，以小鱼际附着于治疗部位，作直线来回往返移动。

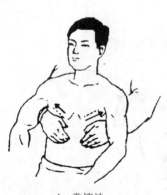
A. 掌擦法

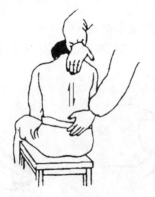
B. 小鱼际擦法

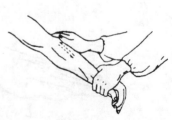
C. 大鱼际擦法

图 2-3-7 擦法

（3）大鱼际擦法：掌指并拢微屈成虚掌，用大鱼际及掌根附着于治疗部位，作直线来回往返移动。

（4）指擦法：以食指、中指、无名指掌面附着于治疗部位，以肘关节为支点，前臂主动屈伸，作直线来回往返移动。

3. 注意事项

（1）直线往返，不能歪斜，如拉锯状，不要停顿。

（2）通常擦拭距离要长，用力要稳，要均匀，不要带动皮下组织。注意指擦法往返距离宜短。

（3）术者操作时不可屏息，往返动作要连续且有节律性，一般摩擦频率为每分钟100次左右。

（4）治疗部位充分暴露，保持室内温暖，避免着凉。

（5）要求擦至皮肤发红。为了保护皮肤防止擦伤，并使擦的热量深透，可在施术部位涂润滑油，如红花油、冬青膏等。

4. 手法特点 擦法是以掌、大鱼际、小鱼际或手指为着力部位附着在体表作直线往返的一种运动，刺激量较摩法为重，温热效应较摩法深透，临床通常用作结束手法。

5. 临床应用 掌擦法接触面大，常用于胸腹、肩背等部位。小鱼际擦法接触面小，易操作，往返较快，产热多，有时还出现灼热感，并向腹部、下肢放射，故常用于肩、背、腰、骶部。大鱼际擦法接触面介于掌擦法和小鱼际之间，比较适用于四肢，尤其是上肢，亦可用于胸腹、腰背。

擦法具有温经散寒，活血通络，消瘀止痛，宽胸理气，调理脾胃，温肾壮阳等作用。临床广泛用于风湿痹痛、四肢伤筋、落枕、脊髓损伤、软组织肿痛、关节活动不利、胸胁、脘腹胀痛、感冒、咳嗽，以及脾肾阳虚、内脏虚损引起的病证的治疗和康复。

（三）推法

1. 定义 用指、掌、鱼际或肘等贴附在一定部位上进行单方向的缓慢的直线推压移动的手法称为推法，又名平推法。根据作力部位不同分为掌推法、掌根推法、大鱼际推法、小鱼际推法、虎口推法、指推法、肘推法等；根据推的方向不同又分为分推法（从中点向两侧推）、合推法（由两侧向中点推）。

2. 动作要领（图2-3-8）

（1）肩及上肢放松，适当用力下压将着力部位贴紧体表。着力部位包括指、掌、掌根、大鱼际、小鱼际、虎口、肘。

（2）以肩、肘、腕活动带动手或肘部按规定方向推动。如掌推法，以肩关节为支点，肘关节伸直，腕关节背伸，用掌根部着力进行推动；需要增大压力时，可将另一只手重叠加压推进。鱼际推法和虎口推法要领是以鱼际和虎口进行推动；肘推法要领是屈肘，用鹰嘴突部着力进行推动。指推法根据着力不同又可分为拇指推法、三指推法和四指推法等。

3. 注意事项

（1）用力平稳、均匀，速度要缓慢，尤其是肘推。

（2）单方向的直线运动，去而不返，推动时距离要长，不可歪斜，带动皮下组织。

（3）可在施术部位涂少量润滑油，如凡士林、冬青膏或麻油等，以防擦破皮肤。

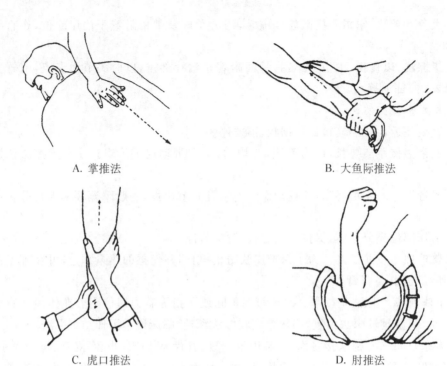

A. 掌推法　　　　　　　　　　B. 大鱼际推法

C. 虎口推法　　　　　　　　　D. 肘推法

图 2-3-8　推法

4. **手法特点**　推法是以指、掌等向外或向前用力做单方向缓慢直线移动的一种手法,《幼科推拿秘书》曰:"推者,一指推去而不返,返则向外为泄,或用大指,或用三指,穴道不同。"通常指推法用力较轻而频率较快,其他推法用力较重而频率稍慢。

5. **临床应用**　推法具有消积导滞、解痉镇痛、消瘀散结、通经理筋、调和气血等作用。适用于人体全身各部位。现代医学证实,推法可以提高肌肉的兴奋性,促进血液循环。指推法接触面小,适用于头面部、颈部和四肢末端,用于治疗头晕头痛、落枕、筋肉拘急、肌腱炎等。掌推法接触面大,适用于腰背、胸腹及四肢等,用于腰背酸痛、四肢肌肉痉挛、麻木、胸腹胀痛等病证的治疗和康复。肘推法是推法中刺激性最强的一种,尤其适用于形体肥胖、肌肉丰厚或因宿疾痹痛而感觉迟钝者,可施于腰背脊柱两侧的膀胱经和臀部,用于治疗风湿痹证等。鱼际推和虎口推亦多用于四肢末端。

【附】推桥弓(图 2-3-9)

患者取坐位,术者站于其侧后方,用一手扶住其前额,另一手虎口张开,拇指伸直以罗纹面按于乳突处,其余四指并拢按于项部,拇指自上而下,沿胸锁乳突肌表面,推至锁骨上窝处。

(四) 抹法

1. **定义**　用单手或双手的指腹或掌面附着在施术部位上,做上下、左右或弧形曲线的往返抹动称抹法。根据着力部位不同可分为指抹法和掌抹法。

2. **动作要领**(图 2-3-10)

(1) 指抹法:腕部放松,以单手或双手的拇指指腹为着力点贴紧施术部位,用其余手指扶持固定,拇指的指掌关节发力,拇指做主动内收和外展的往返抹动。

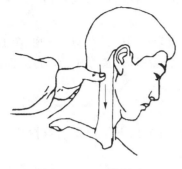
图 2-3-9 推桥弓

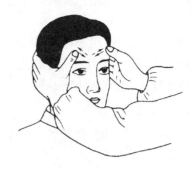
图 2-3-10 抹法

(2) 掌抹法:腕部放松,以单手或双手掌面为作力点贴紧施术部位,其余手指自然伸直,肘关节发力,带动前臂和上臂部协调用力做往返抹动。

(3) 可以是单方向抹动,也可以是弧形曲线往返抹动。

3. 注意事项

(1) 用力要均匀、缓和、稳实,做到轻而不浮,重而不滞。

(2) 抹时移动频率缓慢或轻快,每分钟 60～120 次。一般重抹速度较慢,轻抹速度可稍快。

(3) 在治疗部位涂少许润滑油可以起到保护皮肤、防止擦破皮肤的作用。

4. 手法特点　抹法操作时不带动皮肤,它与成人推拿手法中的平推及小儿推拿中的分推、合推和旋推相似,区别在于推法是单向、直线移动,而抹法则可根据治疗部位不同做往返运动,可上可下,可左可右,或做弧形曲线运动,另外抹法所用之力较推法为轻,常用作开始手法或结束手法。

5. 临床应用　指抹法移动范围小,多用于头面、颈项部;掌抹法移动范围大,多用于腰背部。抹法具有开窍醒神、清利头目、平肝潜阳、舒筋通络、宽胸理气等作用,临床常用于感冒、头晕、头痛、失眠、面瘫、肢体疼痛、脘腹胀满等病证的治疗和康复。亦可利用其扩张皮肤血管的作用来防止皮肤衰老,消除颜面皱纹。

(五) 搓法

1. 定义　用双手掌面挟住肢体,做方向相反的快速搓揉并作上下往返移动的一种手法称为搓法。

2. 动作要领(图 2-3-11)

(1) 患者肢体放松,术者马步站稳于患者一侧,臂稍弯,肘关节微屈,双手伸开,两掌挟住治疗部位相对用力做方向相反的上下往返搓动。

(2) 搓动频率要快,上下移动速度要慢,用力均匀柔和。

3. 注意事项

(1) 双手掌面适当加力挟住肢体,不宜将肢体挟得太紧,以便腕放松。

(2) 术者不要屏气,搓动时动作灵活、协调。

4. 手法特点　搓法是一种辅助手法,一般作为推拿的结束手

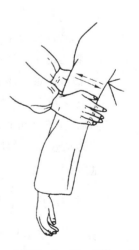
图 2-3-11 搓法

法,并常与抖法配合使用。搓时除了上下往返搓动,亦可左右往返移动,可用于腰背和两胁部。

5. 临床应用　适用于背腰、胸胁、四肢,以上肢部最为常用。具有调理气血、疏通经络、活血止痛、放松肌肉、消除疲劳等作用。常用于漏肩风、脊髓损伤、腰背痛、胸胁痛、四肢痛和关节活动不利等病证的治疗和康复。

(六) 扫散法

1. 定义　术者用手指在颞部沿少阳经从前向后,自上到下做往返的推擦移动,称扫散法。

2. 动作要领(图 2-3-12)

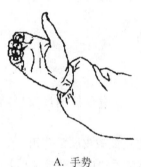 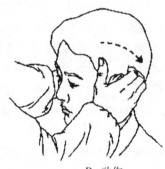

A. 手势　　　　　　　　　　　　B. 动作

图 2-3-12　扫散法

(1) 患者取坐位,术者面对患者站立,用一手扶住患者一侧头部起稳定作用,另一手拇指伸直呈外展位,其余四指并拢呈微屈曲状,在患侧颞部用扫散手法往返推擦移动。

(2) 操作时腕关节微背伸,以拇指桡侧面少商穴为着力点,通过腕关节小幅度左右摆动和肘关节少量的屈伸运动带动手部自前额发际向后至太阳穴作直线往返摩擦移动,并可作少量的上下位移。或以四指指端为着力点依少阳胆经循行路线(即耳郭上缘、耳后至乳突)作弧线的往返摩擦移动。可左右两侧交替进行,每侧做 30~50 次往返推擦移动。

3. 注意事项

(1) 术者动作要平稳,固定好患者头部,避免操作时造成晃动而引起不适。

(2) 着力部位要紧贴头皮操作,要求轻而不浮,重而不滞,以免牵拉头发根而引起疼痛。

(3) 扫散时推擦距离不可过长,频率一般在每分钟 200~250 次。

4. 手法特点　扫散法因用指端在头颞部做轻快的往返移动,形如扫尘,并以祛头风为主而得名。初学者可直接在两侧头颞部交替进行弧线往返扫散移动。

5. 临床应用　扫散法具有平肝潜阳,醒脑安神,祛风散寒等作用。可用于治疗头痛、头晕、高血压、失眠等病证。如用扫散法、按揉百会、推桥弓治疗高血压等。

三、挤压类手法

用指、掌或肢体其他部位重复按压或对称性挤压体表的方法称挤压类手法。包括拿法、捏法、按法、点法、掐法、捻法、拨法、勒法等。

(一) 拿法

1. **定义** 用拇指和其余四指的罗纹面相对用力,在所选定部位或穴位上进行节律性捏提的方法称拿法。临床上根据拿的部位和手法的不同分为二指拿、三指拿和五指拿等。

2. **动作要领**(图 2-3-13)

(1) 术者肩肘关节放松,手指自然伸直,手掌空虚,将拇指与其余手指对置紧贴在所选治疗部位上捏而提起,即用力贯注于指,作连续性一紧一提一松的操作活动。

(2) 用力柔和,由轻而重,再由重而轻,节律一致。

(3) 腕关节、掌指关节要协调灵活,具有连贯性。

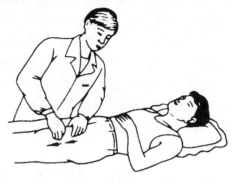

图 2-3-13 拿法

3. **注意事项**

(1) 手指伸直不可成"爪形手",以免指尖或指甲着力刺激皮肤引起患者不适。

(2) 不可用暴力,应在患者能忍受的范围内进行。

(3) 捏提动作一般与肌腱、肌束和韧带的走行方向垂直,移动则尽量沿着其走行方向。拿法后可配合运用摩揉以减少刺激。

4. **手法特点** 拿法中带有捏、提的动作,刺激较强,常用作开始手法,并多与揉法结合使用,组成拿揉的复合手法。初学者不可过分用力拿捏,以免引起患者的不适和伤及自己手腕的肌腱。

5. **临床应用** 拿法具有祛风散寒、开窍醒神、舒筋通络、镇静止痛等作用。可用于颈椎病、落枕、偏瘫、脊髓损伤、关节扭伤、感冒、头痛、四肢酸痛等病证的治疗和康复。该法适用于颈项、肩部和四肢等部位,通常面积较小的部位多用三指拿,如拿肩背、拿颈项两侧治疗肩背痛和外感头痛,拿合谷止牙痛。面积较大的部位多用四指拿和五指拿,如拿承山治疗小腿抽筋等。

(二) 捏法

1. **定义** 用拇指与其余手指对置在施术部位,相对用力做对称性的挤夹捻转,并沿经筋、肌肉、韧带等的分布或走向顺序前行的方法称捏法。通常根据手指着力的不同分为二指捏、三指捏和五指捏等。捏法用于腰背部又称捏脊法,用于小儿,又称小儿捏脊疗法(见本章第三节)。

2. **动作要领**(图 2-3-14)

(1) 将拇指与其余手指对置在一定部位上,相对用力挤夹并循序前行。

(2) 反复上述挤夹捻转操作数次,用力均匀、柔和,动作连贯。

3. **注意事项**

(1) 操作时捏起皮肤多少及挤夹捻转用力大小要适当,不可拧转、扭绞皮肤。

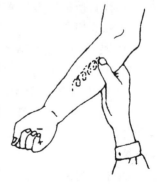

图 2-3-14 捏法

(2) 操作不断有节奏,要连续向前做直线运动,不可喎斜。

(3) 移动速度快慢得当,可根据病情、个体情况等控制在每分钟50~200次。

4. **手法特点** 捏法与拿法相似,区别在于捏法用力较轻,着力于浅表组织,提的动作少,不会引起术者肢体晃动,特点是自然舒适。初学者要坚持练习拇指与其余手指的对合力,并注意双手的配合协调性,不可过分用力捏挤。

5. **临床应用** 捏法适用于颈项、肩背、四肢等部位,尤其是背部督脉及两侧华佗夹脊、足太阳膀胱经等。具有健脾和胃,疏经通络,行气活血,促进萎缩肌肉恢复,增强体质等作用。可用于颈椎病、偏瘫、脊髓损伤、四肢酸痛、消化道疾病和妇女月经不调等病证的治疗和康复。小儿捏脊则可用来治疗小儿腹泻、呕吐、消化不良、小儿疳积等病证,亦可用于小儿保健,促进生长发育,增强抗病能力。

(三) 按法

1. **定义** 以手指、手掌或肘尖等部在一定的部位或穴位上逐渐用力向下按压,并按而留之的方法称按法。临床上可分为拇指按法、掌按法、肘按法等。

2. **动作要领**(图2-3-15)

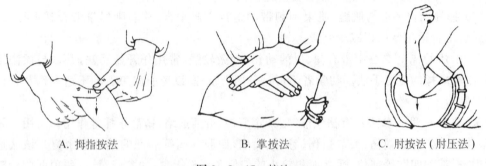

A. 拇指按法　　　　　B. 掌按法　　　　　C. 肘按法(肘压法)

图 2-3-15 按法

(1) 术者呼吸自然,将着力部位贴附在所选定的部位或穴位上。

(2) 指按法是用拇指指腹或指端按压体表,当单手指力不足时,可用另一手拇指重叠辅以按压。掌按法是用掌根或全掌着力按压体表,可用单掌或双掌交叉重叠按压体表。屈肘按法则是肘关节屈曲,以肘尖部即尺骨鹰嘴突按压体表。

(3) 按压方向垂直,用力平稳,先轻后重,由浅入深,当出现酸、麻、胀、重或走窜感时,维持一段时间,使得气感向深层组织传递,然后再由重而轻逐渐放松,如此反复操作5~10次。

3. **注意事项**

(1) 按压部位要紧贴体表,不可移动,不可用暴力猛然按压。

(2) 按压后要稍停留片刻,停留时间依病情需要而定。

(3) 按压结束,应逐渐减轻按压的力量,不可突然放松。

(4) 为增加按压力量,按时可以叠指、叠掌,或将双肘关节伸直,身体略前倾,借助部分体重向下按压。注意肘压力量在以患者能忍受为原则的前提下要考虑到患者的年龄和骨质疏松程度。

4. **手法特点** 按法是推拿中运用较早的手法之一,其特点是作用力强、省力而且舒适。临床上常与其他手法结合应用组成复合手法,如与揉法结合,则为按揉法;与压法结合则为按压法。

5. **临床运用** 按法具有疏经通络、活血散瘀、散寒止痛、开通闭塞、放松肌肉、调理脏腑等作用。指按法接触面小,容易控制刺激的强弱,适用于全身各个穴位,是常用保健推拿手法之一,如常按眼部及面部的腧穴,既可保护视力又可保健美容。掌按法接触面较大,刺激也较缓和,适用于面积较大的背、腰、腹等平坦部位。肘按法则适用于肌肉丰厚的腰臀部。本法广泛用于漏肩风、落枕、偏瘫、关节扭伤、胃脘痛、腰痛、腹痛、肥胖、头痛、牙痛、肢体麻木酸痛、癃闭、痛经等病证的治疗和康复。

（四）点法

1. **定义** 以指端或指间关节突起部点压施术部位的方法称点法。包括拇指点和屈指点两种,屈指点又有拇指点法、屈拇指点法和屈食指点法之分。

2. **动作要领**（图 2-3-16）

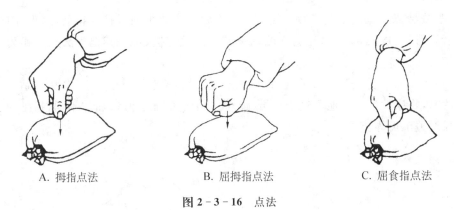

A. 拇指点法　　　　　　B. 屈拇指点法　　　　　　C. 屈食指点法

图 2-3-16　点法

(1) 术者呼吸自然,将着力部位附着在所选定的部位或穴位上。

(2) 拇指点法是指手握空拳,拇指伸直紧贴食指中节桡侧面,用拇指指端点压施术部位。屈拇指点法是指拇指屈曲压在屈曲食指中节的外侧缘,用拇指指间关节桡侧点压施术部位。屈食指点法是指屈曲食指并与其他手指相握,用食指近侧指间关节点压施术部位,术时可用拇指末节紧压食指中部,以增加力度。屈中指点法是指用中指近侧指间关节点压施术部位。

(3) 点压时垂直逐渐加力,先轻后重,由浅入深,当出现得气感时,维持一段时间,使得气感向深层组织传递,然后逐渐放松,可边放松边配合揉法。如此反复操作 3～6 次。

3. **注意事项**

(1) 不可用暴力猛然点压,亦不可突然收力。

(2) 点法后亦多结合揉法,以免给患者造成不适和损伤。

(3) 体质虚弱者或老人、婴幼儿应慎用。

4. **手法特点** 点法源自按法,操作技巧基本相同,不同的是着力部位、作力大小和作用面积,有"重按为点"之说。点法作用面积虽小,刺激量却更大,使用时应根据患者情况和操作部位酌情用力。

5. **临床运用** 点法适用于全身各个部位的经络和腧穴,常用在肌肉浅薄的骨缝处,具有开通闭塞、舒筋活络、解除粘连、镇静止痛、调理脏腑等作用。临床常用于胃脘挛痛、颈项强痛、肩背痛、腰腿痛等病证的治疗和康复。

（五）掐法

见小儿推拿手法。

（六）捻法

1. 定义 用拇指与食指或中指的罗纹面捏住所需治疗部位，相对用力做对称的如捻线状的快速搓动，称为捻法。

2. 动作要领（图2-3-17）

（1）术者一手握住对方的腕部或踝关节，一手用拇指与食指或中指的罗纹面夹住手指（脚趾）。

（2）两指相对作搓捻动作，捻动要轻快柔和，移动要慢，每分钟100～200次。

3. 注意事项 捻动时要灵活连贯，用力要对称、均匀，不可呆滞。

4. 手法特点 捻法是因指腹夹住治疗部位如捻线状来回搓捻而得名。《保赤推拿法》曰："捻者，医以两指摄儿皮，微用力而略动也。"本法常与搓、抖等其他手法配合作为推拿治疗的结束手法。

5. 临床应用 捻法具有理筋通络、行气活血、滑利关节、消肿止痛等作用。适用于四肢远端小关节，临床常配合其他手法治疗指（趾）间关节的酸痛、肿胀、屈伸不利、指趾间关节损伤或类风湿关节炎等。

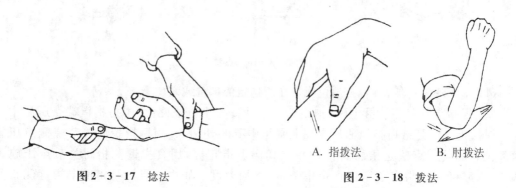

图2-3-17 捻法　　　　　　A. 指拨法　　B. 肘拨法

　　　　　　　　　　　　　图2-3-18 拨法

（七）拨法

1. 定义 用指端或肘尖深压在治疗部位上，来回做与肌纤维、肌腱或韧带垂直方向拨动的方法称拨法，又名弹拨法、拨络法、拨筋法。临床常用有指拨法和肘拨法等。

2. 动作要领（图2-3-18）

（1）术者以指端（拇、食、中三指任一指或食、中二指并拢或食、中、无名指三指并拢）或肘尖逐渐用力深压在治疗部位上，出现酸胀时再来回做垂直拨动。

（2）用力宜先轻后重，再由重而轻，指下常有滑动感。

3. 注意事项

（1）拨动时不要在皮肤表面做来回摩擦移动，应带动肌纤维、肌腱或韧带一起拨动，避免擦伤皮肤。

（2）拨动频率应均匀，一般在每分钟100～200次。

4. **手法特点** 拨法按压沉实,拨动有力,是由按法和揉法演变而来,因其动作状如弹拨琴弦而得名。拨法对深部组织刺激较强,故使用后应在局部以轻快的揉摩手法,缓解疼痛。

5. **临床应用** 拨法具有松解粘连、消散积聚、调理筋膜、解痉止痛等作用。适用于颈项、腰背、臀和四肢等部位的肌肉、肌腱或韧带组织,可用于颈椎病、落枕、肩周炎、肩峰下滑囊炎、腰椎间盘突出症、梨状肌综合征、四肢麻木酸痛、慢性软组织损伤、关节屈伸不利及其他各种痛症的治疗和康复。

【附】勒法

1. **定义** 用食、中指弯曲成钩状,挟住手指上下作快速的勒动。

2. **动作要领** 勒时常发出"啪"的响声。可边勒边摇或边勒边抖(图2-3-19)。

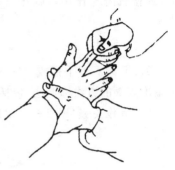

图 2-3-19 勒法

四、振动类手法

以较高频率的节律性震颤,轻重交替刺激,持续作用于人体的方法称为振动类手法,包括抖法和振法等。

(一)抖法

1. **定义** 双手或单手握住患肢远端,作小幅度高频率的上下、左右连续颤动的一种方法称为抖法。

2. **动作要领**(图2-3-20)

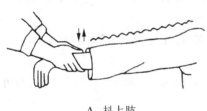

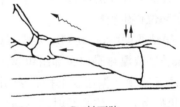

A. 抖上肢　　　　　　　　　B. 抖下肢

图 2-3-20 抖法

(1)患者肢体自然放松,术者马步站稳,肩放松,肘关节微屈。

(2)双手握住患者的腕关节或踝关节,前臂用力作小幅快频率连续性的抖动,使患肢关节、肌肉有松动感。

(3)通常上肢抖动幅度要小,2~3 cm;频率要快,约每分钟200次。下肢抖动幅度可略大,频率却要慢。

3. **注意事项**

(1)术者应通过前臂静止性发力抖动患肢,但不要屏气,不能使受术者躯干出现明显摇晃。

(2)注意抖动幅度应由大到小,频率由慢到快。

(3) 应使抖动似波浪样由四肢远端逐步传递到四肢近端。

4. **手法特点** 抖法有抖上肢和抖下肢之分,在临床常与搓法配合使用,作为治疗的辅助或结束手法,可先搓后抖。特点是抖动后肢体关节有明显松动感。

5. **临床应用** 抖法适用于四肢部,以上肢为常用。具有疏通经络、调理气血、滑利关节、放松肌肉等作用。临床常用于漏肩风(肩周炎)、手臂疼痛、腰腿痛等病证的治疗和康复。

(二)振法

1. **定义** 以手指或手掌附着在体表一定部位上,前臂和手部静止性发力,产生高频率小幅度震颤的方法称振法,包括指振法和掌振法。

2. **动作要领**(图2-3-21)

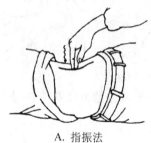
A. 指振法

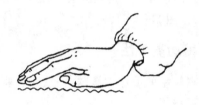
B. 掌振法

图2-3-21 振法

(1) 术者呼吸调匀,气沉丹田,将注意力集中在指掌部并适当按压体表。指振法用指端着力,掌振法用手掌着力。

(2) 肩及上臂放松,前臂及手掌肌肉作强烈静止性收缩,产生的力量集中于手掌或手指上使施术部位产生震颤。

(3) 振动幅度小,振动频率要快,每秒5~10次,可在每个部位持续操作2~3 min,以使产生的振动感或温热感向深部组织渗透。

3. **注意事项** 振法要求操作者用意念运气,以气发力,故一不可屏气,二不可时间过长,以避免疲劳,三要注意平时的练功。

4. **手法特点** 振法可单手操作,亦可双手操作,也可叠掌操作,因要用意念运气,非练功者难以达到相应的效果,故需长期进行训练。

5. **临床应用** 一般掌振法常用于胸腹部,指振法则可用于全身各部腧穴。本法具有镇静安神、祛瘀消积、和中理气、消食导滞、调节胃肠等作用。可用于头痛、失眠、肌肉筋脉挛缩或粘连、腰胁痛、胃痛及胃肠功能紊乱等病证的治疗和康复。

五、叩击类手法

用手掌、手指、拳背、掌侧面或桑枝棒叩打体表的方法称叩击类手法。此法包括拍法、击法、弹法等。

(一)拍法

1. **定义** 用虚掌平稳而有节奏地拍打体表一定部位的方法称拍法。

2. 动作要领(图 2-3-22)

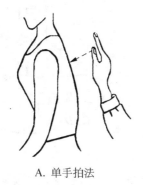
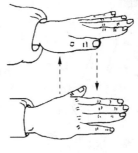

A. 单手拍法　　　　　　　B. 双手拍法

图 2-3-22　拍法

(1) 手指自然弯曲并拢成虚掌,掌指关节微屈,腕放松或微松。
(2) 平稳而有节奏地拍打患部,先轻后重,拍打后迅速提起,不要在拍打部位停顿。
(3) 拍打背部时,嘱患者张口呼吸。
(4) 可单手操作,也可双手交替操作。

3. 注意事项
(1) 拍时可以腕、肘、肩为中心发力,注意以腕力为主,要灵活自如。
(2) 注意指实掌虚,虚实结合,根据术者拍打力量的不同,患者可有轻、中或重等振荡冲击感。
(3) 一般拍打 3~5 次即可,轻拍频率可略快,以皮肤微红、发热为度。对肌肤感觉迟钝麻木者,可重拍至皮肤充血发红为度。
(4) 严重的骨质疏松、肿瘤患者等禁用本法。

4. 手法特点　本法常可作为推拿结束手法和保健运用手法,拍打时利用气体的振荡达到拍击时声声清脆,使患者感觉刺激深透到组织深部而无刺痛。

5. 临床应用　拍法主要用于肩背、腰臀及下肢部,轻拍亦可用于头部和胸腹部。该手法具有舒筋通络、行气活血、疏松腠理、缓解肌肉痉挛、宽胸理气、醒神健脑等作用。可用于风湿痹痛、肌肉萎缩、局部感觉迟钝、胸闷胸痛、头昏等病证的治疗和康复。

(二) 击法

1. 定义　用拳背、掌根、小鱼际、指尖或用桑枝棒叩击体表的方法称为击法。根据着力部位的不同,击法可分为拳击法、掌根击法、合掌击法、小鱼际击法、指击法和桑枝棒击法等。拳击法又可分为拳背击法、拳眼击法和拳心击法。

2. 动作要领(图 2-3-23~图 2-3-27)
(1) 拳背击法:手握空拳,腕伸直,通过肘关节屈伸发力,用拳背平击体表,一般是单手操作(图 2-3-23A)。
(2) 拳眼击法:手握空拳,腕放松,通过前臂屈伸发力,用拳眼击打体表,可发出"啪"的响声,常双手操作,亦可单手操作(图 2-3-23B)。
(3) 掌根击法:手指微屈,腕关节背伸,用掌根部击打体表(图 2-3-24)。

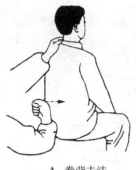 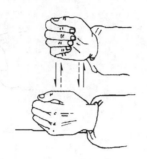 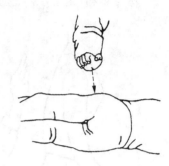

A. 拳背击法　　　　　　　B. 拳眼击法

图 2-3-23　拳击法　　　　　　　　　图 2-3-24　掌根击法

（4）合掌击法：手指并拢或分开，两手掌指相合，腕关节放松并适度背伸，前臂主动旋转，使两掌小指尺侧轻击体表，或弯曲小、环指，使中指端尺侧轻击体表（图 2-3-25），击打要轻巧而有节奏，若手指分开可发出"啪啪"的响声。

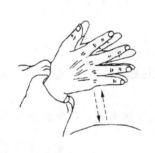 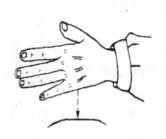 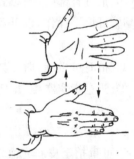

　　　　　　　　　　　　A. 单手小鱼际击法　　B. 双手小鱼际击法

图 2-3-25　合掌击法　　　　　图 2-3-26　小鱼际击法

（5）小鱼际法（又称侧击法）：手指自然伸直，腕略背伸，用单手或双手小鱼际击打体表（图 2-3-26）。

（6）指击法：腕关节放松，用指端或指的罗纹面轻击体表，如雨点般下落。指击法又可分为两种：利用腕关节屈伸，使四指尖同时下落轻击体表。利用掌指关节屈伸，使四指尖分别下落轻击体表（图 2-3-27）。

（7）棒击法（又称桑枝棒击法）：用特制木棒或桑枝棒轻击体表。

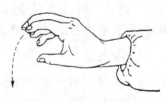

图 2-3-27　指击法

3. 注意事项

（1）操作时用力要因人、因病、因部位而不同，叩击应快速而短暂，速度要均匀而有节奏，不可有拖抽动作。

（2）不可用暴力击打，通常每个部位每次击打 3～5 次。

4. 手法特点　　击法刺激量较大，尤其拳背击法、掌根击法等，着力面相对集中，对局部可造成较强的瞬间冲击力，使用时应严格控制击打的力量。

5. 临床应用　　击法具有舒筋通络、活血祛瘀、行气止痛、消除疲劳等作用。临床常用于风湿痹痛、腰腿疼痛、局部感觉迟钝、肌肉痉挛、神经衰弱、疲劳等病证的治疗和康复。击法方法多,适用的部位亦广,如拳背击法主要适用于腰背部,掌根击法、小鱼际法、桑枝棒击法可用于腰背、四肢,拳眼击法则可适用于肩、背、腰、臀、四肢部,合掌击法主要用于前额、头顶、项部,指尖击法主要用于头面部,具体应用时可根据不同部位而选用。

(三) 啄法

1. 定义　以5指指端作轻快而有节律地击打治疗部位,如鸡啄米状,称为啄法。本法可单手操作亦可双手操作,但以双手操作为多。

2. 动作要领(图2-3-28)

(1) 5指分开,自然微屈呈休息位状,以各指指端为着力点,通过腕关节的屈伸作轻快而有节律地叩击治疗部位。头部一般由前向后、由头顶部向两侧轻啄。

(2) 叩击方向应与治疗面垂直。

(3) 操作时腕、指需放松,以腕力为主,可双手交替操作。

(4) 叩击频率一般每分钟200～250次。

3. 注意事项　手法要灵活轻快,有节律性,双手配合自如,不要僵硬。

4. 手法特点　啄法刚中有柔,刺激量中等,叩击时既要使指端有一定弹性,又要保持一定的力度。

5. 临床应用　本法主要适用于头部、肩背部、下肢外侧等部位,具有疏通气血、安神醒脑等作用。可用于治疗头痛、失眠、神经衰弱、肩背痛等。

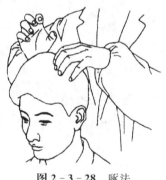

图2-3-28　啄法

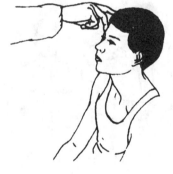

图2-3-29　弹法

(四) 弹法

1. 定义　用手指指端背面连续弹击治疗部位的方法称弹法。

2. 动作要领(图2-3-29)

(1) 用一手指的指腹紧压另一手指的指甲,用力弹出,连续弹击体表。或依次快速屈曲1～5指,并用拇指指腹按压,使食指、中指、无名指、小指依次快速弹出,用指端背面有弹性地对治疗部位皮肤进行反复弹击。

(2) 弹击力要均匀,频率每分钟120～160次。

3. 注意事项　弹法的作用强度较大,要在患者能忍受的情况下适当弹击,弹后可酌情配合运用揉法。

4. 手法特点　弹动指力要均匀,有弹性,保持节奏。

5. **临床应用** 本法可适用于全身各部，尤以头面、颈项部最为常用。弹法具有疏经通络、行气活血等作用。可用于治疗头痛、头昏、肢体麻木、各种疲劳等。

六、运动关节类手法

对关节作被动性活动的一类手法称为运动关节类手法。本法包括摇法、扳法、背法、拔伸法等。

（一）摇法

1. **定义** 使关节作被动的环转运动的方法称为摇法。根据运动部位的不同，摇法包括摇颈项、肩、肘、腕、腰、髋、膝、踝法等。

2. **动作要领**（图2-3-30～图2-3-35）

（1）颈项部摇法：患者坐位，颈项部放松，术者站在患者的后外侧，用一手扶住其头顶后部，另一手托住下颌颏部，双手协调地作相反方向用力，使头部作缓慢的环转运动（图2-3-30）。

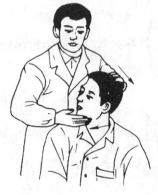

图2-3-30 颈项部摇法

（2）肩关节摇法：患者坐位，术者站在患者的后外侧，用一手扶住患者的肩部，另一手握住其腕部或托住肘部，使患肩关节缓慢地作顺时针或逆时针方向的环转运动。握住腕部摇肩称握手摇肩法，托住肘部摇肩称托肘摇肩法（图2-3-31）。

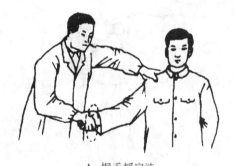

A. 握手摇肩法

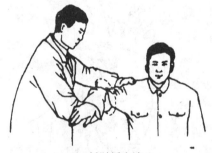

B. 托肘摇肩法

图2-3-31 肩关节摇法

（3）肘关节摇法：患者坐位或仰卧位，术者一手托住患肘关节，另一手握住患手的腕部，先使肘关节屈曲约45°，然后作顺时针或逆时针方向的摇动。

（4）腕关节摇法：患者坐位或仰卧位，术者站在患者的患侧，一手握住患肢腕关节，另一手握住其手指、手掌，或交叉握住手指，使腕关节作顺时针或逆时针方向的摇动（图2-3-32）。

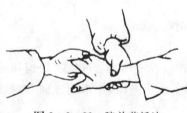

图2-3-32 腕关节摇法

（5）腰部摇法：患者坐位，术者站在患者的侧后方，一手扶住腰胁部，一手从患者腋下伸入，按住对侧肩部，两手协调用力，使腰部作缓慢环转运动。为固定患者的骨盆，可让患者骑跨坐于治疗床上，或请助手辅助，将双下肢并拢固定（图2-3-33A）。

亦可让患者取俯卧,下肢伸直放松,术者站在患者一侧,一手按腰,一手托住患者两膝稍上方并用力抬起,使下肢抬离床面,腰部作环转运动(图 2-3-33B)。

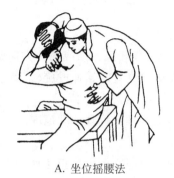
A. 坐位摇腰法

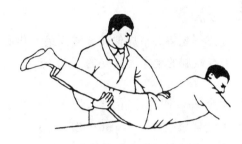
B. 俯卧位摇腰法

图 2-3-33　腰部摇法

(6) 髋关节摇法:患者取仰卧位,术者站立于患侧,一手托住患肢足跟或握住踝关节,另一手按住膝前,先使患侧下肢屈髋屈膝达 90°左右,再双手协同使髋关节作环转运动(图 2-3-34)。

(7) 膝关节摇法:患者仰卧,术者站在患者患侧,一手托踝,一手扶膝,先使患侧下肢屈髋屈膝达 90°左右,托踝部的手发力使患肢膝关节作环旋摇动,并逐渐加大摇动的范围。或让患者取俯卧位,术者站在患者一侧,一手扶住患肢的足跟部,另一手扶住患肢大腿下段的后侧,使患肢膝关节作环旋摇动。

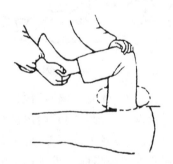
图 2-3-34　髋关节摇法

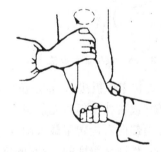
图 2-3-35　踝关节摇法

(8) 踝关节摇法:患者仰卧,下肢自然伸直,术者站立于足端,一手托住患肢足根部,一手握住足趾,环转摇动踝关节(图 2-3-35)。

3. 注意事项

(1) 摇法动作要缓和协调,注意双手配合,用力要稳而柔,速度宜由慢到快。

(2) 摇动时要固定近端,握住远端,防止身体其他部位有躲避动作而影响摇法的效果。

(3) 摇动方向及幅度均需控制在各关节生理或病理活动范围内,摇动范围由小到大,在患者能忍受的范围内进行,严禁超关节运动。

(4) 操作时注意患者和术者的体位与姿势,以双方舒适又不影响治疗效果为佳。

4. 手法特点　摇法属于被动活动,常用来防治各种关节酸痛或运动功能障碍,摇动的关键在于控制关节的摇动范围和幅度,要摇到准确到位,达到最大功能位。

5. **临床应用** 本法适用于四肢关节及颈部、腰部等,具有通利关节、松解粘连、舒筋活络等作用。可用于颈、肩、肘、腕、腰、髋、膝、踝等各关节的强硬,屈伸不利,软组织损伤,疼痛,以及骨折后遗症、偏瘫等病证的治疗和康复等。

(二)扳法

1. **定义** 先将关节屈伸或旋转到最大功能位,然后双手作相反方向或同一方向瞬间用力,做一个有控制的稍增大幅度的扳动,使关节作在最大功能位上的屈伸或旋转,此法即为扳法。

最大功能位又叫弹性阻力位,指关节屈伸或旋转的最大生理或病理活动范围。

2. **动作要领**(图2-3-36～图2-3-38)

(1)颈项部扳法:颈项部扳法常用有颈项部斜扳法和颈项部旋转定位扳法两种,其操作要领分述如下。

1)颈项部斜扳法:患者坐位,头部略向前屈,术者站在患者后侧方,一手抵住患者头侧后部,另一手抵住对侧下颌颏部,先使头向一侧旋转至最大功能位,然后两手同时反相用力,使颈椎做一个有控制的稍增大幅度的扳动(图2-3-36)。

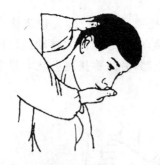
图2-3-36 颈项部斜扳法

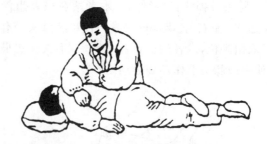
图2-3-37 腰部斜扳法

2)颈部旋转定位扳法:患者坐位,术者站在患者右后方(棘突右偏),用左手拇指顶住偏歪棘突的右侧(或右枕项部),先使患者颈略前屈至要扳动椎骨的棘突开始运动时,再使患者头向左侧屈、面部向右旋转至最大限度,然后术者用手托住患者下颌颏部,待患者放松后,做一个有控制的、稍增大幅度的、瞬间的旋转扳动,同时用左手拇指向左推按偏歪的棘突,此时常可听到"咔"的弹响,表明复位。亦可用肘夹住患者下颌颏部做此扳法。

(2)腰部扳法:下面介绍3种常用腰部扳法的操作要领。

1)腰部斜扳法:患者健侧卧位,健侧上肢置于胸前,下肢伸直在下,患侧上肢置于身后,下肢屈曲在上,术者面对患者而立,一手抵住患者肩部,另一上肢的前臂尺侧抵住臀部,将腰慢慢被动旋转至最大功能位后,两手同时作瞬间相反方向用力,使腰椎做一个有控制的稍增大幅度的扳动(图2-3-37)。

2)腰部旋转扳法:患者坐位,骑跨在床上或助手按住其双腿以固定骨盆。术者坐在患者后侧方,一手拇指按住要扳动的棘突,另一手从患者腋下伸入并钩扶住其颈项部,或按住对侧肩部,先使腰弯曲到适当的角度,然后旋转腰部到最大功能位,按颈项部或按对侧肩部的手突然用力,使腰椎做一个有控制的稍增大幅度的扳动。

3)腰部后伸扳法:患者俯卧位,术者站在患者侧方,一手托住患者两膝部,缓缓向上提起,另一手紧压在腰部患处,当腰后伸到最大限度时,两手同时瞬间用力作相反方向扳动(图2-3-38)。

3. 注意事项

(1)扳前先在局部做按、揉、摇等舒筋活动。

(2)要准确把握扳动的时机,在最大功能位的基础上扳动。

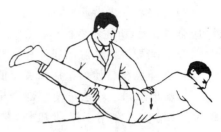

图2-3-38 腰部后伸扳法

(3)操作时因力量直接作用于关节部位,故用力要稳,切不可用暴力,双手动作配合要协调,扳动要做到果断、快速、稳妥、准确、轻巧,切忌强拉硬扳,以免造成不良后果。

(4)扳动幅度不要超过各关节的生理、病理活动范围,避免超关节运动。

(5)扳动时常听见关节弹响,实际操作时不可强求响声。

(6)严格掌握扳法的适应证。

4. 手法特点 扳法和摇法都属于被动活动,是正骨手法之一,但扳法常在摇法的基础上使用,作为摇法的加强手法。扳法亦常和其他手法配合使用,起相辅相成的作用。

5. 临床应用 扳法常用于颈项、胸腰、脊柱、四肢等全身各个关节,具有舒筋活络、滑利关节、理筋整复、矫正畸形、松解粘连等作用。常用于各关节错位、关节扭伤、小关节紊乱、关节功能障碍等病证的治疗和康复。

(三)背法

1. 定义 将患者反向背起,使其双脚离地,腰部脊椎得以牵伸的方法称为背法,又称"反背法"。

2. 动作要领(图2-3-39) 术者双足分开与肩等宽站稳,患者与之背靠背站立,术者用两肘(在里/在下)与患者两肘套紧后屈膝、弯腰、提臀,用力将患者反向背起,使其双足离地悬空,先利用患者自身重量,使腰段脊椎得以牵伸。然后术者再做快速伸膝提臀动作,同时加大腰部前屈的角度,通过身体的左右晃动摇动患者的腰部或用臀部颤动使错位的小关节得以纠正。

3. 注意事项

(1)反背时,术者臀部应抵住患者腰部疼痛处。

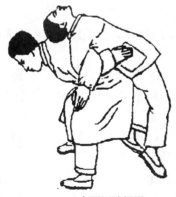
A. 弯腰屈膝提臀

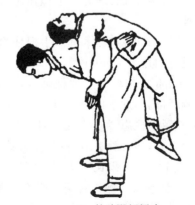
B. 伸膝臀部颤动

图2-3-39 背法

(2) 术者将患者背起后，应使其头向后仰，并紧贴于自己背部。此时，患者除双臂勾紧外，应全身放松，听凭术者操作。

(3) 术者要注意两膝的屈伸和臀部颤动的协调性。

(4) 严重腰椎骨质增生症患者应慎用或不用。

4. 临床应用　本法可使腰部脊椎及其两侧伸肌被动过伸，能缓解腰肌痉挛，整复椎间小关节错位。常用于腰肌扭伤、腰椎后关节功能紊乱、腰椎间盘突出等证的治疗和康复。

（四）拔伸法

1. 定义　固定肢体或关节的一端，向相反方向牵拉另一端，从而使关节间隙增宽的方法称拔伸法。拔伸时需用力牵拉、牵引，又称牵引法、拽法、拔法等。

2. 动作要领（图2-3-40、图2-3-41）

(1) 颈椎拔伸法：包括坐位和仰卧位。这里着重介绍坐位颈椎拔伸法：患者正坐，术者站在其后方，用双手拇指顶住枕骨下方（或置于风池穴上），掌及四指分别托住两侧下颌下缘，两前臂置于患者双肩上，利用杠杆原理，双臂向下按压，以肩为支点，双手向上，撬动头部向上，拔伸颈部（图2-3-40）。仰卧位颈椎拔伸法：患者仰卧，术者坐在患者头前，一手托其后枕部，另一手置于患者下颌处，双手用力水平方向拔伸患者颈椎。

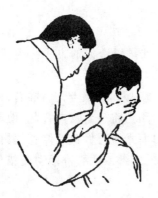
图2-3-40　坐位颈椎拔伸法

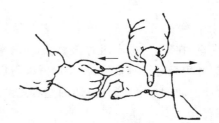
图2-3-41　指间关节拔伸法

(2) 腕部拔伸法：术者一手握住患者的手，另一手握住其前臂下端，双手同时作反方向用力拔伸。

(3) 指关节拔伸法：术者一手捏住患者被拔伸关节的指端，另一手握住其腕掌部，双手同时做反方向用力拔伸（图2-3-41）。

(4) 腰部拔伸法：患者取仰卧位，助手立于床头，双手钩住双腋下，术者双手握住患者双踝或一侧踝部，与助手同时作相反方向持续用力拔伸。或患者取俯卧位，双手抓住床头边缘，术者双手握住患者双踝或一侧踝部，持续用力向下拔伸。

除此之外，还有髋关节拔伸法、肘关节拔伸法、膝关节拔伸法等，其中腰部和髋关节拔伸法，用机械牵引的效果比人工拔伸好。

3. 注意事项　操作时用力要均匀而持久，动作要缓和，要根据不同的部位和治疗的需要，掌握好拔伸的力量和方向，切不可突然用暴力牵拉，以免造成不良后果。拔伸过程中可听到一声清脆的响声，无响声亦不要强求。

4. **手法特点** 本法可通过持续的、缓慢的拔伸力量增宽关节间隙,操作时要充分利用生物力学的省力原理,达到最佳治疗效果。临床上常将拔伸法加到复合手法中使用。

5. **临床应用** 拔伸法有舒筋通络,解痉止疼,滑利关节等作用。可整复扭错的肌腱和移位的关节,常用于治疗关节错位、伤筋及各种软组织损伤等,对不同部位的拔伸可治疗其相应部位的病证,如颈部拔伸法可用于落枕、颈椎病、颈部扭挫伤等病证的治疗和康复。

(高莉萍)

第二节　成人推拿复合手法

一、概念

将两种或两种以上单式手法动作结合运用的推拿方法称为推拿复合手法。用于成人的复合手法有推揉法、推摩法、推振法、摩振法、按揉法、拿揉法、掐揉法、点揉法、搓揉法、搓抖法、提拿法、掐拿法、提捏搓捻法、牵抖法、滚摇法等。本文重点介绍以下几种复合手法。

二、成人常用推拿复合手法

(一) 推揉法

1. **定义** 将一指禅推法与拇指揉法结合运用的复合手法,称为推揉法。

2. **动作要领** 术者站位或坐位,沉肩、垂肘、悬腕、指实、掌虚,用拇指罗纹面或偏峰或拇指指间关节背侧突起部着力于治疗部位,通过肩关节做轻柔缓和主动环旋与肘关节主动屈伸摆动的联合运动,带动着力拇指在受术部位上做反复回旋推揉动作,从而产生推和揉的复合效应。

3. **注意事项**

(1) 注意拇指着力点要吸定在治疗部位上,方能带动受术部位皮肤做反复回旋推揉动作。

(2) 推揉时环旋幅度宜小,摆动幅度则要达到一指禅推法的要求。

(3) 推揉的频率为每分钟120~160次,整个推揉动作要自然、协调、流畅而有节律性。

4. **手法特点** 本法是一指禅推法与揉法的结合运用,兼有前者的摆动、作用的持久、深透和后者的环旋揉动、作用的柔缓温通等特点。初学者要在基本掌握一指禅推法与揉法操作要领的基础上,首先在沙袋中线中点上用双手交替进行推揉的定点练习和沿操作线自上而下、自下而上反复往返、紧推慢移的走线练习,待基本熟练后再在人体进行定点和走线操作练习。

5. **临床应用** 本法适用于头面、颈项、胸腹、腰背及四肢等部位,有开窍醒神、舒筋通络、温经散寒、破瘀散结、宽胸利气、消食导滞等作用。可用于头痛、失眠、颈项强痛、胸闷、胸痛、脘腹胀满、消化不良、泄泻、便秘、四肢关节酸痛等病证的治疗和康复。

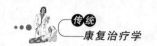

（二）按揉法

1. **定义** 将各种按法与揉法动作结合运用的复合手法，称为按揉法。根据着力部位不同可分为指按揉法、掌按揉法、掌根按揉法、叠掌按揉法、大鱼际按揉法和肘按揉法等。

2. **动作要领**

（1）术者以拇指或中指的指端或罗纹面，或手掌，或掌根，或叠掌，或大鱼际，或肘尖部着力。

（2）术手着力点在施术部位先轻渐重、由浅而深地向下按压，在按压力量达到一定深度后，作小幅度缓慢揉动，得气后稍作停留，再一边按揉一边由深层返回到浅层，如此反复进行操作。

3. **注意事项**

（1）操作时，回旋揉动的幅度要小而匀速，从而使作用力深透而集中。

（2）进行节律性按压揉动，既不可过快，亦不要过于缓慢，同时注意刺激量不宜过重。

（3）注意将按法与揉法有机结合，做到按中有揉，揉中含按，按揉并重，刚柔并济，缠绵不绝。

4. **手法特点** 按揉时作用力重实缓和，兼有按法的深透与揉法的柔和的双重作用特点，手法可谓刚中兼柔，既有力又柔和，常有"按一揉三"之说。因其作用舒适而易于被患者接受，是临床常用复合手法之一。初学者可在掌握按法与揉法操作要领的基础上，直接在人体进行操作练习。如可选择在合谷或风池穴练习单指按揉法；在中脘或脐中或关元穴练习掌按揉法；在腰部或肾俞或命门穴练习叠掌按揉法等。

5. **临床应用** 本法兼有按法和揉法的作用，按揉的手法不同，作用部位亦不同，详细见按法和揉法。

（三）掐揉法

1. **定义** 将拇指掐法与揉法结合运用的复合手法，称掐揉法。

2. **动作要领** 将拇指指甲边缘放在一定部位或穴位上，边掐边揉，匀速进行。

3. **注意事项** 术者指甲不宜过长，掐按时力量不要过重，揉的幅度要小而匀速，对于昏迷等患者掐揉较重时，应在施术部位垫上薄绢，以免掐破皮肤。

4. **手法特点** 掐揉时应使患者有稍痛而又柔缓的感觉，切不可过分用力。

5. **临床应用** 本法常用于急救，如掐揉人中、少商、中冲等有开窍醒神作用。

（四）提拿法

1. **定义** 将提法与拿法结合运用的复合手法，称提拿法。临床常用有三指提拿法和五指提拿法。

2. **动作要领** 术者站位或坐位，以拇指与食、中指指腹或其余四指指腹相对用力，将所选治疗部位皮下的肌腱或肌束或韧带或病理性条索状组织夹持拿定，用力提起，同时搓揉，反复操作。

3. **注意事项** 用力由轻渐重，提拿的着力部用指腹，不要用指尖或指甲。

4. **手法特点** 拿法中带有捏、提的动作，本法较拿法的上提力大，且有一次一次地朝一个方向重复搓揉的动作。练习时可用单手、双手同步或交替在人体局部进行定点反复操作，亦可沿肌腱、肌束或韧带的走行方向，一边提拿，一边缓缓移动。

5. 临床应用 本法适用于颈、肩、腰、背和四肢等部位,具有发汗解表、活血祛瘀、解痉止痛、软坚散结等作用。临床常用于头痛、发热、四肢肌肉酸痛、痉挛、麻痹、风湿等病证的治疗和康复。

(五)提捏搓捻法

1. 定义 用拇指与其余二指、三指或四指相对用力将受术皮肤捏紧提起,同时加以搓捻的复合手法,称提捏搓捻法。临床常用有三指提捏搓捻法、四指提捏搓捻法和五指提捏搓捻法。

2. 动作要领 术者站位或坐位,以拇指与食、中二指指腹,或与食、中、无名指三指指腹,或与其余四指指腹相对着力,将受术皮肤夹持捏住,并微用力向上提起,同时来回反复做匀力搓捻。

3. 注意事项 为避免引起疼痛,操作时用力要先轻柔缓和,待患者适应后再逐渐加重。持续搓捻受术皮肤时,注意保持提捏力向上的同时,不要夹持太紧,以免损伤皮肤。

4. 手法特点 本手法开始患者可能会有微痛的感觉,继之会有温热舒适之感。初学者在基本掌握提、捏、搓、捻手法操作要领的基础上,可在人体进行定点反复提捏搓捻练习,亦可沿经络循行路线边提捏搓捻边缓慢移动。

5. 临床应用 本法具有疏通经络、调和营卫、祛邪防病、协调机体阴阳平衡等作用。现代医学证实有促进血液和淋巴循环,提高皮肤代谢功能,通过神经节段反谢与体液的调节作用起到美容、提高机体免疫功能、康复保健等作用。

思考题

1. 概述揉法的动作要领、注意事项和临床运用。
2. 一指禅推法的动作要领和注意事项。
3. 揉法与摩法的区别是什么?
4. 何谓摩擦类手法?临床常用摩擦类手法有哪些?
5. 推法和擦法有何不同?临床如何选用?
6. 简述搓法的动作要领。
7. 拿法和捏法有何区别?
8. 拍法的动作要领、注意事项和临床运用。
9. 点法、按法共同的动作要领是什么?
10. 做抖法和振法时,怎样发力才能做到抖动或振动的幅度小且频率高。
11. 简述摇法的动作要领、注意事项和临床运用。
12. 扳法一定要到最大功能位才能扳吗?
13. 简述腰部斜扳法的动作要领和注意事项。
14. 简述按揉法、提拿法的动作要领和临床运用。
15. 常用成人推拿基本手法分哪几类?每类各有哪些手法?

(高莉萍)

第三节 小儿常用推拿手法

学习目标

1. 掌握小儿推拿常用单式手法及应用部位。
2. 熟悉小儿推拿常用复式手法及作用。

由于小儿的解剖、生理与成人有一定区别,所以小儿推拿手法与成人推拿手法不尽相同。下面分单式和复式两类介绍小儿常用推拿手法。

一、单式小儿推拿手法

（一）推法

用拇指的指腹、桡侧,或食、中指的指腹在体表进行直线、弧线、环旋运动,称推法。根据操作要领或运动方向的不同,推法可分为直推法、旋推法、分推法、合推法。

1. 直推法

（1）定义：用拇指的指腹、桡侧,或食指、中指的指腹在体表做单方向的直线运动,称直推法。

（2）动作要领（图 2-3-42）

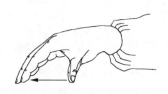
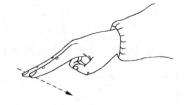

图 2-3-42 直推法

1) 将拇指指腹或桡侧,或食指、中指的指腹放在体表。
2) 用拇指桡侧缘做直推法主要依靠拇指做主动的内收或外展发力,用拇指指腹或食指、中指指腹做直推法主要依靠肘关节的屈伸活动发力。
3) 做单方向直线运动。

（3）注意事项

1) 动作轻快连续,推后皮肤不发红,频率每分钟 250~300 次。为防止损伤小儿皮肤和增强疗效,可在操作部位涂上葱汁、姜汁、润滑油、滑石粉等介质。
2) 根据需要选用双手或单手操作。
3) 操作时必须直线进行,不可喝斜。

（4）适用部位：常用于小儿特定穴中的"线状穴"和"五经穴"。

2. 旋推法

（1）定义：用拇指指腹在穴位上做顺时针或逆时针方向的旋转推摩,称旋推法。

（2）动作要领（图 2-3-43）

1）将拇指指腹放在穴位上。

2）做顺时针方向或逆时针方向小幅度的旋转推摩。

该手法与摩法非常相似，其区别为该法为单指操作，而摩法为掌或手指掌面操作。

(3) 注意事项

1）用力轻柔，仅皮肤表面摩擦，不得带动皮下组织。

2）旋推法速度较直推法缓慢，频率每分钟 160～200 次。

3）旋推法常作为补法应用，可根据患儿病情灵活掌握。

4）可涂润滑油或滑石粉，以防皮肤损伤。

(4) 适用部位：常用于"五经穴"、面状穴位及手部。

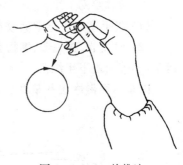

图 2-3-43 旋推法

3. 分推法

(1) 定义：用双手拇指桡侧缘、指腹，或用双手食、中指指腹自穴位中间向两边推动，称分推法，又称分法。

(2) 动作要领（图 2-3-44）

1）将两手拇指桡侧、指腹，或食、中指指腹放在穴位的中间位置。

2）自穴位中间向两旁作直线、弧线、"八"字推动，反复操作。

(3) 注意事项

1）向两旁分推时用力要柔和、均匀，动作轻快。

2）可涂润滑油或滑石粉，以防皮肤损伤。

3）连续分推 30～50 次。

(4) 适用部位：头面部、胸腹部、腕掌部及肩胛部。

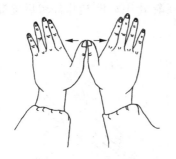

图 2-3-44 分推法

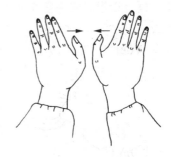

图 2-3-45 合推法

4. 合推法

(1) 定义：用双手拇指指腹或桡侧自穴位两旁向穴位中间推动，称合推法。

(2) 动作要领（图 2-3-45）

1）双手拇指与其余手指并拢，拇指指腹或桡侧置穴位两旁。

2）利用拇指的外展，分别自穴位两旁向中间推动。

(3) 注意事项：与合推法相同，仅方向相反。

(4) 适用部位：腕部阴阳穴、腹部阴阳穴。

(二) 摩法

1. 定义　以手掌或手指罗纹面放在体表或穴位上，做环旋摩擦运动，称摩法。

2. 动作要领(图 2-3-46)

(1) 将手掌或手指掌面放在体表或穴位上。

(2) 肘关节、腕关节、掌指关节 3 个关节联合运动,带动手掌或手指的掌面做环旋摩擦运动,不带动皮下组织。

以全掌面做摩法称掌摩法,以手指的罗纹面做摩法称指摩法。

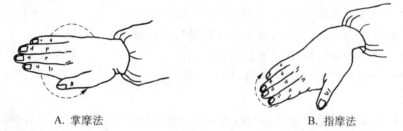

A. 掌摩法　　　　　　　　　　B. 指摩法

图 2-3-46　摩法

3. 注意事项

(1) 掌摩时,以肘关节用力为主,腕关节放松,手掌自然伸直。

(2) 指摩时,肘关节、腕关节、掌指关节联合运动,以掌指关节用力为主。

(3) 避免带动皮下组织一起做环形运动,避免手指出现冲击敲打动作。

(4) 动作协调连贯,节奏均匀,摩动频率为每分钟 100~120 次。

4. 适用部位　主要应用部位为胸腹部。

(三) 按法

1. 定义　以手指指腹或手掌在体表或穴位上逐渐用力按压,稍作停留后逐渐放松的操作方法,称按法。

2. 动作要领(图 2-3-47)

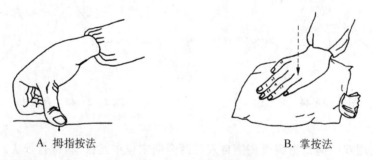

A. 拇指按法　　　　　　　　　　B. 掌按法

图 2-3-47　按法

(1) 将手指指腹或手掌放在体表穴位上。

(2) 垂直逐渐用力下压,当力量加大到一定程度时,维持该力按压一段时间,然后逐渐放松,反复操作。

用手掌进行按法操作,称掌按法;用指腹进行按法操作,称指按法。

3. 注意事项

(1) 术者取一定姿势,以便借力。

(2) 均匀平稳地加力向下按压,用力方向与体表垂直。

(3) 维持按压时间根据病情而定。

(4) 放松时,可不揉,也可边松边揉。

4. 适用部位　掌按法具有接触面积大、压力重而刺激缓和的特点,适用于面积大而又平坦的部位,如腰背部,但在小儿推拿中少用;指按法接触面积较小,适用于全身的经络和穴位,在小儿推拿中多用。

(四) 揉法

1. 定义　用中指、拇指指腹,或手掌掌根、大鱼际,放在体表或穴位上,带动皮下组织做轻柔缓和的环旋运动,称揉法。

2. 动作要领(图 2-3-48)

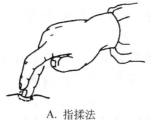 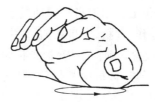

A. 指揉法　　　　　　　　B. 掌根揉法

图 2-3-48　揉法

(1) 根据部位的不同,选择性地将中指、拇指的指腹,或手掌的掌根、大鱼际,放在体表或穴位上。

(2) 做带动皮下组织的轻柔缓和的环旋运动。以中指进行揉法操作,用中指掌指关节运动发力;以拇指进行揉法操作,用拇指掌指关节运动发力;以掌根、大鱼际进行揉法操作,用肩关节、肘关节联合运动发力。

以中指、拇指进行揉法操作,称指揉法;以掌根进行揉法操作,称掌根揉法;以大鱼际进行揉法操作,称鱼际揉法。

3. 注意事项

(1) 术者取一定姿势,以便借力。

(2) 向下按压力量要适当,既能吸定、带动皮下组织环转,又能缓慢移动,以便反复操作。

(3) 避免出现跳动、摩擦。

(4) 用力持续、均匀,动作协调、有节奏,旋而不滞,转而不乱。

(5) 揉动频率为每分钟 120～160 次。

4. 应用部位　适用于全身各部。掌根揉法着力面积广,刺激柔和舒适,适用于面积大而又较为平坦的部位,如腰背部、腹部以及四肢;指揉法施术面积小,动力集中,刺激柔和而深沉,适用于全身各部位或穴位;鱼际揉法最轻柔,多用于头面及胸腹部。

(五) 捏法

1. 定义　用拇指与屈曲的食指中节桡侧相对用力,或以拇指与食指、中指指端相对用力,挤捏起小儿某部皮肤,并捻转提拿,称捏法。

2. 动作要领(图 2-3-49)

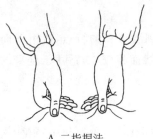
A. 二指捏法

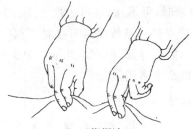
B. 三指捏法

图 2-3-49 捏法

(1) 双手并排,拇指与屈曲的食指中节桡侧,或拇指与食指、中指指端,一前一后分开放置在体表或穴位上。用拇指与屈曲的食指中节桡侧操作,拇指在前,食指在后;用拇指与食指、中指指端操作,食指、中指在前,拇指在后。

(2) 双手放置在前面手指(拇指指腹或食、中指指端)稍向下用力按压并向后顶住皮肤,放置在后面的手指(食指中节桡侧、拇指指腹)稍向下用力按压并向前推挤,形成两手挤压之势,将皮肤捏起。

(3) 一手对置的手指分别向相反方向用力捻转皮肤(前手指向上,后手指向下);另一手紧随做同样的操作。

(4) 一手捻转完毕后,后面手指顺势向前推进,顶住皮肤,同时前面手指迅速前移,向下按压并向后推挤,与后面手指形成挤压之势,捏起皮肤;另一手紧随做同样的操作。

(5) 连续进行(3)、(4)操作,反复操作。

操作顺序可归纳为:捏起→捻转→推移→复捏……

用拇指与屈曲的食指中节桡侧进行捏法操作,称二指捏法;用拇指与其余手指(食指、中指)指端进行捏法操作,称三指捏法(图 2-3-49)。

3. 注意事项

(1) 根据小儿皮肤的弹性,掌握好捻转、前移的速度,以使操作连续。

(2) 用力柔和,动作灵活,节奏均匀。

(3) 双手配合要协调。

(4) 顺着肌肉的外形轮廓循序由上而下,或由下而上。

(5) 由上而下或由下而上操作一次为1遍,一般每次捏3~5遍,为增强刺激,可在第2~4遍时,每捏3次,将皮肤向上提拿1次,称为"捏三提一法"。最后用两拇指在脾、胃、肾俞穴处揉之,以提高疗效。

4. 适用部位 小儿脊柱及脊柱两侧(背部督脉及两侧华佗夹脊、膀胱经),所以小儿捏法又称为小儿捏脊疗法。

(六) 运法

1. 定义 用拇指桡侧或中指指腹在体表或穴位上做弧形或环形推动,称运法。

2. 动作要领(图 2-3-50)

(1) 将拇指桡侧或中指指腹放在体表或穴位上。

(2) 用拇指桡侧进行运法操作,腕关节与拇指掌指关节联合运动发力;用中指指腹进行运法操作,腕关节与中指掌指关节联合运动发力。

(3) 做由此穴向彼穴的弧形推动,或在穴位周围做周而复始的环形推动。

3. 注意事项

(1) 拇指或中指伸直,其余手指自然弯曲

(2) 手法宜轻不宜重,其用力较推法和摩法都轻,操作时仅有皮肤表面的摩擦感,不带动深层肌肉组织。

(3) 手法宜缓不宜急,频率每分钟 80~120 次为宜。

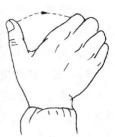

图 2-3-50 运法

4. 适用部位　多用于四肢部、头面部的弧线状穴位或圆形穴位。

(七) 掐法

1. 定义　用拇指指甲边缘放在一定穴位或部位上掐压,称掐法。

2. 动作要领(图 2-3-51)

(1) 将拇指指甲边缘放在穴位上,垂直向下用力按压。

(2) 逐渐放松。

3. 注意事项

(1) 取穴位要准确。

(2) 逐渐平稳向下垂直加力,以有"不适感"为宜。若用于急救则要突然用力,以患儿清醒为度。

(3) 操作次数一般掌握在 4~5 次。

(4) 施术时为避免掐破皮肤,可在施术部位上置一薄布。

(5) 每次掐压放松时,可边松边揉。

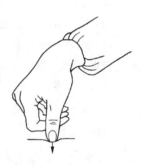

图 2-3-51 掐法

4. 适用部位　多用于头面及手足部位的穴位。

二、复式小儿推拿手法

(一) 打马过天河

1. 定义　以食指、中指在天河水弹打的手法,称打马过天河。

2. 动作要领

(1) 家人抱住患儿或患儿仰卧于床上,术者与患儿面对而坐或站于床侧。

(2) 推拿患儿右手,先一手握手指,另一手运内劳宫;然后一手握住患儿的手掌,使其前臂内侧朝上,另一手食、中二指伸直拼拢,其余手指自然弯曲,沾少量凉水,交替弹打天河水穴,自总筋经内关至曲池,如此为 1 次,一般弹打 20~30 次。

(3) 推拿左手时,手法与右手相同。

3. 注意事项

(1) 操作时指腹着力,用力均匀而缓和。

(2) 弹打力量适度。

4. 临床应用　具有散热、行气、通经的功效,主治小儿感受外邪发热、神昏、呕吐、下痢等证。

(二)二龙戏珠

1. 定义 以一手按捏或拿阴穴和阳穴,另一手拿摇患儿食、环二指的推拿方法,称二龙戏珠法。

2. 动作要领

(1)家人抱住患儿,术者与之面对而坐。

(2)推拿患儿右手,术者先用右手拿住患儿食指、无名指指端,左手捏按阴穴、阳穴,缓慢向上捏至曲池,往返5次;继之左手拿住阴、阳穴处,右手拿住患儿食指和无名指,轻缓摇动20~30次。

(3)推拿患儿左手时,操作同上,术者左右手交换。

3. 注意事项 捏按宜轻灵柔和,顺势缓缓上下。

4. 临床应用 具有温和通阳、平惊止搐的功效,主治小儿寒热不和之抽搐、惊厥。

(三)黄蜂入洞

1. 定义 以食指、中指同时揉按鼻孔或鼻翼根部的推拿方法,称黄蜂入洞。

2. 动作要领

(1)家人抱住患儿或患儿仰卧于床上,术者与之面对而坐或站于床侧。

(2)术者一手扶住患儿头部,另一手食指、中指指腹在患儿两鼻孔下缘按揉,向患儿下牙齿方向用力。

3. 注意事项 用力均匀缓和,向患儿牙齿方向用力。

4. 临床应用 具有解表发汗、宣肺止咳的功效,主治外邪袭肺所致的鼻塞、咳嗽。

(四)水底捞月

1. 定义 在掌心行运法,并边推边吹气,称水底捞月。

2. 动作要领

(1)家人抱住患儿或患儿仰卧于床上,术者与之面对而坐或站于床侧。

(2)推拿患儿左手,术者左手拿住患儿左手除拇指外的其余手指,并使掌心向上,再以右手食指、中指挟住患儿的拇指使其固定,在掌心滴几滴凉水,然后以拇指自患儿小指尖推至坎宫,再转入内劳宫,边运边吹气,如此为1次,一般操作30~50次。

(3)推拿患儿右手时,左右手交换。

3. 注意事项 操作时,向下力量比一般运法操作稍重。

4. 临床应用 具有清势凉血、宁心安神的功效,主治各种发热和因发热所致的烦躁、神昏。

(五)双龙摆尾

1. 定义 捏拿患儿食指与小指并进行牵拉摇动的手法,称双龙摆尾。

2. 动作要领

(1)家人抱住患儿或患儿仰卧于床上,术者立其侧。

(2)术者一手托住患儿肘部,另一手拿住其食指与小指,向下牵拉并摇动,反复50~100次。

3. 注意事项 操作时,用力要均匀,牵拉自然,以取得患儿的配合。

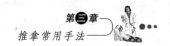

4. **临床应用** 具有开闭散结的功效,主治小便不爽、大便秘结。

(六)按弦搓摩

1. **定义** 以双掌在胁肋部搓摩的手法,称按弦搓摩。
2. **动作要领**

(1) 家人将患儿反抱于怀中,背向前,或坐于床上,将患儿两手交叉搭在肩上。术者立于或坐于患儿背后。

(2) 术者用双手掌在患儿两胁搓摩至肚角处,自上而下,反复50~100次。

3. **注意事项** 搓摩结合,用力不宜过大,防止皮肤擦伤。
4. **临床应用** 具有疏肝理气、化痰、消食导滞的作用。用于治疗痰饮食滞所致的胸闷气喘、咳嗽咯痰、脘痞腹胀、大便秘结等。

(七)凤凰单展翅

1. **定义** 以左手捏拿患儿腕部一窝风处;右手捏拿内外劳宫左右摇动的推拿方法,称凤凰单展翅。
2. **动作要领**

(1) 家人抱住患儿或患儿仰卧于床上,术者与之面对而坐或站于床侧。

(2) 术者一手捏拿患儿腕部一窝风处,使掌心向内;另一手捏拿内外劳宫,并左右摇动。反复20~50次。

3. **注意事项** 操作时两手配合,协调自然,勿用暴力。
4. **临床应用** 该法具有养清热的功能,主治阴虚内热、痰鸣气喘、噎嗝。

思考题

1. 小儿推拿手法中推法有哪些?请分述其操作要领。
2. 小儿推拿手法中的推法与运法及成人推法有哪些不同?
3. 请分述小儿推拿手法中的揉法、摩法、按法、捏法的操作方法?
4. 何谓打马过天河?请简述其操作方法及应用。

(邱　波)

第四节　推拿手法练习

通过手法练习,提高学生对各手法技巧的掌握,增加手法力量及驾驭手法的能力。

一、沙袋练习

制作布袋一只,长约26 cm、宽16 cm,内装黄沙或大米,掺入部分泡沫塑料,使其具有弹性,效果更佳,将袋口缝合,外面再套一干净布袋,便于替换。开始练习时袋可扎得紧些,以后逐渐放松。在布袋上一般练习一指禅推法、㨰法、揉法、点法、按法、摩法等手法,通过练习,可掌握上述手法的动作技巧,提高上述手法操作的熟练程度,同时可增强指力和腕力。练习姿势可采取坐势和站势,一指禅推法、揉法、点法、按法摩法的练习可取坐势。㨰法、按法、揉法的练习可取站势。经过一段时间的练习,在基本掌握这些手法动作要领的基础上,转入以在人体上操作为主练习。

二、人体上推拿手法综合练习

通过在人体上进行推拿手法综合练习,为临床康复应用打下基础。在人体上练习时,应尽可能结合临床康复的一般操作常规,分部位进行练习。不仅要进行单手法的练习,而且要练习各种手法的配合应用。通过练习,熟悉人体各部位形态、结构和功能特点,提高自己对手法技巧、手法力量的驾驭能力。

(一) 头面部手法综合练习

1. 抹法 用指腹在头面进行抹法操作,操作线路为3条线:眶上缘、眶下缘、眼球,按上眼眶、下眼框、眼球顺序进行抹法操作,抹眼球时宜轻。

2. 揉法 用指腹在头面进行揉法操作,根据自己的习惯和头面局部特点,分别选用拇指、食指、中指进行操作。操作线路为3条。

(1) 眼周,睛明→四白→瞳子髎→鱼腰→攒竹→睛明,左右相同,双手同时操作。

(2) 颧骨下缘,迎香→颧髎→下关→听宫,左右相同,双手同时操作。

(3) 下颌,承浆→颊车→下关→太阳,左右相同,双手同时操作。

3. 一指禅推法 根据面部局部特点和自己的操作习惯,选择一指禅偏峰推、指腹推、指端推三者之一进行操作,或3种均用但在操作中不断更换。在面部推经络、推大∞字、推小∞字。

(1) 推经络,印堂→神庭→百会。

(2) 推小∞字,印堂→睛明→四白→太阳→丝竹空→鱼腰→攒竹→印堂,左右相同,先单手操作,熟练后双手操作。

(3) 推大∞字,印堂→睛明→迎香→地仓→大迎→颊车→下关→太阳→丝竹空→鱼腰→攒竹→印堂,左右相同,先单手操作,熟练后双手操作。

4. 推法 在额部进行指推,操作线路常为两条。

(1) 头部督脉,印堂→神庭→百会。

(2) 印堂→阳白→太阳。

5. 点法、按法 在头面进行经络和穴位的点按。

(1) 点按如下穴位:百会、神庭、头维、攒竹、睛明、四白、太阳、迎香、颧髎、下关、颊车、翳风、风池。

(2) 按如下经络:督脉(印堂→神庭→百会)、膀胱经(攒竹→上星→前顶→百会旁)。

6. 摩法 以手指掌面摩颊面。

7. 拿揉 因头部有足太阳膀胱经2条、足少阳胆经2条、督脉1条,共5条,故拿头部又称为拿五经。分单手拿五经和双手拿五经,单手拿五经一般取坐位,双手拿五经取卧位。

单手拿五经从前发际经头顶至枕部,止于两侧风池;双手拿五经从前发际起,止于百会稍后的后顶穴处。

8. 擦法 在头面可进行耳根擦法操作。取仰卧,操作者立于床头,伸掌,食、中指分开,将分开的食、中指叉向耳根,食指在耳根前,中指在耳根后,进行擦法操作。

9. 击法 在头面进行各种击法操作,拳眼击法、小鱼际击法、合掌击法、指击法。

(二)胸腹部手法综合练习

1. 胸部

(1)抹法:用手指或手掌在胸部进行肋间抹法操作,自胸骨边缘起沿肋间抹至两胁。

(2)推法:用掌或指在胸部进行分推操作,自胸正中线起向两边分推,自上而下。

(3)摩法:女性用手指掌面进行摩法操作,男性用手掌进行摩法操作。根据自己的习惯,进行顺时针或逆时针摩法操作。

(4)点法、按法:在胸部进行穴位和经络点按。

1)点按如下穴位:天突、膻中、中府、云门。

2)按胸部任脉,璇玑→鸠尾。

(5)一指禅推法:推胸部任脉,璇玑→鸠尾。

(6)推法:用小鱼际推胸正中线,璇玑→鸠尾。

(7)搓法:取仰卧位,立于床侧,两手分别挟住两胁,进行搓法操作。

2. 腹部

(1)摩法:用掌或手指掌面在腹部进行摩法操作,顺时针方向(顺直肠方向)摩腹能行气消胀、健脾运食、助消化;逆时针方向(逆直肠方向)摩腹能止泻。

(2)抹法:用掌在腹部进行抹法操作,可以掌自腹对侧水平抹到近侧,自上而下;也可双手沿腹对角线进行抹法操作,从对侧上腹部抹至同侧下腹部和对侧下腹部抹到同侧上腹部。

(3)点法、按法:用手指在腹部点按经络和穴位。

1)点按如下穴位:中脘、梁门、天枢、气海、关元。

2)按腹部任脉,巨阙→中脘神阙→气海→关元。

(4)一指禅推法:用一指禅推腹部任脉和腹部穴位。

1)推如下穴位:中脘、梁门、天枢、气海、关元。

2)推腹部任脉,巨阙→上脘→中脘→下脘→神阙→气海→关元→中极。

(5)振法:用中指振腹部穴位,用掌振上腹部。常振的穴位:中脘、气海、关元。振上腹部时,将掌心对准中脘穴,所以振上腹部又称振中脘。

(三)项肩背腰部手法综合练习

1. 项肩部

(1)拿法:用单手在项部进行拿法操作,从风池穴开始,反复拿两侧风池穴3~5遍后,由上而下,反复操作;拿肩部用双手,为避免疼痛或不适,拿法操作时拇指应拿压在肩背肌肉处,若能拿压肩背穴位,如肩中俞、肩外俞、曲垣、肩井、天宗、肩贞等,效果更佳。

(2)揉法:用拇指指腹揉项部,线路为3条:两侧膀胱经、督脉,往返操作。肩部用掌揉、肘揉,在三角肌处用抱揉法。

(3)一指禅推法:在项部进行一指禅推法操作时,除拇指以外的手指应扶在颈侧,以防拇指滑脱,线路为 3 条:两侧膀胱经、督脉,往返操作。在穴位处适当驻留。

(4) 点法、按法:在项肩部进行穴位及经络点按。常点的穴位:风池、风府、大椎、肩中俞、肩外俞、肩井、天宗、肩贞、肩髎等;点按的经络为项肩部足太阳膀胱经与督脉,即天柱→大杼;风府→大椎。

(5) 推法:推桥弓即为推胸锁乳突肌,用双拇指指腹从乳突处沿胸锁乳突肌下推至缺盆。推项部用拇指指腹,线路为 3 条:两侧膀胱经、督脉。

(6) 叩击:用小鱼际击法与合掌击法在项部进行操作,小鱼际击法为单手操作。肩部可采用拳击法、小鱼际击法、拍法。

(7) 拔伸:进行颈部拔伸操作。颈部拔伸法虽为颈部操作手法,但常在头部操作时进行。卧位拔伸较简单,术者坐于床头,一手钩下颌,一手托枕部,双手同时用力向头部牵引。坐位拔伸相对复杂,须多进行练习,该拔伸法相对省力。

(8) 摇法:进行坐位摇颈法。

2. 背腰部

(1) 揉法:分揉背腰部与背腰部经络。揉背腰部体表分别用掌、前臂尺侧、肘尖进行揉法操作,沿脊柱两侧,往返操作。揉背腰膀胱经用拇指指腹操作,大杼→大肠俞,往返操作。

(2) 㨰法:分别用㨰法、掌指关节㨰法、前臂尺侧㨰法在背腰进行操作,沿脊柱两侧,往返操作。

(3) 推法:用双手掌或虎口,推脊柱两侧,从肩开始沿脊柱两侧推至臀部,可用抹法从两侧抹回,以增强操作的观赏性;用双小鱼际尺侧推棘突两侧,从肩开始沿棘突两侧推至骶部;用掌分推背腰部,从腰背正中线向两侧分推至床面。

(4) 按法:掌按,用掌在背腰部脊柱两侧由上而下进行按法操作,放松时结合揉法;指点按,用指端或指腹在背腰部足太阳膀胱经与穴位进行点按操作,点按足太阳膀胱经,大杼→大肠俞。点按如下穴位:肺俞、心俞、肝俞、脾俞、肾俞、命门、腰阳光、大肠俞、腰眼、环跳。

(5) 拨法:拨背腰部足太阳膀胱经,大杼→大肠俞。

(6) 擦法:擦脊柱两侧,自肩开始沿脊柱两侧擦至骶部;擦命门,为擦命门穴水平的腰部。

(7) 振法:振命门与腰阳光,振命门时掌心对准命门穴进行振法操作,振腰阳光时掌心对准腰阳光穴。

(8) 摇法:分坐位摇腰与俯卧位摇腰。

(9) 叩击:在背部可进行拳击法、小鱼际击法、掌根击法、合掌击法、拍法等操作。合掌击法虽不用于背腰部,但可先在此练习,待熟练后,过渡至头项部练习。

(10) 扳腰:取坐位进行腰部旋转扳法,取侧卧位行腰部斜扳法,取俯卧位行腰部后伸扳法。

(四) 下肢后面与下肢前面手法综合练习

1. 下肢后面

(1) 拿法:用双手在下肢后面进行拿法操作,待操作熟练后,要求用拇指拿捏经络(如足太阳膀胱经),提高操作技巧。

(2) 揉法:用掌根在下肢后面进行揉法操作,因下肢可滚动,所以揉法操作频率宜慢,环转幅度宜小。

(3) 擦法:用擦法与掌指关节擦法在下肢后面进行操作。

(4) 按法:用手掌及手指在下肢后面进行按法操作。指按法主要用于按下肢后面的经络与穴位,按经络主要按足太阳膀胱经,常按的穴位为:环跳、承扶、委中、承山、阴陵泉、太溪、昆仑、涌泉;掌按法由近而远按压下肢后面。

(5) 推法:直推下肢后面,用掌或虎口由近而远在下肢后面进行推法操作;直推下肢内外,以双手掌置于下肢近端内侧、外侧,由近而远进行推法操作;分推下肢后面,从下肢后面中线向两侧分推至床面。

(6) 摇法:在下肢后面只能进行膝关节的摇法操作,将膝关屈曲90°,一手按大腿后面远端,一手握踝,进行膝关节摇法操作。

(7) 拔伸法:患者双手抓床头,操作者握双足踝关节,持续用力牵引。

(8) 叩击:在下肢后面进行拳击法、小鱼际击法和拍法操作练习。

2. 下肢前面

(1) 拿法:用双手在下肢前面进行拿法操作,拇指先不按经络,待操作熟练后,要求用拇指拿捏经络(足阳明胃经、足少阳胆经、足太阴脾经等),提高操作技巧。

(2) 揉法:可进行掌揉和抱揉。掌揉下肢前面主要用掌根,因下肢可滚动,所以揉法操作频率宜慢,环转幅度宜小。抱揉下肢前面,双手十指交叉,抱住下肢前面,掌根分置内外两侧,用掌根揉下肢内外两侧。

(3) 擦法:用擦法与掌指关节擦法在下肢后面进行操作。

(4) 按法:用手掌及手指在下肢前面进行按法操作。指按法主要用于按下肢前面的经络与穴位。常按的经络为:足阳明胃经、足少阳胆经、足太阴脾经,以足阳明胃经为主;常按的穴位为:气冲、髀关、血海、梁丘、足三里、阴陵泉、丰隆、三阴交、复溜、解溪、行间、太冲;掌按法由近而远按压下肢前面。

(5) 推法:直推下肢前面,用掌或虎口由近而远在下肢前面进行推法操作;直推下肢内外,以双手掌置于下肢前面近端内侧、外侧,由近而远进行推法操作;分推下肢前面,只在大腿进行,从大腿前面中线向两侧分推至床面。

(6) 搓法:受术者屈髋屈膝,术者坐于腹侧进行大腿部搓法操作;坐于足侧进行小腿部搓法操作。

(7) 摇法:进行髋关节、膝关节、踝关节摇法操作。

(8) 拔伸法:助手双手钩住受术者腋下,术者双手握住受术者两或一侧踝关节。两人同时向相反方向用力对抗持续牵引。

(9) 扳法:可进行髋关节的内收扳、前屈扳、外展扳和后伸扳,后伸扳时将一侧髋移到床边,下肢悬于床边。进行踝关节各方向扳法操作。

(10) 抖法:进行下肢的抖法操作。

(11) 叩击:在下肢前面进行拳击法、小鱼际击法及拍法操作练习。

(五) 上肢手法综合练习

1. 拿法 一手握腕,另一手在上肢一侧进行拿法操作,往返数遍后,换手操作,拇指先不按经络,待操作熟练后,要求用拇拿捏经络(手阳明大肠经、手三阴经),提高操作技巧。

2. 擦法 从肩开始进行擦法操作,在肩部擦时,手托上臂,边擦边进行肩关节的屈、伸、外展、内收。擦上肢其他部位时,应先外侧后内侧,往返操作。

3. 一指禅推法 用一指禅推法推上肢经络:手阳明大肠经、手三阴经,为防止拇指滑动,除拇指外的其余手指扶在上肢侧面,在经络经过的重点穴位处适当驻留。

4. 推法 一手握腕,另一手以虎口从腕向上进行推法操作,先外后内;在腕、手背、手掌进行分推法操作。

5. 搓法 两手夹住上肢,由近而远进行搓法操作。

6. 点法、按法 用拇指点按穴位:中府、少海、曲池、手三里、内关、外关、合谷。

7. 抖法 在上肢进行抖法操作。

8. 摇法 进行肩关节的托肘摇、握手摇、大运肩;进行腕关节摇法。

9. 捻法、勒法 捻手指、勒手指。

10. 叩击 在上肢进行小鱼际击、拳击法操作。

11. 扳法 扳肩关节,扳腕关节。

在以上操作中,反复操作、往返操作以3～5次,或3～5遍,或3～5圈为佳。

思 考 题

1. 一指禅推法练习在四肢、颈项部的操作有何特点?
2. 在人体背腰部可进行哪些手法练习?
3. 推小∞字、推大∞字指推拿头面部的哪些部位?
4. 如何制作沙袋?在沙袋上可进行哪些手法练习?

(邱 波)

第五节 推 拿 练 功

学习目标

1. 通过练习易筋经,增强肌肉的静力。
2. 掌握易筋经各招式的操作方法,具备指导患者练习的能力。
3. 掌握八段锦的操作方法,具备指导患者练习的能力。

一、易筋经

"易筋经"是我国的一种传统健身方法,它将人的精神、形体和气息有效的结合起来。经过循序渐进,持之以恒地锻炼,调理五脏六腑、全身经脉,保健强身,防病治病。近年来,人们发现其能较快的增强人体肌肉静力,是推拿练功的首练体操。"易筋经"共12式。

1. 起势(图2-3-52)

(1)身体直立,双足自然分开,与肩齐宽,足尖向前;双上肢自然下垂于体侧,目平视,自然呼吸。

(2) 双上肢缓慢外展,掌心向下,至外展到肩水平时,翻掌向前,然后水平内收,至合掌时,屈肘,直至指尖对准胸前膻中穴时停止。静立1分钟。

(3) 静立时,意念集中于掌心,舌抵上腭,提肛。

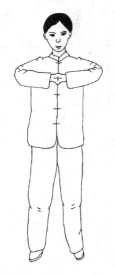

图 2-3-52　起势

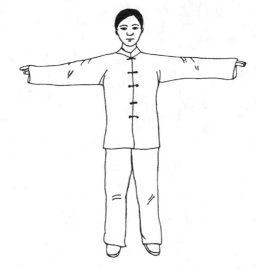

图 2-3-53　韦托献杵

2. **韦托献杵**(图 2-3-53)

(1) 身体直立,双足自然分开,与肩齐宽,足尖向前;双上肢自然下垂于体侧,目平视,自然呼吸。

(2) 双上肢缓慢外展,掌心向下,至外展到肩水平时,翻掌向上,然后双足跟抬起,脚尖着地。静立2～4分钟。

(3) 静立时意念集中于一侧掌心,舌抵上腭,提肛,并用静力向上托。

3. **掌托天门**(图 2-3-54)

(1) 身体直立,双足自然分开,与肩齐宽,足尖向前;双上肢自然下垂于体侧,目平视,自然呼吸。

(2) 双上肢缓慢外展,掌心向下,至右臂上举时,双肘微弯,并翻掌向上,然后双足跟抬起,脚尖着地。静立2～4分钟。

(3) 静立时意念集中于一侧掌心,舌抵上腭,提肛,并用静力向上托。

4. **摘星换斗**(图 2-3-55)

(1) 右式

1) 身体直立,双足自然分开,与肩齐宽,足尖向前;双上肢自然下垂于体侧,目平视,自然呼吸。

2) 身体向右转,双足呈"丁"字步,左手握拳回收于后腰部,右手向前伸出,当手掌超过头顶时,微屈肘关节,将前臂旋后,屈腕,手指伸直并拢指尖向后,如摘星状。

3) 右足跟抬起,足尖着地,将重心移至左下肢,与此同时,左足微微屈膝。静立2～4分钟。

4) 静立时意念集中于右手掌心,舌抵上腭,提肛,置于后腰的左手用力向前推压,右手指用力伸直与并拢,并用力屈腕。

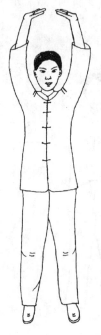
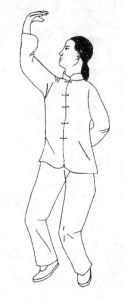

图 2-3-54　掌托天门　　　　　　图 2-3-55　摘星换斗右式

（2）左式

1）身体直立，双足自然分开，与肩齐宽，足尖向前；双上肢自然下垂于体侧，目平视，自然呼吸。

2）身体向左转，双足呈"丁"字步，右手握拳回收于后腰部，左手向前伸出，当手掌超过头顶时，微屈肘关节，前臂旋后，屈腕，手指伸直并拢指尖向后，如摘星之状。

3）左足跟抬起，足尖着地，将重心移至右下肢，与此同时，左足微微屈膝。静立2～4分钟。

4）静立时意念集中于左手掌心，舌抵上腭，提肛，置于后腰的右手用力向前推压，左手指用力伸直与并拢，并用力屈腕。

5．倒拽九牛尾（图 2-3-56）

（1）右式

1）身体直立，双足自然分开，足尖向前；双上肢自然下垂于体侧，目平视，自然呼吸。

2）右脚向前跨一步，成右弓步，右手握拳，右上肢向前伸，边伸边屈肘，当拳与肩平时静止；同时左掌握拳，左上肢后伸，肘屈。静立2～4分钟。

3）静立时眼视右拳，意念集中于右掌心，舌抵上腭，提肛，双前臂用力旋后，同时，两上肢静力相对牵拉（右上肢静力后拉，左上肢静力前拉）。

（2）左式

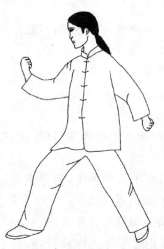

图 2-3-56　倒拽九牛尾右式

1）身体直立，双足自然分开，足尖向前；双上肢自然下垂于体侧,目平视,自然呼吸。

2) 左脚向前跨一步,成左弓步,左手握拳,左上肢向前伸,边伸边屈肘,当拳平肩平时静止;同时右手握拳,右上肢后伸,屈肘。静立2～4分钟。

3) 静立时眼视左拳,意念集中于左掌心,舌抵上腭,提肛,两前臂静力旋后,同时,两上肢静力相对牵拉(左上肢静力后拉,右上肢静力前拉)。

6. 击爪亮翅(图2-3-57)

(1) 身体直立,双足自然分开,与肩齐宽,足尖向前;双上肢自然下垂于体侧,目平视,自然呼吸。

(2) 双手握拳,掌心向上,缓慢屈肘,将拳置于腰腹两侧。

(3) 双拳变掌,先翻掌使掌心向下,继而伸腕,使掌心向前,用静力将掌向体前缓慢推出,然后双掌变握拳,从原路缓慢回收于腰腹两侧,拳心向上。反复7～9次。

(4) 向前推掌时应使用静力,缓慢推出,手指用静力外展;握拳回收时,也应使用静力,缓缓收回,置于腰腹两侧。

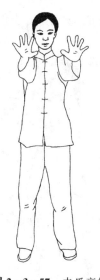　　　　　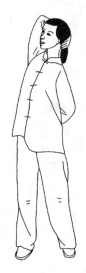

图2-3-57　击爪亮翅　　　　图2-3-58　九鬼拔马刀右式

7. 九鬼拔马刀(图2-3-58)

(1) 右式

1) 身体直立,双足自然分开,与肩齐宽,足尖向前;双上肢自然下垂于体侧,目平视,自然呼吸。

2) 右上肢放置:先将右上肢伸直外展,上举至头侧,继则伸腕使掌心向上,指尖向左,然后屈肘,前臂旋后,掌心向前,抱住枕部或项部。

3) 左上肢放置:先将左上肢外展,屈肘,继侧将左上肢内收,使前臂置于腰部,然后旋转前臂,掌心向前,屈肘,使指尖向上,将掌按于腰背部。

4) 颈部用静力后仰,同时右手用静力向前按压,形成抗争;左手用力向前按压,与腰部形成抗争。静立2～4分钟。

(2) 左式

1) 身体直立,双足自然分开,与肩齐宽,足尖向前;双上肢自然下垂于体侧,目平视,自然呼吸。

2) 左上肢放置:先将左上肢伸直外展、上举至头侧,继则伸腕使掌心向上,指尖向右,然后屈肘,前臂旋后,使掌心向前,抱住枕部或项部。

3) 右上肢放置:先将右上肢外展,屈肘,继则将右上肢内收,使前臂置于腰部,然后旋转前臂,使掌心向前,屈肘,使指尖向上,将掌按于腰背部。

4) 颈部用静力后仰,同时左手用静力向前按压,形成抗争;右手用力向前按压腰背,与腰背部形成抗争。静立2～4分钟。

8. 三盘落地(图2-3-59)

(1) 身体直立,双上肢自然下垂于体侧,目平视,自然呼吸。

(2) 左足外开一步,稍宽于双肩,屈膝下蹲,双手叉腰。

(3) 双手变掌,掌心向上,向前上方徐徐上举,有如托物,近眉水平时双手翻掌向下,五指分开,虎口向内,缓缓下按,当按至膝两侧时,静止,静立约1分钟。静立时,两目直视,挺胸,舌抵上腭,提肛,意守丹田。

(4) 静立1分钟后,双手翻掌向上,五指分开,徐徐上托,近眉水平时,静止,静立约1分钟。如此反复3次。

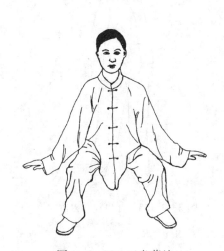

图2-3-59 三盘落地

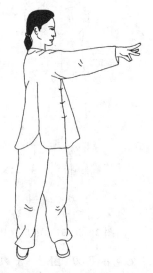

图2-3-60 青龙探爪

9. 青龙探爪(图2-3-60)

(1) 身体直立,双足自然分开,与肩齐宽,足尖向前;双上肢自然下垂于体侧,目平视,自然呼吸。

(2) 双手握拳,屈肘关节,将拳置于腰腹旁,拳心向上。

(3) 右拳向左前上方缓缓伸出,拳在胸前变爪(掌指关节屈曲,指间关节伸直),前臂旋前,使掌心向下,同时躯干左转,当上肢伸直到与肩同一水平时,停留数秒钟。静立时提肛,舌顶上腭,意念集中在右掌心,右上肢静力向前伸探。

(4) 右上肢水平外展,同时躯干右转,当右上肢至右前方时,屈肘回收,在胸前将爪变拳,置于腰腹侧。

(5) 左拳向右前上方缓缓伸出,在胸前变爪,前臂旋前,使掌心向下,同时躯干右转,当上肢伸直到与肩同一水平时,停留数秒钟。

(6) 左上肢水平外展,同时躯干左转,当左上肢至左前方时,屈肘回收,在胸前将爪变拳,置于腰腹侧。静立时提肛,舌顶上腭,意念集中在左掌心,左上肢静力向前伸探。

(7) 右式手动作反复操作3次。

10. 饿虎扑食(图2-3-61)

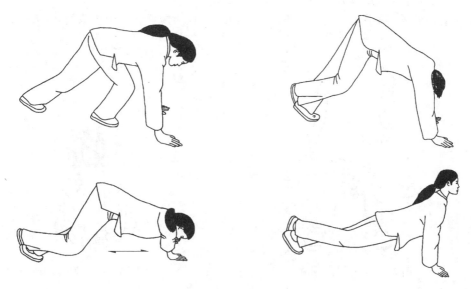

图2-3-61 饿虎扑食右式

(1) 右式

1) 身体直立,双足自然分开,与肩齐宽,足尖向前;双上肢自然下垂于体侧,目平视,自然呼吸。

2) 右脚向前迈一大步,然后右脚下蹲,躯干前倾,重心前移,双手撑地,此时左脚跟自然提起,脚尖着地。

3) 右足(前足)后伸回收,足背放于左足(后足)踝关节上面,静力抬头,挺胸。

4) 全身后收,臀部高翘,上肢伸直,抬头。

5) 两肘及膝关节屈曲,使躯干下降,足尖着地,左足用力后蹬,使全身缓缓向前,胸腹离地约5 cm,当肩部超过撑地的手掌后,双肘伸直,躯干抬高,挺胸,抬头。

6) 双肘屈曲,躯干下降,双膝屈曲,利用双掌前推,使躯干缓慢后移,当肩部后移超过撑地手掌后,臀部高翘,上肢伸直,抬头,如4)。

7) 右式反复操作6～8次。

(2) 左式

1) 同右式1)。

2) 左脚向前迈一大步,然后左脚下蹲,躯干前倾,重心前移,双手撑地,此时右脚跟自然提起,脚尖着地。

3) 左足(前足)后伸回收,足背放于右足(后足)踝关节上面,静力抬头、挺胸。其余操作同右式4)、5)、6)。左式反复操作6~8次。

11. 打躬击鼓(图2-3-62)

(1) 身体直立,双足分开,稍宽于肩,足尖稍内扣;双上肢自然下垂于体侧,目平视,自然呼吸。

(2) 双上肢徐徐外展、上举至头两侧,初为掌心向下,外展至肩关节水平时翻掌向上,至头两侧时掌心向内。

(3) 两肘屈曲,掌心紧捂双耳,手指相对,抱住枕部。

(4) 直膝弯腰,两手用力使头接近跨下,静止。静立时,意念集中于双肘,鸣天鼓30次。

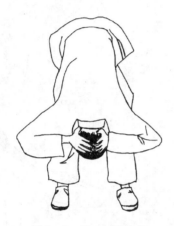 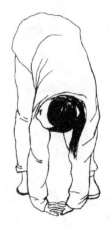

图2-3-62 打躬击鼓　　　　图2-3-63 掉尾摇头

12. 掉尾摇头(图2-3-63)

(1) 身体直立,双足自然并拢,双上肢自然下垂于体侧,目平视,自然呼吸。

(2) 双上肢屈肘,上举,置于胸前,掌心向上,指尖相对。然后双手十指交叉,徐徐上举(于肩关节上方翻掌向上),至头顶,双肘伸直。目视掌心,随掌上移。双手于头顶处静力上托,双目上视。

(3) 躯干后仰,腰向后弯,上肢随之后移,目上视掌心。

(4) 直膝弯腰,足跟着地,使交叉之双手掌触地或尽可能接近地面,抬头,目视前方,或将颈左右旋转,目视左右。

(5) 初练往返操作3次,每周增加2次,至15次后视具体情况增减。

以上12式,可按程序练习,可不按程序练习,也可练习其中个别动作,每式练习完毕,应休息数分钟,具体休息的时间,根据各人情况而定。除去休息时间,全套动作练习时间以半小时左右为宜。

二、八段锦

八段锦由八节动作组成,动作精炼,运动量适度,每节动作针对一定的脏腑或病证的治疗和保健需要而设计,有调整脏腑功能、疏通经络气血的作用,是较好的传统健身操。

1. 双手托天理三焦(图2-3-64)

(1) 自然站立,两足分开,与肩同宽,双手置于体侧,目视前方,自然呼吸。

(2) 两上肢自体侧缓缓外展、上举至头顶,掌心向上,十指交叉,用力向上托举10余次,与此同时,足跟随上举进行提起、落下。

(3) 托举数次后,手指分开,双手沿体前缓缓下按至小腹,回收还原。

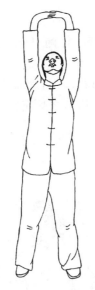
图 2-3-64　双手托天理三焦

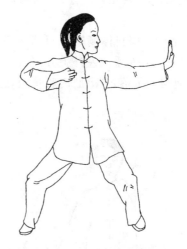
图 2-3-65　左右开弓似射雕左式

2. **左右开弓似射雕**(图 2-3-65)

(1) 右式

1) 自然站立,双足并拢,双手下垂置于体侧,目视前方,自然呼吸。

2) 左腿侧方迈步,宽于双肩,身体下蹲成马步,双手握虚拳置于髋两侧。

3) 双拳经胸前由下向上划弧上提,至乳头水平(距乳头约 15 cm)。左手向左拉,如拉弓状;右手伸掌,向右侧伸出,掌心由左逐渐向右,目视指尖,随指转动,最后视线通过右手食指凝视远方。

4) 稍作停顿后,身体站立,顺势将两手由后经下划弧回至胸前,然后回收左腿,双上肢自然下垂置于体侧,还原。

(2) 左式

1) 自然站立,双足并拢,双手下垂置于体侧,目视前方,自然呼吸。

2) 右腿侧方迈步,宽于双肩,身体下蹲成马步,双手握虚拳置于髋两侧。

3) 双拳经胸前由下向上划弧上提,至乳头水平(距乳头约 15 cm)。右手向右拉,如拉弓状;左手伸掌,向左侧伸出,掌心由右逐渐向左,目视指尖,随指转动,最后视线通过左手食指凝视远方。

4) 稍作停顿后,身体站立,顺势将两手由后经下划弧回至胸前,然后回收左腿,双上肢自然下垂置于体侧,还原。

左右交替练习 10 余次。

3. **调理脾胃须单举**(图 2-3-66)

(1) 右式

1) 自然站立,两足自然分开,与肩同宽,双手置于体侧,目视前方,自然呼吸。

2）右上肢缓缓自体侧外展、上举至头，翻掌向上，指尖向左。左上肢稍外展，屈腕，掌心向下，指尖向前。右手向右外上方用力托举，同时左手向下按压与之呼应。举按10余次后，右手沿体前缓缓下落，左上肢内收垂腕，还原至体侧。

（2）左式

1）自然站立，两足自然分开，与肩同宽，双手自然下垂置于体侧，目视前方，自然呼吸，气沉丹田。

2）左上肢缓缓自体侧外展、上举至头，翻掌向上，指尖向右。右上肢稍外展，屈腕，掌心向下，指尖向前。左手向左外上方用力托举，同时右手向下按压与之呼应。举按10余次后，左手沿体前缓缓下落，右上肢内收垂腕，还原至体侧。

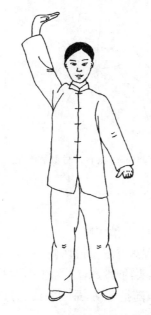

图 2-3-66 调理脾胃须单举右式

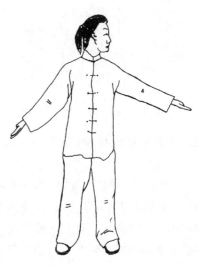

图 2-3-67 五劳七伤往后瞧

4. 五劳七伤往后瞧（图2-3-67）

（1）自然站立，双足自然分开，与肩同宽，双手置于体侧，目视前方，自然呼吸。

（2）两上肢同时外展，前臂缓缓旋后，掌心向外。头部缓缓向左转约30°，眼球向左外展，极力视左后方。稍停顿后头部缓缓转正，再缓缓向右转约30°，眼球向右外展，极力视右后方。稍停顿，转正。

左右反复操作10余次。

5. 摇头摆尾去心火（图2-3-68）

（1）自然站立，双足并拢，双手下垂置于体侧，目视前方，自然呼吸。

（2）左足侧方迈步，宽于双肩，身体下蹲，成马步。张开虎口，屈肘，将虎口向后按于大腿前部，肘向外。

（3）腰前屈并侧弯向左侧，使躯干划弧线至左侧稍前方，此时左上肢弯曲肘向外，右上肢伸直，头与左膝在一垂线上，目视右足尖，臀部向右下方静力摆动。

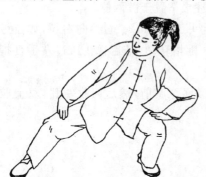

图 2-3-68 摇头摆尾去心火

（4）稍停顿后，使躯干经前、中、右划弧线至右侧稍前，此时右上肢弯曲肘向外，左上肢伸直，头与右膝在一垂线上，目视左足尖，臀向左下方静力摆动。

左右反复操作各10余次。

6. 两手攀足固肾腰（图2-3-69）

（1）自然站立，两足分开，与肩同宽，双手下垂置于体侧，目视前方，自然呼吸。

（2）两上肢自体侧缓缓外展、上举至头，掌心向上，指尖相对，静力向上托举。

（3）稍停顿，伸膝，弯腰，身体前倾，双手顺势触摸足趾或接近足趾。

（4）稍停顿，身体缓缓直起，双上肢伸直顺势前屈、上举至头，掌心向前，然后双手自身侧缓缓下落于体侧。

反复操作10余次。

7. 攒拳怒目增力气（图2-3-70）

（1）自然站立，双足并拢，双手下垂置于体侧，目视前方，自然呼吸。

（2）左腿侧方迈步，足宽于双肩，身体下蹲，成马步。双手握拳，拳眼向下，置于腰腹侧方。

（3）左拳向前方击出，头顺势向左转，两眼通过左拳凝视远方，右拳同时后拉，与左拳出击形成一种"牵拉"。

（4）收回左拳，右拳向前方击出，头顺势向右转，两眼通过右拳凝视远方，左拳同时后拉，与右拳出击形成一种"牵拉"。

左右反复操作10余次。

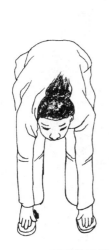 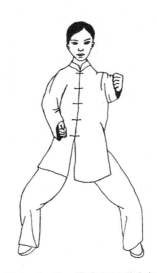 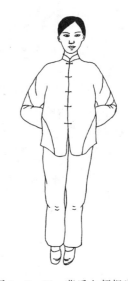

图2-3-69 两手攀足固肾腰　　图2-3-70 攒拳怒目增力气　　图2-3-71 背后七颠把病消

8. 背后七颠把病消（图2-3-71）

（1）自然站立，两足并拢，两上肢下垂置于体侧，目视前方，自然呼吸。

（2）屈肘，将手于腰后重叠，左里右外，手心向后。

（3）两足跟尽量上提，头上顶，足跟轻轻落下，接近地面而不着地，连续起落10余次。

以上八节，可按程序练习，也可不按程序练习，全套动作练习时间以半小时左右为宜。

思考题

1. 易筋经有哪十二式？
2. 饿虎扑食是如何操作的？
3. 起式的手形是怎样的？
4. 为何称易筋经是推拿练功的首选方法？
5. 简述八段锦是哪八段？
6. 如何操作左右开弓似射雕？
7. 如何操作两手攀足固肾腰？

（邱 波）

第四章
常见病证推拿治疗

第一节 成人常见病证推拿治疗

> **学习目标**
>
> 1. 掌握颈椎病、脑卒中(中风)后遗症、周围性面瘫、脊髓损伤、关节扭伤、落枕、漏肩风(肩周炎)、肱骨外上髁炎、腰痛、坐骨神经痛、头痛和肥胖的推拿治疗取穴、常用手法、治疗步骤。
> 2. 熟悉颈椎病、脑卒中后遗症、周围性面瘫、脊髓损伤、关节扭伤、落枕、漏肩风、肱骨外上髁炎、腰痛、坐骨神经痛、头痛和肥胖的临床表现及诊断要点、推拿注意事项。
> 3. 了解颈椎病、脑卒中后遗症、周围性面瘫、脊髓损伤、关节扭伤、落枕、漏肩风、肱骨外上髁炎、腰痛、坐骨神经痛、头痛和肥胖的定义、病因病机。

一、颈椎病

颈椎病也称颈椎综合征或颈臂综合征,因颈椎椎间盘退行性改变,以及继发性颈椎骨性改变、软组织损伤,造成对周围神经根、脊髓、椎动脉、交感神经的刺激或压迫,引起头痛、头晕、颈肩上肢部疼痛麻木、胸痛,甚至下肢痉挛性瘫痪等一系列的临床综合征。是中老年的常见病、多发病,好发于长期从事低头工作及颈肩部负重、两手提重物者。劳累、受寒、损伤是其发病的诱因。

【病因病机】

颈椎病的病因比较复杂,但总结起来可分以下几点。

1. 传统医学观点

(1)感受风寒湿邪:因寒主收引,湿阻气机,寒湿相因,导致经络不通,不通则痛,不通则筋脉失养,出现颈部、上肢的麻木疼痛;又因湿为阴邪,易伤阳气,寒伤阳气,寒湿相因,又可导致颈部及上肢的怕冷不温。

(2)气血瘀滞:因发怒、忧思可引起气滞或气郁,气滞日久则血瘀;或因外伤跌扑损伤引起气滞血瘀,经络不通,发为本病。

(3)肝肾亏虚:因素体肝肾不足或过劳引起肝肾阴虚。肝主筋,肝阴不足不能濡养四肢,导致四肢麻木、感觉障碍等;肾主骨生髓,肾阴不足,则脑髓化生不足,脑失所养,则会出现头昏、头痛、眩晕等。

2. 现代医学观点

(1) 外因:急性或陈旧性损伤(如外力撞击、颈部挥鞭样损伤),长期低头工作,卧床看书、看电视,肩负或手提重物等久而久之引起的慢性劳损。

(2) 内因:多因颈椎椎间盘退行性改变、颈椎先天性畸形(如颈椎隐形裂、颈椎椎体融合、颅底凹陷、颈肋、颈椎横突肥大、椎管狭窄)等。在外因作用下可加速颈椎椎间盘退行性改变。

在外因与内因的双重作用下,颈椎序列不稳,关节错位,神经根、脊髓、椎动脉、交感神经的位置关系发生改变,颈椎内外平衡失调,颈椎骨质增生,刺激或压迫神经根、脊髓、椎动脉、交感神经而发病。

【临床表现】

1. 临床分型 颈椎病患者一般均有颈肩部疼痛不适、手臂发麻、头晕、头昏等,临床因分型的不同,表现也不尽相同。

(1) 神经根型:本型主要以根性症状为主,表现为与受累颈神经根所支配区域一致的上肢麻木、疼痛,如 C_6 神经根受累时,疼痛向上臂外侧放射,出现拇指和食指的麻木疼痛,感觉减退,肱二头肌肌力减弱;C_7 神经根受累则会出现前臂背侧及腕背侧疼痛,食指、中指感觉异常,肱三头肌肌力及反射减弱;除上述症状外,可同时兼有颈肩部的疼痛。该型采用痛点封闭治疗多无效。

(2) 脊髓型:本型主要以椎体束损害症状为主,早期表现为一侧或双侧下肢的肌力减退,肌张力增高,步态发紧,易摔跤,腱反射亢进,后期出现不完全痉挛性截瘫症状,如下肢肌力明显减退,不能负重行走,甚至出现排尿障碍或大便失控等。

(3) 椎动脉型:主要以颈性眩晕、猝倒、偏头痛等脑部缺血症状为主,表现为在颈部旋转、后伸时出现短暂的眩晕,恶心、耳鸣,头颞部、顶枕部跳痛或刺痛,甚至突然昏倒,然后可自行站立行走;同时伴有复视、视物不清、弱视等眼部症状,以及神经衰弱,记忆力减退,胃肠不适,呼吸道、心血管系统症状。

(4) 交感神经型:以交感神经功能紊乱症状为主,表现为视力模糊、眼睑无力、眼眶发胀、瞳孔散大、心动过速或心动过缓、心前区疼痛不适、血压升高或降低、四肢多汗或无汗、胃肠蠕动加强、流泪、鼻塞等。该型颈椎病往往与心脏病、胃肠病容易混淆。

(5) 颈型:较为常见,主要见于颈椎病初期,临床表现为枕、颈、肩部疼痛酸胀不适等,严重者可有颈肌僵直、颈部活动受限;可在枕、颈椎旁及肩胛周围有压痛点或硬性结节。

(6) 混合型:以上两种或两种以上类型同时存在的为混合型,临床混合型颈椎病也不少见。

2. X 线检查 常见的 X 线表现有颈椎序列不稳;颈椎生理曲线变化,如侧屈、反张、后突等;椎间隙变窄;颈椎骨质增生;钩椎关节增生;颈项部软组织钙化斑点。

3. 特殊检查 臂丛神经牵拉试验阳性,压顶试验阳性。

【治疗】

1. 治疗原则 通经活络,理筋整复,解痉止痛。

2. 选穴 风池、风府、肩井、百会、天宗、曲池、天柱、天鼎、太阳、睛明、迎香、颊车、合谷、外关、内关。

3. 常用手法 㨰法、揉法、拿揉法、摇法、扳法、抖法、擦法。

4. 推拿步骤

（1）用㨰法在项部三线（正中线及两侧斜方肌边缘）及肩背部、肩胛内侧缘操作,约 5 分钟。

（2）用拿揉法在颈项部、肩部操作,并用点法点风池、风府、肩井、曲池、内关、小海、外关,同时用捏揉法顺肩部、上肢到手指部(用拔伸法)操作,约 10 分钟。

（3）用拇指揉法在背部竖脊肌、肩胛内侧缘来回操作 5 遍,并用揉、点法点揉天宗,约 5 分钟。

（4）用拿揉法来回拿揉颈部 3 遍,约 5 分钟。

（5）颈椎关节移位者(如钩椎关节移位)用轻柔的摇法轻摇颈部(椎动脉型不宜摇动),然后在定位的基础上,术者一手拖住下颌及后枕部作颈部的牵引,另一手的拇指顶住移位椎体的棘突,在患者放松颈部,头向患侧转动到最大功能位时拇指稍用力短暂的推动,即可听到"咔嚓"声。

（6）用拿揉法拿揉颈部,拇指揉或四指揉肩背部、肩胛内侧缘 3 遍,用捏法从颈部捏向手腕部,用掌根按法、震颤法施于风池、风府、肩井、天宗等穴,然后用搓法搓上肢,用抖法结束。

5. 手法加减

（1）以头痛、头昏为主者,加揉百会、角孙、头维,同时加开天门、推坎宫、揉太阳、擦迎香、点颊车,然后用五指拿法从前额拿向后项。

（2）以恶心、心慌为主的,加点揉法施于内关、外关,推揉膻中等手法。

【功能锻炼】

为巩固推拿治疗颈椎病的疗效,必须要患者配合颈椎的功能锻炼,现介绍两种常用的锻炼方法。此法也可预防颈椎病的发生。

1. 颈椎体操

第一节 颈部前屈,颈部后伸。

第二节 颈部向左侧屈,颈部向右侧屈。

第三节 颈部向左侧转动,颈部向右侧转动。

第四节 颈部向左侧转动后,再前屈;颈部向左侧转动后,再后伸。

第五节 颈部向右侧转动后,再前屈;颈部向右侧转动后,再后伸。

第六节 颈部向左侧屈,左手从头右侧帮助侧屈;颈部向右侧屈,右手从头左侧帮助侧屈。

第七节 下颌内收,头颈部于中立位,下颌尽量向身体靠拢。

第八节 耸肩,头部于中立位,双侧肩同时尽量向上耸。

第九节 颈部环绕,低头,头部先从左向右,缓慢转动,再从右向左缓慢转动(眩晕者不宜做)。

第十节 手握拳放于额部,同时头前屈,互相抵抗,持续 5~8 秒后放松。

第十一节 双手手指交叉抱头,向前用力,同时头后仰,互相抵抗,持续 5~8 秒后放松。

第十二节 双手托住下颌上抬,同时低头下压,互相抵抗,持续 8~10 秒后放松。

第十三节 颈部自我牵引,头部位于中立位,一手托住枕部,一手托住下颌部,双手同时

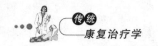

慢慢向上用力牵引,持续 8~10 秒后慢慢放松。

第十四节 对抗性伸展,左手在头上方向上托举,右手在身体一侧向下压,同时头向左上方转动,眼看左手。

第十五节 双手在头上方,手指交叉,掌心向上,同时抬头,眼视双手。

2. 传统的功能锻炼方法

(1) 仙鹤点头:双手虎口叉腰,低头作划圆动作,使下颌部尽量接触胸骨。

(2) 犀牛望月:仰头,面部与屋顶平行。

(3) 金龟摆头:左及右歪头,耳垂尽量触到肩峰处。

(4) 金龙回首:头左右旋转,先用头部旋转,再以下颌尽量接触肩峰。

以上 4 个动作按节律反复进行,6 次为一节。为了锻炼颈肩部肌肉,每个动作要缓慢,尽量到位。切忌在颈部肌肉松弛状态下的摇头动作,否则会引起颈部软组织的进一步损伤。

【注意事项】

(1) 颈椎病推拿治疗手法宜柔和。因颈椎椎间盘脱出或其他原因引起椎管狭窄的患者不宜作推拿治疗。

(2) 脊髓型、椎动脉型和高血压患者在施用整复手法时不能旋转太多及强制被动运动。

(3) 患者应防止低头工作过久,尽量避免在体位不正的情况下工作和肩负、手提重物。

(4) 发作时避免进行打网球、保龄球的运动,必要时使用矫形器(如颈托)。

(5) 局部保暖,夏天防止项背部受风。

(6) 操作颈部扳法时切勿追求弹响而强拉硬扳。

(7) 患者在睡眠时,其枕垫应高低适宜,枕芯不能太硬,垫在颈项部为宜。

二、脑卒中后遗症

脑卒中后遗症主要由脑血管疾病(脑出血、脑梗死等)经过抢救,神志清醒后出现半身不遂、言语不利、吞咽障碍、口眼㖞斜等症状。推拿治疗疗效明显,特别是在恢复患者的运动功能、纠正异常步态方面有一定优势。

【病因病机】

1. 半身不遂

(1) 肝阳上亢,脉络瘀阻:患者常有高血压病史,多素体肝阳偏亢,肾阴不足。肝阳上亢,化热生风,热与风相互扰动经络,气血逆上,横窜清窍,而致络破血溢脉外,离经之血遂成瘀血,阻塞经脉而发半身不遂,又因患侧经脉阻塞,失于濡养,可有患侧肢体僵硬拘挛。

(2) 气虚血滞,脉络瘀阻:因脑卒中后可有气血亏虚,气虚则血运迟滞,进而瘀血阻塞经络导致肢体痿废不用,可见半身不遂,肢软无力,患侧手足水肿等。

2. 言语不利

(1) 风痰阻络:因有内风,挟痰上阻,络脉失和,故见舌强语塞。

(2) 肾精亏虚:因肾精亏虚,精血不能上承,舌本失养,故见音喑失语。

(3) 阳亢痰阻:肝阳化风,引动痰浊阻塞窍络,导致舌体转动失常,故见舌强,言语不清。

3. 口眼㖞斜 多由风痰上窜,阻于心脾之络所致。

【临床表现】

1. 主要症状 半身不遂,口眼㖞斜,言语不利,吞咽困难,患侧肢体痿软废用或拘挛。

2. 兼证

(1) 气虚血滞者可兼见患侧手足水肿,面色萎黄或暗淡无华,舌嫩淡紫,脉涩无力。

(2) 肝阳上亢者兼见头晕头痛,面赤,耳鸣,心烦多梦,舌红赤,苔薄黄,脉弦紧或弦细数。

(3) 肾阴虚者兼见潮热盗汗,手足心热,头晕耳鸣,腰膝酸痛,舌红少苔,脉细数。

(4) 肾阳虚者兼见患侧下肢苍白肿胀,形寒肢冷,手足不温,或二便失禁,舌质淡,有齿痕,舌苔薄白,脉沉迟无力,两尺尤弱。

(5) 气滞经络者兼见胁肋胀痛,善太息,脘腹满闷,舌质淡红,苔薄白,脉弦有力。

(6) 气血两虚者兼见面色淡白无华,少气懒言,爪甲不荣,舌质淡有齿痕,脉细弱。

(7) 肝风挟痰者兼见头晕、头痛,或急躁易怒、多痰,或肢体麻木,舌苔白腻,脉弦滑。

(8) 肝肾亏虚者兼见患侧肢体萎缩,失眠健忘,耳鸣耳聋,毛发易脱无华,舌红少苔,脉细数。

【治疗】

本病以早期治疗为佳,推拿治疗越早,患者的运动功能恢复越好。

1. 治疗原则　舒筋通络,行气活血。

2. 取穴

(1) 上肢取穴:臂臑、肩贞、尺泽、小海、曲池、手三里、合谷。

(2) 背部取穴:天宗、肝俞、胆俞、膈俞、肾俞。

(3) 下肢取穴:环跳、承扶、髀关、阳陵泉、足三里、委中、承山、风市、伏兔、膝眼、解溪。

(4) 头面部取穴:地仓、颊车、牵正、印堂、睛明、太阳、风池、风府、肩井。

3. 操作手法　㨰法、按法、揉法、搓法、擦法、拿法、摇法、抹法、扫散法。

4. 推拿步骤

(1) 上肢的推拿操作

1) 患者取仰卧位,术者位于患者患侧,先用㨰法在患侧肩前后及上臂、前臂内外侧滚2~3遍,约5分钟。

2) 用㨰法在患侧上臂和前臂的内外侧操作,重点在肩关节和肘关节,在操作的同时配合上肢的外展和肘关节伸展的被动运动,防止形成屈肌优势的异常姿势。

3) 用按揉法按揉臂臑、肩贞、尺泽、小海、曲池、手三里、合谷,每穴操作1~2分钟;并用㨰法、揉法、捏法配合摇法在患侧腕部操作,注意做腕关节的背伸和指间关节的伸展、被动活动,防止形成腕关节内旋、指间关节屈曲畸形。

4) 用指间关节拔伸法、捻法在患侧各手指操作,约5分钟。

5) 用搓法搓上肢1~2遍。

(2) 下肢及背部推拿操作

1) 患者俯卧位,用㨰法沿脊柱两侧滚至臀部、大腿后侧及小腿跟腱处,一般操作2~3遍,约5分钟。

2) 用按揉法按揉天宗、肝俞、胆俞、膈俞、肾俞等穴,1~2分钟。

3) 用点法点按环跳、承扶、委中、承山等穴,注意手法的柔和性和深透性,不可引起患肢的痉挛,特别在按揉环跳时让患者尽力做下肢的内旋、内收、屈曲动作,术者辅助患者做蹬腿动作,并根据患者体质、年龄情况选择合适的力度行腰部和髋部的后伸扳法。

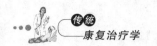

4)患者取健侧卧位,术者用㨰法从患侧臀部沿足阳明胃经操作至外踝部,重点在髋关节和膝关节部,约5分钟,并按揉风市穴。

5)患者取仰卧位,用㨰法在患侧大腿、小腿前侧操作2～3遍,约3分钟。

6)用按揉法按揉髀关、伏兔、膝眼、阳陵泉、足三里、解溪等穴,每穴操作1分钟,用拿法拿腓肠肌、委中、承山等部位,约3分钟。

7)先摇髋关节2分钟,然后用搓法、叩击法作为结束手法在下肢操作。

5. 手法加减

(1) 口眼㖞斜者:先用抹法自患侧地仓穴抹至颊车、下关,然后重点按揉地仓、颊车、下关、牵正、迎香等穴。

(2) 言语不利、吞咽困难者:

1)用按揉法按揉廉泉、天突、承浆等穴,每穴操作1～2分钟。

2)按揉风池、完骨、翳风、天容等穴,每穴操作1～2分钟。

3)按揉心俞(言为心声),若有痰阻心窍加揉丰隆、脾俞等穴,也可用消毒的按摩棒(筷子大小)按揉金津、玉液两穴,对言语和吞咽功能的恢复有辅助作用。

(3) 头痛、头昏者:

1)按揉风池、风府、角孙、百会、太阳、太冲等穴,1～2分钟。

2)用五指拿法从前额拿至后项(颈根处)3～5遍,约2分钟。

(4) 足下垂、内翻者:

1)按揉解溪、冲阳、丘墟等穴,每穴操作1～2分钟(主要治疗足下垂)。

2)按揉光明、昆仑、绝骨、丘墟等穴,并摇踝关节5～6遍,注意尽量向外摇(主要治疗足内翻)。

【注意事项】

(1) 推拿治疗时间不应拘泥于在脑卒中(中风)2周后进行的传统观点,应在病情稳定后立即进行床边推拿治疗。

(2) 推拿治疗时应根据病情、体质、病程选择手法和力度,以不造成患肢的痉挛为宜。

(3) 脑卒中后遗症的推拿治疗必须配合患者的主动或被动锻炼。

(4) 推拿治疗时应同时关注患肢的肌力情况,一般初期为软瘫期,中后期为痉挛期,特别在治疗时防止异常姿势或步态的形成。

三、周围性面瘫

周围性面瘫也称口眼㖞斜,相当于现代医学的面神经麻痹,本病可发于任何年龄,四季均有发病,以春季或秋季多见。

【病因病机】

1. **中医观点** 因机体正气不足,脉络空虚,卫表不固,又复感风邪,风邪乘虚而入经络,引起气血痹阻,面部经络、经筋失于濡养,导致患侧面部肌肉纵缓不收而发面瘫。

2. **现代医学观点** 面神经先与听神经伴行入内耳门,然后穿行于颞骨内部的面神经管,最后由茎乳孔出颅,分布于面部表情肌。若面神经管内充血水肿,使面神经受压、营养缺乏,从而出现其支配的面部表情肌瘫痪,形成周围性的面神经麻痹。

(1) 因风寒或其他因素使面部血管痉挛、缺血、水肿,使面神经受压,营养缺乏等,引起神经变性而发病。

(2)由于感染病毒引起的急性非化脓性茎乳孔内的面神经炎而发病。

【临床表现】

1. 初期症状　患者初期有耳后、耳下发胀,继而疼痛,面部蚁行感,患侧舌前2/3味觉减退或消失,伴有听觉过敏。

2. 主要症状　初期症状后出现表情肌瘫痪或麻痹,额纹消失,眼裂增大,露睛流泪,鼻唇沟变浅,口角下垂歪向健侧,患侧不能作蹙额、皱眉、闭目、露齿、鼓腮、撅嘴等动作,进食时食物常常嵌在齿颊之间。

【治疗】

1. 治疗原则　舒筋通络,活血化瘀。

2. 常用手法　按法、揉法、一指禅推法、拿法、擦法、抹法。

3. 常用腧穴　地仓、颊车、下关、牵正、翳风、合谷、风池、迎香、头维、阳白、睛明、印堂。

4. 操作步骤

(1)患者取仰卧位,术者坐于患侧,用按揉法按揉地仓、颊车、下关、牵正、合谷、风池、迎香、头维、阳白、睛明、印堂等穴,约10分钟。

(2)用一指禅手法从地仓、颊车、下关、牵正、迎香、头维、阳白、睛明、印堂往返操作2~3遍,约8分钟。

(3)用抹法从地仓向牵正、颊车方向操作2~3遍,约5分钟。

(4)用擦法擦患侧面部,以发热为度。

(5)用按揉法按揉翳风穴、耳后高骨各2分钟。

(6)用一指禅推法推风池及颈部2~3遍,约5分钟。

(7)用按揉法或拿法在合谷穴上操作,约2分钟。

【注意事项】

(1)面瘫的推拿治疗,初期推拿手法宜轻不宜重。

(2)面部操作应避免擦破皮肤。

(3)治疗期间应避免风吹,可用口罩遮住患侧面部。

四、脊髓损伤

脊髓损伤是指由损伤和(或)疾病因素引起的脊髓结构/功能损害,引起损害平面以下的脊髓神经功能的障碍,主要表现在运动、感觉、括约肌、自主神经的功能障碍。随着交通事业和工矿业的发展,其发病率呈上升趋势。该病属于传统医学中"痿证"的范畴。

【病因病机】

1. 中医观点

(1)跌扑外伤,伤及督脉:传统医学认为"督脉为阳脉之海",总督一身之阳气。若督脉受损,经气受阻,阳气不能通过督脉到达及温养四肢百骸,筋骨肌肉失其温润,则四肢麻木、痿废不用。

(2)督脉受损,伤及肾阳:因督脉受损后,失治、误治导致督脉不通,阳气不能到达肾脏,日久肾阳虚衰,使肾关不利,二便失司。

(3)阳损及阴,虚风内动:因督脉受损日久,阳损及阴,肝肾阴虚,筋脉失其濡养,故出现

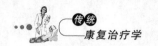

筋脉痿废,又因阴虚生内风,可见肢体强直痉挛。

2. 现代医学观点　损伤或疾病,导致脊髓发生横贯性损害,包括完全性脊髓损伤、不完全性脊髓损伤、马尾损伤3种类型。

【临床表现】

1. 主要功能障碍

(1) 截瘫:损伤平面以下的双下肢或躯干的运动、感觉、自主功能障碍称为截瘫。

(2) 四肢瘫:损伤平面以下的四肢躯干部分或全部的运动、感觉、自主功能障碍称为四肢瘫。

2. 其他功能障碍　其他功能障碍有心动过缓,体位性低血压,水肿,深静脉血栓形成或栓塞,自主反射障碍,吞咽障碍,神经源性膀胱,压疮,疼痛。

【临床分期】

1. 损伤初期(瘀血阻络)　该型患者除上述一般症状外兼有损伤部位的刺痛,痛处固定不移,腹胀纳差,心烦少寐,舌有瘀斑,脉沉涩。

2. 损伤中期(督脉受损、肾阳不足)　除一般症状外兼有瘫痪肢体痿软不用,患肢发凉,面白畏寒,舌淡苔白,脉沉迟。

3. 损伤晚期(肝肾阴虚、虚风内动)　兼见四肢抽搐,遇寒加重,形寒肢冷,舌淡苔白或有瘀斑,脉沉紧。

【治疗】

1. 治疗原则　疏通经络,行气活血,补益肝肾。

2. 常用手法　㨰法、揉法、捏法、拿法、摩法、搓法。

3. 选穴

(1) 选穴原则:以胃经、督脉的腧穴为主,根据兼证佐以胆经、膀胱经、任脉腧穴。

(2) 常用腧穴

1) 督脉取大椎、腰俞、腰阳关、陶道、身柱、至阳、命门。胃经取梁门、天枢、水道、归来、髀关、阴市、足三里、上巨虚、下巨虚。

2) 膀胱经取肝俞、肾俞、膈俞、肺俞、承扶。

3) 胆经取京门、环跳、风市、阳陵泉、绝骨、丘墟、足临泣、太冲。

4) 任脉取中脘、水分、气海、关元、中极等穴。

4. 推拿步骤

(1) 患者取仰卧位,术者位于患者一侧,用㨰法沿背部膀胱经、督脉来回滚2～3遍。约5分钟。

(2) 用拇指揉法揉大椎、腰俞、腰阳关、陶道、身柱、至阳、命门等穴,每穴按揉1～2分钟。

(3) 用拿法拿下肢2～3遍后,用拇指揉法揉承扶、环跳、风市、阳陵泉、绝骨、丘墟、足临泣、太冲等穴,揉后加拿法施于上述穴位。

(4) 患者取仰卧位,术者位于患者一侧,用㨰法滚上肢2～3遍,用拿法拿上肢的内外侧,然后按揉上肢相关穴位如曲池、手三里、合谷,掐揉十宣穴,最后用捻法捻五指。

(5) 用㨰法滚下肢的前面2～3遍,然后按揉髀关、风市、足三里、上巨虚、下巨虚、风市、阳陵泉、绝骨、丘墟、足临泣、太冲等穴,每穴操作1～2分钟。

(6) 用拿法从大腿根部拿向小腿至足踝部,操作 2~3 遍,特别是腓肠肌部位为重点,以防止肌肉萎缩为重点。

5. 手法的加减

(1) 若患者有尿潴留症状,可先用轻揉法或摩法揉腹或摩腹 2 分钟,然后用点法点揉气海、关元、中极、三阴交,并用摩法摩大腿内侧,以小便流出为度。

(2) 若患者有腹胀、便秘等,先顺时针摩腹 5 分钟,然后按揉梁门、天枢、水道、归来、支沟等穴,操作 20 分钟,重点在天枢、支沟两穴上操作。

(3) 若患者有压疮先兆,应用轻柔的摩法摩骨突起部位的皮肤。

(4) 有足下垂者,加揉解溪、商丘、太冲等穴。

(5) 有足内翻者加揉申脉穴,并向外摇踝关节。

(6) 有足外翻者加揉照海穴,并向内摇踝关节。

(7) 有呼吸肌麻痹者在其他治疗的基础上,加揉膈俞、肺俞两穴,并顺两侧肋间隙用擦法擦两胁肋部。

【注意事项】

(1) 脊髓损伤初期,推拿手法宜轻柔,不可用强刺激手法;推拿治疗本病的重点在于预防肌萎缩、骨质疏松等方面。

(2) 已有肌肉痉挛者,推拿重点应放在其拮抗肌上,以恢复拮抗肌的肌力为主。

(3) 背部推拿时应注意在不影响脊柱稳定性的前提上进行。

(4) 运用摇法时注意幅度、频率和力度等。

五、关节扭伤

关节扭伤属于传统医学"伤筋"范畴,是骨伤科的常见病、多发病。多发于四肢关节、活动度较大的关节,如腕关节、踝关节、髋关节等,本节主要介绍腕关节扭伤、踝关节扭伤、髋关节扭伤的推拿治疗。

(一) 腕关节扭伤

腕关节扭伤是腕关节在超越正常活动范围的一瞬间导致腕关节周围的关节囊、韧带、肌肉受到过度牵伸而发生的程度不同的损伤。腕关节包括桡腕关节、腕骨间关节、腕掌关节,其活动度分别是掌屈 50°~60°,背伸 35°~60°,尺偏 25°~30°,桡偏 20°~25°。部分患者常有脱位(如桡尺远侧关节脱位)、骨折(如桡尺骨下端骨折、腕骨骨折)、韧带损伤(如侧副韧带损伤),临床必须在确诊无骨折时方可及时进行推拿治疗。

【病因病机】

1. 急性损伤 包括直接暴力或间接暴力。如跌扑闪挫手掌撑地,或持物旋转及伸腕关节或暴力直接打击在腕关节之上,造成腕关节的极度过伸、扭转,或侧方挤压而导致腕关节的扭伤。

2. 慢性损伤 多因腕关节超负荷过分劳累或腕关节反复操作引起肌肉、韧带、肌腱长期处于紧张、收缩状态,使其积累疲劳所致。

【临床表现】

1. 疼痛 急性损伤受损部位疼痛明显,并且痛点固定,急性期疼痛剧烈,甚者不能触摸,夜晚不能入睡。慢性损伤者疼痛可不明显,也无明显的肿胀,但在做腕关节极限活动时疼痛明显,并伴有腕部乏力或活动不灵的症状。

2. 肿胀、皮下瘀斑　可见腕关节损伤部位肿胀明显,皮下有集中或分散的瘀血瘀斑。

3. 腕关节活动受限　急性或慢性损伤腕关节的掌屈、背伸、尺偏、桡偏等功能受限,甚至有拇指对掌功能受限。

4. 压痛　扭伤部位压痛明显。

【治疗】

1. 治疗原则

(1) 急性期:消肿止痛。

(2) 非急性期:舒筋活血,通络止痛,滑利关节。

2. 常用手法

(1) 急性期:不宜推拿治疗,应以冰块冷敷加压包扎为主,24小时后再作推拿治疗。

(2) 非急性期:常用按法、拔伸法、捻法、拿法、摇法、揉法、擦法。

3. 选穴　合谷、列缺、阳陵泉、阳溪、曲池、大陵、阳池、太渊。

4. 推拿步骤

(1) 用拇指揉法在腕关节周围上下(包括前臂、掌骨间隙等部位)按揉5分钟,并用捻法捻五指2～3遍。

(2) 用点按法点按合谷、列缺、阳陵泉、阳溪、曲池、大陵、阳池、太渊等穴,每穴1～2分钟,以点按得气(有较强的酸胀感)为度。

(3) 用拔伸法拔伸腕关节5～6次,用力由轻到重,并逐渐用力,不可突发猛力,并在拔伸状态下作腕关节的各方向活动,包括背伸、掌屈、尺偏、桡偏等。

(4) 对于腕关节肿胀较明显的,用分推法把瘀血推向腕关节的近端和远端,使瘀血不停滞在腕关节腔内,尽快恢复腕关节的功能活动。

(5) 用摇法摇腕关节数次,并适当再加入拔伸法,摇腕的幅度应由小到大,力量由轻到重。

(6) 用擦法先在腕关节周围操作,然后在腕关节操作。

(7) 用理筋手法自腕部向掌骨部操作,最后用捻法捻五指作为结束手法。

【注意事项】

(1) 推拿治疗本病时应注意力度要适当,不可再造成人为的腕关节损伤。

(2) 治疗手法开始要轻柔,切勿野蛮操作。

(3) 治疗期间注意腕关节的保护,最好穿戴护腕支具,并尽量避免受凉。

(二)踝关节扭伤

踝关节扭伤包括踝部韧带、肌腱、关节囊等软组织的损伤,以外侧韧带的损伤较为常见。任何年龄均可发生本病,以青壮年为多见。

【应用解剖】

踝关节亦称距小腿关节,由胫、腓骨的下端与距骨滑车构成。关节囊附着于关节面的周围,其前后壁薄而松弛,两侧有韧带加强,有利于踝关节的伸屈活动。内侧有三角韧带,起于内踝尖,止于足舟骨、距骨、跟骨,较为坚韧和强健。外侧韧带有3条,分别为距腓前韧带、跟腓韧带、距腓后韧带,3条韧带均较薄弱,因此在临床以外侧韧带扭伤为多见。踝关节属屈成关节,可作背伸(约为 20°)和跖屈(约为 40°)活动。因距骨滑车前宽后窄,当踝关节背伸时,较宽的滑车前部嵌入关节窝内,关节较为稳定;在跖屈时,由于较窄的滑车后部进入关节窝,此时足能作轻微的侧方运动,踝关节不够稳定,结合前面韧带结构,踝关节扭伤多在跖屈内翻的状态下发生。

【病因病机】

多因路面不平,负重行走、跑步、跳跃或下楼梯、下斜坡时突然失脚,因踝关节在跖屈状态下不稳定,加上足踝强力内翻而使外侧的 3 组侧副韧带受到牵拉而损伤,轻者局部渗血水肿,重者韧带断裂。临床也可见在跖屈外翻状态下发生内侧副韧带的损伤,因内侧韧带远较外侧韧带坚韧,故不多见。

【临床表现】

1. 肿胀疼痛 损伤踝部有明显的肿胀疼痛,轻者踝部不能受力,重者踝部不能着地,内外踝前下方均有压痛,因疼痛主要表现为跛行或单足着地(患足不能着地)。

2. 皮下瘀斑 因踝部软组织较少,扭伤后引起局部血管断裂,局部出血可见在踝关节周围(特别是内外踝下)瘀血青紫明显,一般在 1～2 天后瘀斑更加明显。

3. 踝关节运动障碍 损伤踝关节主要表现屈伸、内翻活动明显受限。

4. 其他 扭伤部位压痛明显。

【治疗】

1. 治疗原则 活血化瘀,消肿止痛,舒筋通络。

2. 常用手法

(1)急性期:不宜推拿治疗,应以冰块冷敷,或加压包扎。24 小时后,进行热敷,或推拿治疗。

(2)非急性期:揉法、按法、擦法、拔伸法、一指禅推法、踝部摇法。

3. 选穴 阳陵泉、足三里、承山、昆仑、解溪、绝骨、丘墟、太冲。

4. 操作步骤

(1)患者取仰卧位,术者位于患者一侧,用点按法在阳陵泉、足三里、承山、昆仑、解溪、绝骨、丘墟、太冲等穴操作,每穴 1～2 分钟,以通经络之气。

(2)用揉法自上而下在小腿及踝关节周围操作,手法要轻柔,约 5 分钟。

(3)用擦法在踝关节周围操作,以踝关节局部深层发热为度,以活血化瘀、消肿止痛,注意不能擦破皮肤。

(4)术者用右手握住患足趾部作拔伸牵引,并轻柔的环转摇晃踝关节,先外翻以扩大踝关节间隙,同时用左手食指压入间隙内,然后在牵引状态下内翻足部,扩大踝关节外侧间隙,用拇指压入间隙内。使左手的拇指、食指夹持踝关节,右手在牵引下将患足内翻、外翻 3～4 次。若外侧副韧带损伤用食指揉按外踝前下方 2～3 分钟;若内侧副韧带损伤用拇指揉按内踝前下方 2～3 分钟。然后背伸、跖屈踝关节,同时用夹持踝关节的拇食指在背伸时下推踝关节,在跖屈时上提踝关节。

(5)若有踝部小关节的微小错位,应在操作前三步后,术者一手拖住患者患足足跟,另一手握住足掌部作牵拉动作,同时作极度的背伸、跖屈、内翻、外翻及旋转等活动,在操作过程可听到"咔咔"关节复位的声音。该手法同时可以缓解韧带的痉挛。

(6)用按压法按压踝关节周围作为结束手法。

【注意事项】

(1) 踝关节急性损伤时,应排除骨折、脱位、韧带的完全断裂等,以上损伤不宜作推拿治疗。

(2) 治疗期间踝关节损伤部位可用绷带适当包扎固定,防止作背屈内翻的动作;但要观察足部末梢血液循环的情况。

(3) 若踝关节扭伤出血较多肿胀较明显者,24小时内不宜作推拿和热敷,应立即用冰块冷敷。

(4) 治疗期间注意踝部的保暖。

(5) 休息时踝部放置要高于臀部,加快静脉回流,防止肿胀不退。

(三) 髋关节扭伤

髋关节扭伤又称损伤性髋关节炎,主要由于外伤或劳损导致髋关节囊和关节软骨损伤,局部产生无菌性炎症和关节粘连,引起髋关节疼痛和功能障碍的病证。中国传统医学称"髋骨里缝伤筋"、"髋掉环"等。髋关节是一个完善的杵臼关节,由髋臼和股骨头组成,正常活动范围为屈曲130°～140°,后伸10°～30°,内收20°～30°,外展45°～60°,外旋40°～50°,内旋30°～45°。

【病因病机】

1. 急性外伤 由于遭受直接或间接暴力,导致髋关节囊和关节软骨的损伤,产生软骨破裂和囊内水肿、血肿,形成无菌性炎症和粘连,引起剧痛和运动障碍。

2. 慢性劳损 由于髋关节过度活动或疲劳,关节马蹄形软骨受到频繁摩擦而引起损伤,使髋关节发生无菌性炎症和粘连,逐渐出现疼痛和关节功能活动障碍。

【临床表现】

(1) 典型的外伤或劳损病史。

(2) 患侧髋关节周围疼痛肿胀,活动障碍,步行困难或呈跛行,急性损伤时,下肢不能着地,部分患者髋部疼痛沿大腿内侧向膝部放射。

(3) 若小儿髋关节扭伤兼有髋关节半脱位出现仰卧位时患侧髋关节屈曲,伸直受限,髋关节疼痛时常处于外展外旋位。

(4) 髋关节处压痛明显。

【治疗】

1. 治疗原则 舒筋通络,活血散瘀,消肿止痛。

2. 常用手法 按法、揉法、弹拨法、㨰法、髋关节摇法、拔伸法。

3. 选穴 环跳、居髎、阳陵泉。

4. 操作步骤

(1) 患者取俯卧位,用㨰法在臀部操作4～5遍,约5分钟,然后用点按法在环跳、居髎、阳陵泉等穴操作,并配以揉法,同时髋关节被动后伸和外展运动。

(2) 患者仰卧,术者立于患侧,用㨰法、按揉法在髋关节特别是腹股沟附近操作,约5分钟。配合髋关节的摇法,以外展、内旋、外旋活动为主。

(3) 患者取仰卧位,用弹拨法弹拨髋关节周围紧张之筋,然后令助手用两手插入患者腋下,术者用双手呈前后位握持患者下肢,左手在大腿前侧,右手在小腿后侧与助手做对抗拔伸。随后强屈患侧髋关节至最大限度,在髋关节于90°屈曲位时,向上提拉牵引,在牵引下外旋外展并伸直髋关节,重复操作2~3遍。

(4) 用滚法从髋关节滚至膝关节2~3遍,最后用叩击法叩击髋关节周围作为结束手法。

【注意事项】

(1) 治疗期间注意适当休息,避免上楼、上坡的活动。

(2) 注意髋关节局部的保暖。

(3) 治疗期间不宜坐硬板凳。

(4) 对于顽固性病例可配合外敷和内服活血化瘀、舒筋通络的中药,常会取得满意疗效。

六、落枕

临床上凡是因为劳累、扭错、受寒等因素引起急性颈部肌肉痉挛、强直、酸胀、疼痛,转动不灵为主要症状者都为落枕,民间也称"失枕"。多见于青壮年,男多于女,冬春季发病率较高。轻者4~5天自愈,重者疼痛严重,并可向头部放射,数周不愈,影响工作、学习和生活。落枕为单纯性肌肉痉挛,若成人经常发作,则考虑为颈椎病的前驱症状。

【病因病机】

1. 劳损　主要因睡眠时头部姿势不良或垫枕过高,长时间侧头视物,低头看书等,使一侧胸锁乳突肌、斜方肌及肩胛提肌在较长时间处于过度伸展状态,引起肌肉痉挛所致。

2. 外感风寒湿邪　多因睡眠时颈项部感受风寒湿邪,因寒主收引,湿性重浊,共同作用导致气血运行不畅,经络痹阻、拘急疼痛而发病。

3. 扭伤　当颈项过度前屈时突然旋转或复位,导致肌肉、关节扭错损伤或颈椎小关节滑膜嵌顿而发病。

4. 肾虚　传统医学所谓肾虚,即指本身体质虚弱而言,肾虚易发各种疾病。《证治准绳》曰:"久坐并失枕致项强不可转移者,皆由肾虚不能生肝,肝虚无以养筋,故机关不利。"

【临床表现】

1. 疼痛　颈项和肩胛冈周围、上背部疼痛,以一侧疼痛者为多见。

2. 肌张力增高伴压痛　受累区肌张力增高,常见于斜方肌、胸锁乳突肌、肩胛提肌、菱形肌等处。肌张力增高处常伴有压痛。

3. 被动体位　颈部常固定于略为偏斜的前屈位的特殊姿势,呈"歪脖子"现象。

4. 运动障碍　患者仰头、点头及转头等活动受限,向患侧活动功能障碍尤为明显,严重者颈项不能活动。

5. 其他　部分患者伴有头痛、头胀、失眠、纳呆和情绪烦躁等。

【治疗】

1. 治疗原则　舒筋活血,理筋整复,滑利关节。

2. 常用手法　滚法、揉法、一指禅推法、拿法、扳法、擦法、点按法、摇法。

3. 选穴　风池、风府、肩井、桥弓穴、缺盆、天宗、肩中俞、肩外俞、曲池、手三里、合谷、后溪、阿是穴。

4. 操作步骤

(1) 患者取坐位,术者用滚法滚患侧的颈部,重点是胸锁乳头肌,其次是斜方肌、冈上肌

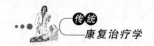

等处,操作3～4遍,约5分钟。

(2) 用一指禅推法在患侧颈项及肩部操作,并同时配合头部的前屈后伸及左右旋转活动,约3分钟。

(3) 用弹拨法弹拨患侧的紧张的肌肉,然后用拿法拿颈项及肩臂部肌肉,缓解肌肉痉挛并使之放松。

(4) 用点按法点按风池、风府、肩井、桥弓穴、缺盆、天宗、肩中俞、肩外俞、曲池、手三里、合谷、后溪、阿是穴,以酸胀为度。

(5) 用摇法摇颈部数次后,嘱患者放松,在颈部微向前屈时,将颈部旋转至最大幅度作快速而短暂的扳法,手法要快速而稳妥。

(6) 用擦法擦患侧颈肩部,以透热为度。

【注意事项】

(1) 头颈部作扳法操作时,不可强求弹响,而且在操作扳法之前旋转颈部的幅度应在以患者能忍受的范围内进行。

(2) 睡眠时枕头高低适中,不可睡高枕。

(3) 注意颈部的保暖,夏天避免汗出受风,以免风寒入络而引发本病。

(4) 对于疼痛明显者,须先按揉患侧天宗、手三里、后溪穴,并嘱患者缓慢转动颈项部,待筋肉痉挛缓解后再施用颈部的摇、扳法。

七、漏肩风

漏肩风是指肩关节周围软组织病变而引起的肩关节疼痛和活动功能障碍的疾病,又称冻结肩、五十肩。现代医学称肩关节周围炎。本病好发于50岁左右人群,女性发病率略高于男性,约为3∶1,现发病年龄有提前趋势。漏肩风早期多为肱二头肌长头肌腱炎、肩峰下滑囊炎、冈上肌肌腱炎。有些专家认为本病是自愈性疾病。

【病因病机】

漏肩风的发生常为综合性因素所致,与精血不足、感受风寒湿邪、外伤劳损有关。

1. 精血不足 年老肝肾精气开始衰退,精血不足,筋脉失于充分濡养,日久筋脉拘急而肩关节不用。

2. 感受风寒湿邪 久居潮湿之地,淋雨受风,夜卧漏肩,以致外邪侵袭血脉筋肉之间;因湿性黏滞、重浊,寒性凝滞,血受寒则凝,脉络拘急而疼痛,或寒湿之邪淫溢于筋肉关节导致关节屈伸不利。

3. 外伤劳损 跌扑闪挫,筋脉受损,或久老致损,瘀血停阻关节,脉络不通,不通则痛,日久关节筋脉失养,拘急不用。

【临床表现】

漏肩风的主要症状是肩部疼痛和肩关节功能活动受限。

1. 疼痛 早期肩部呈阵发性疼痛多数因天气变化和劳累而诱发,呈慢性发作。以后逐渐加重而呈持续性,并且肩痛呈昼轻夜重、夜不能寐症状,不能向患侧侧卧,当肩部受到碰撞或牵拉时,常可引起撕裂样疼痛。一般肩关节周围有广泛的疼痛,并向颈部及肘部放射。

2. 肩关节活动受限 患者主动肩关节活动减少,并自然采取保护性制动,因此日久废用引起关节囊及肩周软组织粘连,肌力下降,严重者可出现肌肉萎缩,加上喙肱韧带固定于缩短的内旋位等因素,使肩关节各方向的主、被动活动均受限,特别是肩关节外展时,可出现典型的"扛肩"现象。症状加重时出现梳头、穿衣、叉腰等动作难以完成,并且肘关节功能也受影响,常屈肘时不能摸肩。日久,三角肌等可以发生不同程度的废用性萎缩,出现肩峰突起,前臂上举不便,后弯不利典型症状,有时疼痛反而减轻。

本病在肩关节周围可找到相应的压痛点,主要在肩内陵、肩髃、秉风、肩贞、天宗等穴。

【治疗】

1. 治疗原则

(1) 初期:舒筋活血,通络止痛。

(2) 晚期:松解粘连,滑利关节。

2. 常用手法　滚法、弹拨法、一指禅推法、揉法、点按法、拿法、扳法、拔伸法、摇法、抖法、搓法。

3. 选穴　肩贞、肩髃、肩髎、臂臑、合谷、肩井、天宗、曲池。

4. 操作步骤

(1) 患者取坐位,术者立于患侧,用滚法或一指禅推法在患肩的肩前部及上臂的内侧操作5～6遍,同时配合患肢被动的外展外旋活动。

(2) 用点按法点按肩贞、肩髃、肩髎、臂臑、合谷、肩井、天宗、曲池等穴,以酸胀"得气"为度,再用拿法拿肩髃、肩贞、肩髎。

(3) 先用揉法在肩部结节间沟、臂臑(三角肌附近)、天宗(大圆肌附近)操作,待疼痛缓解后用弹拨法弹拨上述3个点,并配合肩部作外展、上举、后伸的动作。

(4) 术者立于患侧稍后方,先用"托肘摇肩法"摇肩关节,幅度由小到大;然后用"大运肩法"摇肩关节5～6次,以患者能忍受为度。

(5) 术者立于患肩的稍前方,一手握住患侧的腕部,并以肩部顶住患者患肩的肩前部。握腕之手将患臂由前方扳向后方,并逐渐用力使之后伸,重复4～5次。

(6) 术者立于患者健侧稍后方,用一手扶住健侧肩,防止患者上身前屈;另一手握住患侧腕部,从背后患肢向健侧牵拉,逐渐用力,加大活动范围。

(7) 术者立于患侧肩外侧,双手握住患肢的腕部,作患肢向斜上方、向外的拔伸法,同时加以抖法,向上牵拉时嘱患者沉肩屈肘并缓慢拔伸,活动幅度和力量逐渐加大,切勿突然发猛力操作。

(8) 用搓法反复搓动肩关节附近及前臂部位,最后用轻柔的抖法结束手法操作。

【注意事项】

(1) 治疗期间注意肩部保暖,同时配合热敷以增加疗效。

(2) 加强功能锻炼是预防和增加疗效的有效方法。

(3) 本病虽属自愈性疾病,但推拿治疗可有效缩短病程。

(4) 本病的发展规律一般是疼痛→肩关节活动功能障碍→疼痛减轻→功能恢复,故在治疗中若不符合该规律,要注意进行鉴别诊断,避免误治。

【功能锻炼】

漏肩风常用的功能锻炼有以下几种方法。

1. 蝎子爬墙法　患者面对墙壁,用双手或患手沿墙壁缓慢向上爬动,使上肢尽量上举,然后缓慢放下,重复数次。

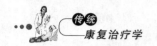

2. **弯腰晃肩法** 弯腰伸臂,做肩关节环转运动,幅度由小到大,动作由慢到快。

3. **患臂外旋锻炼法** 背部紧靠墙壁而立,上臂紧贴身体两侧,屈肘90°,作上臂的外旋动作,尽量使拳接近墙壁,重复数次。

4. **体后拉手法** 双手向后反背,用健手拉住患手,逐渐向上抬举,重复数次。

5. **双手抱头法** 双手在颈后部交叉,肩关节尽量内收及外展,重复数次(本法部分严重患者不能操作,应在肩关节能抬起后再操作)。

八、肱骨外上髁炎

肱骨外上髁炎俗称"网球肘",因网球运动员多发而得名。是以肘后外侧痛,前臂旋前及提、拉、端物等疼痛加重为特征的一种病证。因大多数人惯用右手,故右侧多发。好发于长期从事单一上肢劳动(用腕力)人群,如炊事员、网球运动员、家庭妇女等。

【病因病机】

1. **劳损** 主要见于肘关节处于半屈位时,前臂作过度的旋前或旋后的动作;也可见于腕部伸屈运动过多过重,伸腕肌或屈腕肌的起点处受到过度牵拉所致。上述因素导致肌肉受损,经络不通,不通则痛而发病。

2. **外伤** 包括局部直接的外伤和跌倒时手直接着地,因外伤导致血瘀,经络受阻而发病。

3. **肝肾亏虚** 因多种原因或年老体衰,肝肾亏虚,肾虚失于主骨生髓,肝虚筋脉失养而发病。

【临床表现】

1. **肘后外侧疼痛** 疼痛(多为酸痛)多固定于肘后外侧,尤其在作旋转背伸、提、拉、端、推等动作时疼痛更为剧烈,同时沿伸腕肌向下放射(但不向拇指放射),局部可呈轻微肿胀,疼痛剧烈时可影响睡眠、吃饭,穿衣亦觉困难。

2. **功能活动障碍** 主要为前臂旋转及握物无力,严重者前臂不能作旋转动作。

3. **检查** 肱骨外上髁、肱桡关节处有明显的压痛,部分患者沿伸腕肌行走的方向有广泛的压痛。

4. **特殊检查** "网球肘"试验阳性,腕伸肌紧张试验阳性。

【治疗】

1. **治疗原则** 舒筋活血,通络止痛。

2. **常用手法** 滚法、揉法、按法、弹拨法、擦法。

3. **取穴** 曲池、手三里、尺泽、外关、合谷、阿是穴。

4. **操作步骤**

(1)用轻柔的滚法、揉法在肱骨外上髁及前臂外侧往返操作5~6遍,约5分钟,以达到舒筋活血,改善局部血液循环,加快局部无菌性炎症消散的作用。

(2)用按揉法按揉上述穴位,并用拿捏法在前臂部及前臂伸肌群往返操作7~8遍,约8分钟。

(3)术者坐于患者右前方(以右外上髁炎为例),先以右手握住患者右手腕,使前臂旋后,逐渐将肘关节屈曲至最大限度,继则以左手拇指端压于肱骨外上髁的前方,其余4指放于肘关节内侧,然后右手用力将患侧肘关节伸直,同时术者左手拇指推至患侧桡骨头之前的上面,沿桡骨头前外缘向后弹拨伸腕肌起点,重复操作2～3遍(图2-4-1)。

(4) 用擦法在肘外侧、肱骨外上髁及前臂伸肌群操作2～3遍,以透热为度。

【注意事项】

(1) 本病部分患者有纤维断裂病理基础,因此在推拿治疗时不宜有过强的刺激,避免造成新的损伤。

(2) 从事腕部劳动较多的患者,可改变原有的劳动姿势或暂时休息,以加快本病的康复。

(3) 运用擦法时,应涂抹少许润滑剂,防止皮肤破损。

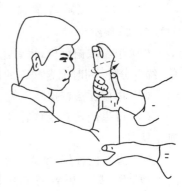

图2-4-1 前臂旋后位,拇指弹拨肱骨外上髁

九、腰痛

腰痛是指一侧或两侧腰部及腰部附近(包括臀部)发生疼痛的病证。传统医学将腰痛分为风湿、肾虚、外伤三大类。本篇重点介绍急性腰肌扭伤、腰椎后关节紊乱症、第三腰椎横突综合征、慢性腰肌劳损、腰椎间盘突出症、退行性脊柱炎等,推拿治疗这些疾病效果较好。

(一) 急性腰肌扭伤

急性腰肌扭伤是指腰背两侧的肌肉、肌腱、韧带等突然受到扭、闪、挫外力的作用下而发生的损伤,以腰部疼痛和活动受限为主要症状。多发生于青壮年和体力劳动者。属传统医学"伤筋"范畴。

【病因病机】

急性腰肌扭伤多由于突然遭受暴力损伤而引起,临床多因过度后伸和前屈;扭转弯曲超过了腰部正常的活动范围;搬运重物,负重过大或用力过度;劳动时腰部姿势不正确,或扛抬重物时,配合不协调;跌扑或暴力直接打击腰部等因素导致筋脉受损、瘀血产生、经气不通,不通则痛而发病。现代医学认为是肌纤维部分拉断、撕裂、出血渗出,刺激神经末梢而发腰痛。

【临床表现】

1. 腰痛　　常在扭伤后突发腰部疼痛,少数患者在伤后疼痛不重,数小时后或数天后疼痛逐渐加重。扭伤严重者,疼痛剧烈,咳嗽、深呼吸、喷嚏、大小便均使疼痛加重。

2. 腰部活动受限　　扭伤后患者坐、卧、翻身均困难,前后俯仰牵掣作痛;单侧腰痛者躯干向病侧倾斜,双侧者腰部挺直,常以一手或两手扶腰以减少腰部活动,防止疼痛,故患者多步履迟缓,病情痛苦,甚至不能站立。

3. 牵涉痛　　患者一般有臀部(臀上皮神经、梨状肌区)、大腿根部或大腿后部等部位的牵涉性疼痛。

4. 检查　　扭伤局部有明显的压痛,肌张力增高,肿胀,脊椎生理曲线改变(常为侧弯畸形)。

【治疗】

1. 治疗原则　　舒筋通络,活血散瘀,消肿止痛。

2. 常用手法　　㨰法、揉法、按法、擦法、弹拨法、扳法、摇法。

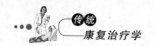

3. 取穴　腰阳关、肾俞、委中、阳陵泉、腰痛点。

4. 操作步骤

（1）患者取俯卧位，术者用㨰法从腰部至臀部到大腿滚 2～3 遍，重点在伤侧骶棘肌部位，约 5 分钟，同时配合腰部的后伸活动，幅度由小到大，手法由轻到重。

（2）用按揉法按揉腰阳关、肾俞、委中、阳陵泉、腰痛点等穴，以酸胀为度。

（3）待患侧腰痛缓解后，用拇指弹拨法在腰肌痉挛处操作，手法宜柔和而深沉，达到活血止痛目的。

（4）患者俯卧位，术者一手按住腰部，一手托起患者两膝关节部，作腰部的摇法，然后在助手帮助下（握住患者两腋窝处），术者握住患者足踝部，作相反方向的牵抖法操作，约 5 分钟。

（5）患者侧卧位，患侧在上，术者双手分别扶住肩部和臀部作腰部斜扳法，有时可听到"咔嚓"的脆响，然后腰部有疼痛减轻的现象。

（6）在患者能忍受的情况下，配合背法效果会更好。

（7）患者俯卧位，用擦法在患侧骶棘肌纤维方向及腰骶部操作，以透热为度。

【注意事项】

（1）治疗期间卧硬板床，腰部制动 2～3 天。

（2）注意局部的保暖。

（3）操作腰部背法时注意要稳妥，切不可造成新的损伤。

（4）病情缓解后，加强腰肌的锻炼，如"飞燕展翅"法等。

（二）腰椎后关节紊乱症

腰椎后关节紊乱症，又称后关节损害，包括后关节错位、后关节滑膜嵌顿及后关节炎。是指因脊椎后关节的解剖位置改变，而导致脊柱功能失常所引起的一系列临床综合征，以腰部剧烈疼痛和功能障碍为主要症状。治疗不当可引起慢性腰痛，为临床常见的一种疾病。

【病因病机】

造成本病的原因是腰部突然扭闪，使腰椎小关节突受到外力冲击，出现瞬间的关节突轻微滑移和关节间隙的增宽，此刻极容易使包裹在关节突周围的滑膜组织吸嵌在关节间隙中，阻碍关节突回纳到正常的解剖位置。由于关节囊和硬脊膜受到刺激，腰部出现剧痛。

【临床表现】

1. 外伤史　有突然弯腰转体，不能起立的外伤史。

2. 腰痛　多为腰椎关节疼痛，且影响两侧骶棘肌。

（1）突发剧烈腰痛，患者表情痛苦，一般均由他人搀扶入诊室，两手喜撑扶于两髂嵴上，以减轻小关节突的挤压力，减轻疼痛。

（2）无根性压迫症状，但由于滑膜、关节囊等受到刺激，可出现臀部及大腿的放射性疼痛。

（3）患者脊柱一般无侧弯，在棘突旁开约 25 cm 处，有明显压痛，但不加重下肢放射痛。

（4）腰部各方活动完全受限；病变部位两侧骶棘肌有明显压痛，腰肌张力增高。

【治疗】

1. 治疗原则　舒筋通络，缓急止痛，理筋整复。

2. 常用手法　摩法、㨰法、揉法、擦法、推法、扳法。

3. 取穴及部位　腰阳关、大肠俞、委中、照海、八髎、腰肌及腰椎关节。

4. 操作步骤

(1) 患者取俯卧位,急性者,术者在伤病局部手掌抚摩、轻揉手法3~5分钟。

(2) 术者先用㨰法在腰背棘突两侧由上而下操作2~3遍,然后用双手拇指沿棘突两侧由上而下,再自下而上来回推按数遍,使紧张、痉挛的筋肉松软。

(3) 用按揉法按揉腰阳关、大肠俞、委中、照海、八髎等穴,以酸麻为度。

(4) 患者取侧卧位,术者立于患者前面,右手肘部按住臀部,左手扶住肩部作腰部的斜扳法,若能听到摩擦音为佳。

(5) 若整复效果不佳,可采用握腕拉臂推棘法,即患者坐于方凳或靠背椅上(椅背在前)。术者坐于患者后方,先用一拇指拨理、推压脊柱两侧紧张的筋肉数分钟,使其松软。然后术者用一手拇指指向颈患椎偏歪之棘突,另一手从伤侧胸前握其健肢腕部(此时嘱患者腰部放松),两手协同用力拉臂推棘,整复后关节错位。

(6) 患者俯卧位,术者再用双手拇指在棘突上及两侧施理筋手法数遍,最后用㨰法结束。

5. 手法加减　在该病的治疗中,手法复位非常关键,故另介绍几种常用的复位手法。

(1) 腹部垫枕牵伸法:患者俯卧,腹部垫枕。助手双手分别插于患者两腋下,术者双手分别握其两踝部,与助手作对抗牵引持续1分钟,而后缓慢松开,反复3~5次,使其后关节张开,被嵌顿的滑膜得以解除。最后,双手在损伤局部施抚摩、按揉手法数分钟即可。亦可在此体位施术"双手托腹抖动法",使被嵌夹的滑膜解脱。

(2) 推肩扳髋复位法:患者健侧卧位于床缘,卧侧下肢伸直,伤侧髋膝关节屈曲,术者立于患者前方,一手固定肩部,另一上肢前臂固定大转子后方或髋部,同时用力向相反方向推扳一次,使后关节复位(滑膜嵌顿者,此手法有一定痛苦)。亦可施术"定点推扳复位法"。

【注意事项】

(1) 施行腰部斜扳法和其他复位手法时,应先用轻柔手法或药物缓解肌肉痉挛,否则斜扳法和其他复位手法难以成功,不仅不能复位,反而增加患者的痛苦。

(2) 手法复位后,嘱患者卧床休息3天,1周内勿做腰部前屈及旋转活动。

(3) 术后,急性症状即可缓解,但可遗留一些残余的疼痛及腰部僵硬感(为后关节滑膜反应所致),可在受伤关节局部加点按及揉搓手法,配合局部湿热敷或醋离子导入,数日后症状即可消失。

(4) 加强背伸肌功能锻炼,有助于巩固疗效和预防复发。

(5) 注意腰部保暖。

(三) 第三腰椎横突综合征

第三腰椎横突综合征是指因急性和慢性损伤、感受风寒湿邪等因素,导致第三腰椎横突及附在其上的肌肉、肌腱、筋膜等软组织发生充血水肿、无菌性炎症、粘连、变性及瘢痕挛缩、筋膜增厚,刺激腰脊神经而引起腰臀部疼痛的综合征。是一种常见的腰臀部疼痛疾病,好发于青壮年体力劳动者,男性多于女性。

【病因病机】

1. 外伤　主要为外力牵拉伤,当腰部在前屈或侧屈活动时,外力的牵拉超过附着在横突上肌肉、筋膜的承受力时,就会造成损伤。

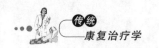

2. 劳损　因横突过长,长期从事体力劳动者特别是腰部活动量较大的工作者,使横突抵触腰背筋膜后叶,经常摩擦挤压导致慢性积累损伤而发病。

3. 感受风寒湿邪　腰部感受风寒湿邪,或素体阳虚,腰部受寒。因寒主收引和寒性凝滞,使腰部肌肉紧张痉挛,对第三腰椎横突牵拉的作用力增大而发生损伤。

【临床表现】

1. 腰痛　本病以腰部及腰臀部疼痛为主要症状,同时伴有同侧内收肌和大腿前侧的牵涉疼痛。多数为单侧,少数患者会出现双侧疼痛,弯腰及旋转腰部时可加剧疼痛,与椎间盘突出不同的是本病咳嗽、打喷嚏不会加重腰部疼痛症状。

2. 局部肿胀　本病急性损伤早期横突局部呈现轻度肿胀,慢性患者则不明显。

3. 腰部活动障碍　患者俯仰活动受限,表现为起卧或卧位翻身困难,但不会出现间歇性跛行(可与腰椎间盘突出相鉴别)。

4. 检查　在第三腰椎横突尖端部压痛明显,并可触及条索状硬性结节。患侧内收肌张力增高,髋关节外展受限。

5. 特殊检查　直腿抬高试验可阳性,但加强试验为阴性。

【治疗】

1. 治疗原则　舒筋通络,活血祛瘀,消肿止痛。

2. 常用手法　㨰法、揉法、按法、弹拨法、擦法、斜扳法。

3. 取穴及部位　肾俞、大肠俞、环跳、居髎、委中、第三腰椎横突部及同侧的内收肌。

4. 操作步骤

(1) 患者取俯卧位,术者立于患侧,用㨰法在患侧腰部(重点在第三腰椎横突部)、臀部、大腿后外侧部操作2～3遍。约5分钟。

(2) 患者取上位,术者用按揉法按揉上述部位,同时点按肾俞、大肠俞、环跳、居髎、委中等穴,以酸胀为度。

(3) 术者在上述操作的基础上,用拇指弹拨法弹拨患侧第三腰椎横突部条索状结节,力量应由轻到重,手法要渗透,反复操作数次,约10分钟。

(4) 患者取仰卧位,术者用按揉法按揉患者患侧大腿内收肌,并结合"4"字形的被动运动。

(5) 患者取侧卧位,术者用腰部斜扳法扳患者腰部,左右侧各扳一次,目的是缓解硬性结节对腰神经产生的卡压和刺激以达到止痛效果。

(6) 患者俯卧位,术者再用㨰法在患侧骶棘肌处来回操作2～3遍,最后用擦法施予腰部两侧,以透热为度。

【注意事项】

(1) 本病治疗宜及时彻底,否则将引起肌肉、韧带瘢痕的形成而难以治愈。

(2) 治疗期间腰部用宽皮带固定。

(3) 治疗期间尽量避免腰部的屈伸和旋转活动。

(4) 注意腰部的保暖。

(四) 慢性腰肌劳损

慢性腰肌劳损,又称功能性腰痛,主要是指腰背部的筋膜、肌肉、韧带等软组织的慢性、疲劳性损伤,引起腰背部一侧或两侧的弥漫性疼痛。在慢性腰痛中占有较大的比重。

【病因病机】

1. 腰部劳损　长期处于不平衡的体位劳作,如经常一侧腰部负重、长期弯腰或坐位不正等,使腰背肌、韧带及筋膜内压力增加,血液循环障碍,导致大量致痛物质(如乳酸)的产生和代谢产物的堆积,刺激腰背部的筋膜、肌肉、韧带等软组织发生炎症及组织粘连,最终使腰背组织变性、增厚及挛缩,刺激相应的神经引起腰痛。

2. 反复急性损伤　腰部软组织急性损伤后,未得到及时有效的治疗或反复多次的损伤,导致腰部瘀血的产生或腰部经络不通,不通则痛而发病。现代医学认为局部出血渗出,产生纤维性变或瘢痕组织,压迫或刺激神经而引起腰痛。

3. 先天畸形　由于先天发育不正常导致单侧性腰椎骶化或椎间小关节两侧不对称,使腰部两侧活动度不一致而诱发腰痛。

4. 肝肾亏虚　因肝主筋,肝阴虚不能养筋,腰为肾之府,肝肾亏虚则腰肌无力,不抗劳作而易损伤,导致腰痛的发生。

5. 寒湿侵袭　因寒湿侵袭腰部,引起腰部气血运行不畅或气滞血瘀而发腰痛。

【临床表现】

1. 腰痛　反复发作腰背部酸痛不适,或呈钝性胀痛,腰部重着板紧如负重物,时轻时重,缠绵不愈。充分休息、加强保暖、适当活动或改变体位姿势可使症状减轻,劳累或遇阴雨天气,受风寒湿影响则症状加重。

2. 腰肌无力　腰部活动基本正常,一般无明显障碍,但有时有牵掣不适感。不能久坐久站,不能胜任弯腰工作。弯腰稍久,便直腰困难,常喜双手捶击腰背部。当急性发作时,诸症明显加重,可有明显的肌痉挛,甚至出现腰脊柱侧弯,下肢牵掣作痛等症状。

3. 检查　腰背部压痛范围较广泛,压痛点多在骶棘肌、腰椎横突及髂嵴后缘等部位。触诊时腰部肌肉紧张痉挛,或有硬结及肥厚感。

【治疗】

1. 治疗原则　舒筋活血,温经通络。

2. 常用手法　滚法、按法、揉法、点压法、弹拨法、擦法及被动运动。

3. 取穴及部位　肾俞、腰阳关、大肠俞、八髎、秩边、委中、承山及腰臀部。

4. 操作步骤

(1) 循经按揉法:患者俯卧位,术者站于一侧,先用滚法、按揉法沿两侧膀胱经由上而下往返施术3~5遍,用力由轻到重。然后用双手拇指按揉肾俞、腰阳关、大肠俞、八髎等穴,以酸胀为度,并配合腰部后伸被动运动数次。

(2) 解痉止痛法:术者用点压、弹拨手法施术于痛点及肌痉挛处,反复3~5遍,以达到提高痛阈、松解粘连、解痉止痛的目的。

(3) 调整关节紊乱:患者侧卧位,术者面向患者站立,施腰部斜扳法,左右各一次,再取仰卧位,双下肢屈膝屈髋,术者抱住患者双膝作腰骶旋转,顺、逆时针各8~10次,然后作抱膝滚腰16~20次,以调整腰骶关节。

(4) 温经通络:患者取俯卧位,术者用掌擦法直擦腰背部两侧膀胱经,再横擦腰骶部,以透热为度。最后用空掌拍击法拍击腰部两侧骶棘肌,以皮肤发红为度。

【注意事项】

(1) 推拿治疗慢性腰肌劳损有一定的效果,但关键是消除致病因素。在日常生活和工作中,纠正不良姿势,经常变换体位,勿使过度疲劳才能达到满意的治疗效果。

(2) 加强腰部功能锻炼,主要是加强腰背伸肌锻炼,如仰卧位的拱桥式锻炼,俯卧位的飞燕式锻炼,早晚各1次,每次各做20～30次。有利于腰背肌力的恢复。

(3) 治疗期间用宽皮带护腰,宜睡硬板床。

(4) 注意休息和局部保暖,节制房事。

(五) 腰椎间盘突出症

腰椎间盘突出症又称"腰椎间盘纤维环破裂症",是指由于腰椎间盘的退行性病变(简称退变)和外力的作用,引起腰椎间盘纤维环部分或全部破裂,髓核向外突出压迫神经根、马尾引起一系列腰腿疼痛的临床症状。好发于30～50岁的体力劳动者,临床以L_4～L_5和L_5～S_1椎间盘突出为多见,原因是L_4～L_5是上身重力的支点,而L_5～S_1的活动度最大,容易引起退行性病变和损伤。

【病因病机】

1. 腰椎间盘生理性退变　正常的椎间盘富有弹性和韧性,具有强大的抗压能力。随着年龄的增长,椎间盘组织纤维环、软骨终板、髓核发生退变,髓核的含水量逐渐减少,椎间盘的弹性和抗负荷能力减退,这种退变即老化的过程。一般认为人在20岁以后,椎间盘即开始退变,30岁后明显退变。

2. 外伤因素　当椎间盘有了生理性退变或纤维环有了裂隙时,外伤是引起纤维环破裂的主要诱因。若腰椎间盘突然受到挤压或扭曲,造成髓核压力增高,可使髓核从纤维环的裂隙突出到椎管内。

3. 慢性劳损　主要见于长期弯腰活动或久坐、久站的青中年人群,上述活动使椎间盘受到压力的挤压而变形和减低其吸水能力,髓核长时间得不到正常的充盈,椎间隙变窄,纤维环被过度挤压而膨出,在纤维环不断磨损的同时加上纤维环营养发生的变性,使其破裂,髓核突出而发本病。

4. 寒湿侵袭　主要见于腰椎间盘本身有先天性缺陷的患者(如椎管狭窄),因寒湿侵袭腰部,使肌肉痉挛或小血管收缩引起局部血液循环障碍,导致椎间盘营养不良,加上腰肌的痉挛使椎间盘内压力升高,髓核突出而发病。

【临床分型】

1. 根据髓核突出的方向分型

(1) 后突型:该型向后突出的髓核可压迫神经根,产生下腰痛等明显症状,一般所称椎间盘突出皆属此型,而且此类突出临床最多见。

(2) 前突出型:不引起症状,无实际临床意义。

(3) 椎体内突出型:是髓核经过已闭塞的血管,向软骨板和椎体内突出,形成杯状缺口,此型多发生在青年期。

2. 根据向后突出的部位不同分型

(1) 单侧型:临床最为多见,髓核突出和神经根受压只限于一侧。

(2) 双侧型:髓核自后纵韧带两侧突出,两侧神经根皆受压迫。

(3) 中央型:椎间盘自后中部突出,一般不压迫神经根,而只压迫下行的马尾神经,产生马鞍区麻痹和大小便障碍等症状。如突出物较大也可压迫神经根。

3. 根据突出的程度分型

(1) 隐藏型(幼弱型)：为纤维环不全破裂，其外层尚保持完整，髓核在受压的情况下向破裂软弱部分突出，此时如椎间盘所受的压力大，纤维环破裂多，则髓核继续向外突出；如能适当休息，髓核完全可以还纳，破裂纤维环也可得到愈合。此型有时产生坐骨神经痛，但经过休息后可好转。

(2) 突出型(移行型)：纤维环裂隙较大，外层尚保持完整，髓核突出较大，呈球形，此型可转为破裂型，也可经手法复位而治愈。

(3) 破裂型(成熟型)：纤维环完全破裂，髓核可突入椎管内，临床症状较为严重，多为持续的，一般行手术治疗。

【临床表现】

1. 腰痛　多数患者有数周或数月的腰痛病史，腰部突然损伤而出现的急性腰痛临床也不少见，疼痛程度可轻重不一，严重者可影响翻身和坐立。一般卧床休息后症状可减轻。咳嗽、喷嚏或用力大便时疼痛加剧。

2. 下肢放射痛　一般 L_4~L_5 或 L_5~S_1 椎间盘突出者，均有下肢坐骨神经分布区域放射痛，多在腰痛减轻或消失后出现，亦有在腰损伤后同时出现；疼痛一般由臀部开始逐渐放射到大腿后侧、小腿外侧，部分患者常伴有大腿、小腿及足部感觉异常，甚至影响到足背外侧、足跟或足掌，使站立和行走困难。如果是中央型突出，则会出现马尾神经症状，双侧型突出者可出现双下肢的放射痛或下肢的交替疼痛。若有 L_1~L_2 或 L_2~L_3 椎间盘突出者，可出现股神经和闭孔神经放射性疼痛。

3. 腰部活动障碍　腰部各方面活动均有困难，大多为后伸困难或症状加重，部分患者前屈或侧弯明显受限。

4. 脊柱侧弯　患者一般有不同程度的脊柱侧弯，在站立和行走时尤为明显。侧凸的方向与突出物和神经根的位置有关，若突出物位于神经根的外上方，则脊柱向患侧侧弯；若突出物位于神经根的内下方，脊柱侧凸向健侧。这是机体保护性避开突出物对神经根压迫的反应。

5. 主观麻木感　病程较长者，常在小腿外侧、足背、足掌等处有主观麻木感觉。中央型髓核突出，可感觉鞍区(会阴)麻痹。

6. 患侧温度下降　患者感觉患肢不温，怕冷，与健侧肢体相比，患肢温度稍低。

7. 肌肉萎缩　病程较长患者，患侧臀肌、下肢肌肉萎缩，肌力也有所下降。L_4~L_5 和 L_5~S_1 椎间盘突出，可出现臀肌和小腿肌肉萎缩；L_2~L_3 和 L_3~L_4 椎间盘突出，可出现股四头肌萎缩。

8. 压痛　L_4~L_5 或 L_5~S_1 间隙和突出方的棘突旁有明显的压痛，用力按压或叩击压痛点时，放射性疼痛可达臀部或下肢，在居髎、环跳、委中、阳陵泉、丘墟等处有不同程度的压痛。

9. 特殊检查　直腿抬高试验及加强试验阳性，挺腹试验阳性，屈颈试验阳性。

10. CT、MRI 检查　可以确诊并能诊断出突出物的位置。

【治疗】

1. 治疗原则　舒筋活血，理筋整复，松解粘连，通经止痛。

2. 常用手法　擦法、按法、揉法、点压法、腰部拔伸法、牵抖法、扳法。

3. 取穴及部位　肾俞、腰阳关、大肠俞、环跳、居髎、委中、承山、绝骨、昆仑。

4. 操作步骤

（1）患者取俯卧位，术者立于患者患侧，用㨰法在腰部、臀部、患侧下肢操作4～5遍，约5分钟。

（2）患者取上位，术者用按揉法按揉肾俞、腰阳关、大肠俞、环跳、居髎、委中、承山、绝骨、昆仑等穴，每穴操作1分钟。达到改善局部血液循环，加速突出髓核中水分吸收，减轻对神经根的压迫目的，同时缓解腰臀部肌肉痉挛。

（3）术者用双手叠掌按法有节奏的按压腰部（突出部位），用力由轻到重，操作3分钟，目的在于纠正腰椎生理曲线的消失或反弓，恢复腰部脊柱的生理曲度，更为重要的是增加椎间盘的外压力，促使髓核回纳。

（4）患者俯卧位，嘱助手双手拉住患者两腋部，以固定上半身，术者双手握住患者双踝部，作对向牵拉。牵拉的力量要稳。用力要由小到大并持续5分钟左右，牵引结束时加牵抖法，目的是降低椎间盘的内压力，促使髓核回纳。

（5）患者取侧卧位，术者用腰部的斜扳法扳腰部，听到"咔咔"弹响更好，主要是调整后关节紊乱和改变突出物与神经根的位置。

（6）患者取仰卧位，术者双手抱住患者双膝部，压双膝使患者大腿尽量向患者腹部贴近，并左右旋转压2～3次，目的也是降低椎间盘的内压力，并改变突出物与神经根的位置。

（7）患者取仰卧位，术者在患侧做直腿抬高试验，并在抬到患者能忍受的高度保持2～3分钟，同时按揉大腿后侧、小腿后侧、足踝部等，目的在于通过牵拉腘绳肌，达到松解粘连的功效。

（8）患者取俯卧位，术者再次用㨰法和按揉法在腰臀部、大腿、小腿后侧操作2～3遍，促使气血运行和神经功能的恢复。

【注意事项】

（1）治疗期间需用宽皮带固定腰部，并卧硬板床休息。

（2）腰部尽量避免久坐或震动受力（如坐车颠簸等）。

（3）治疗期间注意腰部的保暖。

（4）中央型突出患者，不宜采用手法治疗。

（5）治疗前必须确诊，排除腰椎骨质病变。

（六）退行性脊柱炎

退行性脊柱炎又称"脊柱关节炎"、"肥大性脊柱炎"、"增生性脊柱炎"，是椎体边缘，小关节骨刺增生唇样改变引起的骨关节病，以腰背部酸胀疼痛为主要症状。主要累及负重和活动范围较大的关节，以腰椎发病较高，其中L_4、L_5增生较早。

【病因病机】

1. 内因　退行性变是发生本病的主要原因。椎体边缘增生与椎间盘退变有着密切的联系，也与年龄、压力及创伤有关。腰椎间盘在人体直立时是负重最大、活动最多的地方，在日常生活和劳动中受到损伤的机会较其他组织为多。加之椎间盘缺乏直接的血液供应，故损伤、退变后修复较慢。椎间盘退变后，失去其固有的弹韧性，厚度变薄，椎间隙变窄，从而减弱了椎体对压力的抵抗，椎体和小关节不断受到震荡、冲击和磨损，因而渐渐产生了骨刺。

2. 外因　损伤和劳损是导致本病的外部因素。由于腰部长期负重和过度活动,损伤和劳损机会增多,进一步加速椎间盘退变,弹性减弱,同时引起周围韧带松弛,关节不稳定,导致椎体不断受到创伤刺激,日久形成骨刺。

【临床表现】

(1) 患者多为40岁以上的体质肥胖者且男性多于女性,有长期从事弯腰劳动和负重的工作史或有外伤史,起病缓慢。

(2) 早期症状典型,患者常感腰背酸痛不适,僵硬板紧,不能久坐久站,晨起或久坐起立时症状较重,稍加活动后减轻,但过度活动或劳累后又加重。

(3) 腰部俯仰活动不利,但被动运动基本达到正常。

(4) 急性发作时,腰痛较剧,且可牵掣臀部及大腿,若骨刺压迫或刺激马尾神经时,可出现下肢麻木无力、感觉障碍等症状。

(5) 腰椎生理曲度减小或消失,甚或出现反弓。局部肌肉痉挛,有轻度压痛,一般无放射痛。X线可见椎体边缘有不同程度增生,或有椎间隙变窄,生理弧度改变。

【治疗】

1. 治疗原则　舒筋通络,行气活血,解痉止痛。

2. 常用手法　按法、揉法、扳法、擦法及被动运动。

3. 取穴及部位　肾俞、命门、腰阳关、夹脊、气海俞、大肠俞、委中、阳陵泉、承山。

4. 操作步骤

(1) 患者取俯卧位,术者用擦法在病变处及腰椎两侧操作2~3遍,约5分钟。

(2) 按揉腰背法:患者俯卧位,术者用深沉有力的按揉法施于腰背两侧骶棘肌,自上而下反复3~5遍,然后用掌根按揉3~5遍,以缓解肌肉痉挛。

(3) 用拇指点按肾俞、命门、腰阳关、夹脊、气海俞、大肠俞、委中、阳陵泉、承山等穴,每穴操作0.5分钟。

(4) 弹拨止痛法:术者用拇指在腰背疼痛的部位作与肌纤维垂直方向的弹拨,以松解粘连,再结合局部痛点按压肾俞、大肠俞、阳关、居髎等穴,以达解痉止痛目的。

(5) 腰推扳法:患者俯卧位,术者先行腰椎后伸扳法扳动3~5次,然后用腰椎斜扳法,左右各1次,以滑利关节。

(6) 活血通络法:患者俯卧位,术者以红花油或冬青膏为介质,在腰部督脉经及两侧膀胱经施擦法,再横擦腰骶部,以透热为度,能有效地提高血流量,有止痛作用。

(7) 有下股牵痛者,可用擦法施于大腿后外侧和小腿外侧,随后拿委中、承山,按揉阳陵泉、昆仑等穴。

【注意事项】

(1) 避风寒,卧硬板床,适当进行腰部功能锻炼。

(2) 劳动时腰部宜用腰围固定,以保护腰椎的稳定性。

(3) 退行性脊柱炎以骨质增生为其特点,增生是不可逆的,所以一切治疗方法只能是减轻症状,缓解病痛,增加腰脊柱的活动度。

(七) 梨状肌综合征

梨状肌综合征是指由于闪、扭、下蹲、跨越等间接外力使梨状肌受到牵拉而损伤,引起局部充血、水肿、痉挛,刺激或压迫坐骨神经,产生局部疼痛和功能障碍等一系列表现的综合征。本病又称梨状肌损伤、梨状肌狭窄综合征,为推拿临床常见病证。属于传统医学"痹症"的范畴。

【应用解剖】

梨状肌起于盆腔内骶骨前面2~4骶前孔的外侧,向外下穿过坐骨大孔达臀部,以肌腱止于股骨大转子,受骶丛神经支配,其功能是使髋关节外展、外旋。梨状肌的上方有臀上神经及臀上血管穿出,其下方有臀下神经及血管穿出,而坐骨神经在其稍外侧通过。臀部梨状肌体表投影部位:由髂后上棘至尾骨尖作一连线,在连线上距髂后上棘 3 cm 处为一标点,此点至股骨大转子的连线即为梨状肌的体表投影,该线中、上 1/3 交点为梨状肌肌腹的投影。梨状肌的变异、痉挛、炎症、水肿等因素均能对坐骨神经产生压迫症状。

【病因病机】

引起梨状肌综合征的病因主要有外伤和梨状肌变异两方面。

1. 外伤 一般见于间接外力损伤,如髋关节过度内外旋、外展或蹲位起立时,因梨状肌过度收缩或牵拉而损伤,造成梨状肌肌腱撕裂、渗水、渗血,引起局限性肌束隆起,同时伴有肌肉保护性痉挛,刺激下方的坐骨神经及组织引起臀部和下肢疼痛症状。

2. 梨状肌变异 在正常人体上,坐骨神经紧贴梨状肌的下缘穿出。梨状肌变异是指坐骨神经和梨状肌的位置发生改变。临床常见的变异有两种:一是坐骨神经从梨状肌肌腹中穿出;二是主要因坐骨神经高位分支,即坐骨神经在梨状肌处分为腓总神经和胫神经,腓总神经从梨状肌肌腹中穿出,胫神经在梨状肌下穿出。倘若有以上的变异,加上梨状肌损伤或感受风寒湿邪,造成梨状肌痉挛收缩,营养不良而出现水肿、炎症,使梨状肌肌腹变厚、弹性下降,上下孔变窄,压迫刺激坐骨神经或血管而发病。

【临床表现】

1. 外伤史 患者一般有扛抬重物或蹲下站起以及髋关节过度内外旋的外伤史。

2. 臀部及下肢疼痛 以患侧臀部及下肢坐骨神经痛为主,久坐及劳累时尤甚,一般呈"刀割样"疼痛。其疼痛症状常因受着凉、走路或活动后加重,咳嗽、大便等腹压增加时,可出现小腿后外侧至足部放射痛加剧;卧床休息后,其症状可获减轻。患侧下肢不能伸直,自觉下肢变短,有间歇性跛行,严重者生活不能自理。

3. 检查 臀部梨状肌体表投影部位有明显的压痛。在梨状肌处可触及条索样改变或弥漫性肿胀的肌束隆起。

4. 特殊检查

(1) 梨状肌紧张试验阳性:患者仰卧,患肢屈髋屈膝,术者一手按压膝关节外侧,使患肢极度内收,同时顶向腹部;另一手握住踝部,使小腿外旋,梨状肌部位出现疼痛,即为阳性。

(2) 直腿抬高试验:患侧下肢直腿抬高 60°以前,臀部及下肢疼痛剧烈,当超过 60°后疼痛反而减轻。

(3) X 线检查:排除骨关节疾病。

【治疗】

1. 治疗原则 疏筋解痉,祛瘀通络。

2. 常用手法 擦法、按揉法、按压法、指揉法、弹拨法、擦法及髋关节被动运动。

3. 取穴及部位 次髎、中髎、下髎、环跳、承扶、殷门、委中、阳陵泉及臀部、股后部、小腿外侧等部。

4. 操作步骤

(1) 患者取俯卧位,术者用擦法在臀部和大腿后侧操作4~5遍,约5分钟。

(2) 患者取俯卧位,放松患侧臀部及下肢,术者立于其患侧。在臀部先施以掌根按揉法,手法的刺激量须柔和,其目的是使臀部肌肉放松,这样对改善局部的血液供应和回流有利。然后在股后、小腿后部同样施以掌根按揉法,上下往返3~5分钟。再指揉次髎、中髎、下髎、环跳、承扶、殷门、委中、阳陵泉、承山、昆仑诸穴。

(3) 经以上手法放松臀部肌肉的基础上,再在梨状肌体表投影区施按压法和弹拨法。手法刺激量一定要由轻到重,避开臀大肌的抗御力量;弹拨要与梨状肌呈垂直方向。此法可缓解痉挛的梨状肌,祛瘀通络是治疗中的重点,可将掌根按揉同梨状肌按压、弹拨三法结合起来交替应用,5~8分钟。

(4) 为避开臀大肌的抗御力量,可采用膝关节屈曲的方法,并通过内、外旋转髋关节的被动运动(图2-4-2)提高手法的治疗效果。

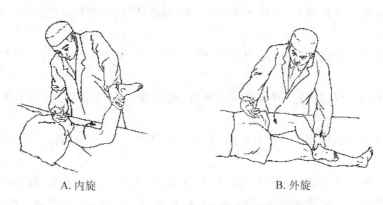

图2-4-2 髋关节内外旋配合臀部擦法

(5) 在臀部梨状肌体表投影区,顺其走向施用擦法,以热力度。对疼痛症状较重的患者,可局部加以热敷治疗。

【注意事项】

(1) 梨状肌的位置较深,推拿时注意力量的深透性,切不可使用暴力。

(2) 患肢保暖,多休息,少活动。

(3) 对经推拿治疗无效者,可作手术探查,以解除病因。

十、头痛

头痛是患者自觉症状之一,可单独出现,亦可出现于多种急性和慢性疾患中。推拿对血管性头痛(偏头痛)、肌紧张性头痛、感冒头痛等病效果较为理想;对脑脓肿、脑肿瘤、脑血管意外急性发作期、脑挫裂伤、颅脑内血肿急性期等颅内疾病不宜做推拿治疗。

【病因病机】

1. **外感头痛** 多因起居不慎,感受六淫之邪,外邪侵袭经络,上犯巅顶,导致清阳之气受阻。风为六淫之首,风邪外犯,上先受之,故外感头痛均与风邪有关。若风挟寒邪,则寒凝血滞,阻遏经络,而发头痛;若夹热邪,则风热上扰,气血逆乱而发病;若夹湿邪,则湿蒙清阳而发头痛。

2. 内伤头痛　脑为髓之海,主要依赖肝肾精血濡养及脾胃运化的水谷精微化生气血上充于脑,故内伤头痛多与肝、肾、脾三脏有关。因于肝者,多为郁怒伤肝,肝失条达,郁而化火,上扰清空而致头痛;或因木火伤阴,肝失去濡养,或肾水不足,水不涵木,两者均能导致肝阳上亢而发头痛;亦有素体阳气旺盛,肝阳上亢而头痛的。因于肾者,多由禀赋不足,或房事不节,肾精亏损,脑髓空虚,脑失所养而头痛。因于脾者,多由劳伤过度、病后体虚、饮食不节等因素,导致脾虚生化无权,气血亏虚,不能上荣脑髓而发头痛。同时,因脾失健运,痰湿内生,痰浊上扰,蒙蔽清阳而发头痛。

【临床表现】

1. 风寒头痛　多在感受风寒后发作,头痛时作,痛连项背,遇风加重,常喜裹头,恶风寒、肢体酸痛,口不渴,舌苔薄白,脉浮或紧。

2. 风热头痛　头痛而胀,甚则头痛如裂,发热恶风,面红目赤,口渴喜冷饮,咳嗽咽痛,小便黄,舌苔薄黄,脉浮数。

3. 暑湿头痛　头痛如裹,肢体困重,纳呆胸闷,肢体倦怠,身热汗出,心烦口渴,苔腻,脉濡数。

4. 肝阳头痛　头痛而眩晕,心烦易怒,夜寐不安,或兼胁肋胀痛,面红口苦,舌苔薄黄,脉弦而有力。

5. 肾虚头痛　头脑空痛,并兼有眩晕耳鸣,腰膝酸软,神疲乏力,遗精带下,舌红少苔,脉沉细无力。

6. 气虚头痛　头痛绵绵,时发时止,过劳加剧,体倦无力,食欲不振,畏寒少气,舌苔薄,脉细无力。

7. 血虚头痛　头痛而晕,两目干涩,面色少华,心悸不寐,舌淡苔薄,脉细或虚涩。

8. 痰浊头痛　头痛昏蒙沉重,胸脘满闷,呕恶痰涎,舌苔白腻,脉滑或弦滑。

9. 血瘀头痛　头痛经久不愈,痛处固定不移,痛如锥刺,或有头部外伤病史,舌质紫暗或有瘀斑,脉细涩。

【治疗】

1. 治疗原则　通经络,和气血,镇静止痛。

2. 常用手法　一指禅推法、扫散法、拿法、按法、揉法、拍法、点法。

3. 取穴及部位

(1) 主穴:风池、风府、印堂、天柱、太阳、头维、角孙、鱼腰、百会。

(2) 配穴

1) 风寒头痛加大椎、肺俞、风门。

2) 风热头痛加大椎、曲池、合谷。

3) 暑湿头痛加手三里、脾俞、肺俞、足三里、丰隆、悬钟。

4) 肝阳头痛加肝俞、胆俞、章门、期门、阳陵泉、太冲、太溪、行间、桥弓穴。

5) 痰浊头痛加脾俞、胃俞、大肠俞、中脘、天枢、足三里、丰隆。

6) 血虚头痛加心俞、膈俞、血海、三阴交。

7) 肾虚头痛加脾俞、肾俞、中脘、气海、关元。

8) 血瘀头痛加膈俞、血海。

4．操作步骤

(1) 颈项部操作

1) 患者取坐位,术者用一指禅推法在颈项两侧膀胱经上下操作4～5分钟。

2) 用拇指揉法揉风池、风府、天柱等穴,然后用点法点风池、风府、天柱穴,点风池、风府穴时酸胀的感觉应到达巅顶和前额两侧。

3) 先用三指拿法拿双侧风池穴,然后用五指拿法从前额到巅顶沿颈项部拿向颈项根部。

(2) 头面部操作

1) 患者取坐位,术者用扫散法在头侧胆经循行部位自前上方向后下方操作,约3分钟。

2) 用一指禅推法从印堂推至头维、太阳穴,往返操作4～5遍。

3) 用按揉法按揉印堂、鱼腰、百会、太阳、角孙等穴,每穴操作1分钟。

4) 用拇指推法在前额两眉之间操推山根,开天门的复合手法。

5) 术者用拇指分推法从印堂开始经鱼腰、太阳穴,反复操作4～5遍。

6) 术者立于患者背后,用五指指尖叩击头部两侧、头顶部,约2分钟,注意叩击手法要灵活,要有弹性。

7) 用五指拿法从头顶沿颈部膀胱经拿向大椎两侧,往返3～4遍。

5．手法加减　以下操作均在上述颈背部、头部操作的基础之上。

(1) 风寒头痛(祛风散寒)

1) 术者用拿法拿两侧风池3分钟,按揉肺俞、风门穴2分钟。

2) 用拿法拿两侧肩井穴5～8次。

3) 用掌根擦法直擦背部两侧太阳经,以透热为度。

(2) 风热头痛(疏散风热)

1) 术者按揉大椎、曲池、肺俞、风门、手三里、合谷穴,以酸胀为度,每穴操作1分钟。

2) 用拍击法拍击背部两侧太阳经,以皮肤微红为度。

(3) 暑湿头痛(清热利湿)

1) 按揉大椎、曲池、足三里、双侧丰隆、悬钟等穴,每穴操作1分钟。

2) 用拿法拿双侧的肩井、合谷穴,以酸胀为度。

3) 用拍击法拍击背部两侧膀胱经,以皮肤微红为度。

4) 用提捏法提捏印堂、鱼腰及颈项部皮肤,以皮肤透红为度。

(4) 肝阳头痛(平肝潜阳)

1) 用大鱼际推法推桥弓穴,自上而下操作,每侧20次左右,两侧交替操作,但注意切勿自下而上操作。

2) 患者取仰卧位,术者立于患者右侧,按揉双侧的章门、期门、阳陵泉、太冲、太溪、行间等穴,以酸胀为度,每穴操作约1分钟。

3) 用掌根擦法擦两侧涌泉穴,以透热为度。

(5) 痰浊头痛(健脾化痰)

1) 患者取俯卧位,术者立于患者右侧,用按揉法按揉胃俞、大肠俞、脾俞、足三里、丰隆、悬钟穴,每穴按揉1分钟。

2) 用擦法在左侧背部横擦,以透热为度。

3)患者仰卧位,用一指禅推法在腹部中脘、天枢穴上操作,每穴操作2分钟;用摩法顺时针摩腹操作500次。

(6)血虚头痛(健脾养血)

1)患者取俯卧位,术者立于患者右侧,用按揉法按揉膀胱经上的心俞、膈俞,及下肢足三里、三阴交等穴,每穴操作2分钟。

2)用擦法横擦左侧背部及直擦背部督脉,以透热为度。

3)患者仰卧位,按揉气海、关元、中脘穴,每穴操作2分钟,然后顺时针摩腹5分钟,再按揉双侧血海、足三里、三阴交等穴,以酸胀为度,每穴操作2分钟。

(7)肾虚头痛(补肾益髓)

1)患者俯卧位,术者立于患者右侧,用按揉法按揉双侧膀胱经的脾俞、肾俞,每穴操作2分钟。然后用擦法横擦背部督脉及腰部的肾俞、命门和腰骶部,以透热为度。

2)患者俯卧位,术者用摩法摩腹10分钟,然后用按揉法按揉关元、气海、中脘等穴,每穴操作2分钟,若有肾阴不足者,可擦双侧涌泉、复溜、三阴交等穴。

(8)血瘀头痛(活血祛瘀):患者仰卧位,术者用按揉法重点按揉双侧膈俞、血海穴,每穴操作5分钟,然后按揉双侧的曲池、手三里、合谷、三阴交等穴,以酸胀为度。

【注意事项】

(1)头痛必须诊断清楚,排除脑脓肿、脑肿瘤、脑血管意外急性发作期、脑挫裂伤、颅脑内血肿急性期等禁忌推拿治疗的类型。

(2)外感头痛须注意避风寒,适当休息。

(3)肝阳头痛应注意测量血压,注意血压的波动对心脏的影响,同时应配合药物降压。

(4)肾虚头痛、血虚头痛应注意节制房事。

(5)头痛患者应禁烟酒。

十一、肥胖

人体脂肪积聚过多,体重超过标准体重的20%以上时即称为肥胖。

标准体重计算方法较多,BROCA法较为简单:

身长在150 cm以上者:标准体重(kg)=[身长(cm)-100]×0.9

身长在150 cm以下者:标准体重(kg)=身长(cm)-100

当体重超过体重标准的10%时,称为超重;超出标准体重的20%,称为轻度肥胖;超出标准体重的30%时,称为中度肥胖;超出标准体重的50%时,称为重度肥胖。

肥胖分为单纯性和继发性两类,前者不伴有明显神经或内分泌系统功能变化,临床上最为常见;后者常继发于神经、内分泌和代谢疾病,或与遗传、药物有关。针灸减肥,以治疗单纯性肥胖为主。

推拿治疗肥胖正在积极探索中,取得了较好的效果。

【病因病机】

1. 饮食不节 平素恣食肥甘厚味之品,通过脾胃运化,蓄积体内。肥甘厚味易伤脾胃,脾失健运,而生痰湿,溢于肌肤遂发肥胖。

2. 缺乏运动 《素问·宣明正气论》曰:"久卧伤气。"久卧、久坐,气虚、气郁,必使运化无力,输布失调,膏脂内聚,使人肥胖。

3. 外感湿邪,入里内蕴　外感湿邪,入里内蕴,侵袭脏腑,影响脏腑功能,特别是影响到脾肾两脏。脾气不足,不能正常化生精血,输布精微,充养周身,而变成膏脂痰湿,蓄于肌肤,发为肥胖。肾气不足,不能正常化气行水,助脾健运,通调水道而湿浊内聚,溢于肌肤加重肥胖。

4. 先天不足　多因禀赋不足,脾肾气虚,由于脾肾气虚,肝胆失调,造成膏脂痰浊,水湿停蓄而发肥胖,故部分肥胖患者与遗传有关。

【临床表现】

1. 胃热滞脾　食欲亢盛,消谷善饥,形体肥胖,面色红润,精力充沛,多有口臭,大便秘结,舌红苔黄腻,脉弦滑。

2. 脾虚不运　形体臃肿,神疲乏力,胸闷腹胀,下肢时有水肿,舌淡苔薄白或白腻,脉濡细。

3. 痰湿壅阻　形体肥胖,身体重着,头昏头晕,困乏神疲,口干不欲饮,胸闷,嗜睡,妇女闭经,舌苔腻,脉弦滑。

4. 气滞血瘀　形体肥胖,面色紫红或紫暗,胸胁苦满,胃脘痞满,心烦易怒,妇女月经不调或闭经,失眠多梦。脉沉涩,舌质紫暗或有瘀斑。

5. 脾肾阳虚　形体肥胖,颜面水肿,神疲嗜睡,自汗气喘,畏寒肢冷,腰酸腿软,阳痿阴冷。脉沉细无力,舌苔薄白,舌质淡胖。

【治疗】

1. 治疗原则　健脾化痰,补益肝肾,疏肝理气。

2. 常用手法　点法、按法、擦法、推法、弹法、揉法、摩法。

3. 取穴及部位　以脾胃经的腧穴为主,佐以肺、肾、肝经腧穴。可选中府、云门、腹结、府舍、中脘、气海、关元、足三里、丰隆、三阴交、脾俞、肾俞、胃俞、大肠俞。

4. 操作步骤

(1) 循经点穴推拿法(根据子午流注的原理,该推拿法时间最好选在上午8:00~12:00为宜)。

1) 患者取仰卧位,术者立于患者右侧,用推法沿肺经、脾经、胃经、肾经的循行路线操作,每经操作1~2遍,约5分钟,重点操作脾经、胃经、任脉的腹部走向。

2) 患者取仰卧位,术者用点按法循经依次点按中府、云门、腹结、府舍、中脘、气海、关元、足三里、丰隆、三阴交穴,每穴操作2分钟。

3) 患者取俯卧位,术者用推法推背腰部的膀胱经,操作2~3遍。

4) 患者取俯卧位,术者循膀胱经点按脾俞、肾俞、胃俞、大肠俞穴,每穴操作2分钟,以酸胀为度。

(2) 通经行气推拿法(此法主要用于肥胖偏于实证者,目的在于通经行气,防止气血瘀滞)。

1) 患者取仰卧位,术者立于患者头侧,用揉法、按法、推法、拿法进行操作,揉睛明20~30次,按印堂30次,揉太阳40次,推迎香15次,推听宫30次,揉百会60次,拿风池1分钟。

2) 患者取仰卧位,术者立于患者右侧,用摩法摩中脘300次,逆时针操作,下推气海60次。

3) 患者取仰卧位,术者用拿法拿肩井30次,按揉尺泽、手三里,拿外关、合谷各30次。

4) 患者取仰卧位,术者用指尖叩击法叩击风市 30 次,拿按血海、阳陵泉,按揉足三里、三阴交穴各 30 次。

(3) 局部推拿减肥法

1) 对于腹部脂肪过多者,患者取仰卧位,裸露腹部,术者双手叠按腹部 1 分钟,然后用摩法摩腹,操作时以肚脐为中心顺时针旋转摩动 100 圈,使腹部发热为度。再用中指点按中脘、下脘、关元、两侧天枢穴,按压持续 1 分钟左右。最后用擦法擦腹部作结束手法,以发热为度,从而达到燃烧脂肪的目的。

2) 其他部位脂肪堆积过多,也主要选局部脾经、胃经腧穴,以通经络,加强局部脂肪代谢为主,每个部位结束时均应加擦法,以达到脂肪燃烧的目的。

(4) 手法加减

1) 胃热滞脾者,主要是顺时针摩腹,按揉两侧天枢、梁门、支沟穴,以通便为主。同时推腹部任脉和胃经的腧穴,本手法操作后,患者大便表面常有油脂样附着物。加揉脾俞、足三里穴。

2) 脾失健运者加揉脾俞、足三里、丰隆、厉兑、内庭等穴,每穴操作 2 分钟,厉兑穴操作时应用掐法。

3) 痰湿壅阻者加揉三阴交、膻中、脾俞等穴,每穴操作 2 分钟。

4) 气滞血瘀者加揉肝俞、期门、章门、太冲等穴,每穴操作 2 分钟。

5) 脾肾阳虚者加揉脾俞、肾俞、关元、命门、腰阳关等穴,每穴操作 2 分钟。

【注意事项】

(1) 治疗期间避免熬夜,注意生活有规律性。

(2) 戒除不良嗜好,如烟酒等。

(3) 注意饮食结构的科学性、合理性,如多吃纤维素较多的食品,少吃油腻、肥甘厚味之品。

(4) 胃热滞脾者注意饮食的能量和消耗量的关系,控制饮食的量和次数。

思考题

1. 试述在颈椎病治疗中用扳法的注意事项。
2. 神经根型与椎动脉型颈椎病在症状上有什么区别。
3. 试述在推拿治疗脑卒中时怎样预防上肢屈肌优势、下肢伸肌优势及划圈步态等异常运动模式。
4. 试述脑卒中下肢内、外侧肌肉痉挛的取穴和推拿治疗原则。
5. 试述中枢性面瘫和周围性面瘫的区别。
6. 简述推拿治疗周围性面瘫所选主要腧穴、方法和步骤。
7. 脊髓损伤推拿治疗的取穴原则是什么?
8. 试述脊髓损伤引起的尿潴留、便秘等后遗症的推拿治疗方法。
9. 简述腕关节扭伤推拿治疗的主要方法?
10. 试述踝关节微小关节错位的推拿方法和技巧?
11. 试述推拿治疗髋关节扭伤的关键方法和技巧?

12. 试述导致髋外翻的原因。
13. 试述落枕与颈椎病的区别。
14. 简述颈部正常活动范围。推拿治疗落枕的关键方法是什么？
15. 漏肩风的临床表现和功能锻炼方法有哪些？
16. 推拿治疗漏肩风的关键方法是什么？
17. 简述肱骨外上髁炎的临床表现、推拿治疗时选取的腧穴、部位和方法。
18. 简述急性腰扭伤的临床表现、推拿治疗方法及步骤。
19. 常用的腰肌锻炼的方法有哪些？
20. 简述对腰椎后关节紊乱症推肩扳髋复位法的操作及推拿治疗该病的注意事项。
21. 简述推拿治疗第三腰椎横突综合征的方法及步骤。治疗期间要避免腰部的哪些活动？
22. 慢性腰肌劳损的临床表现有哪些？简述推拿治疗该病的主要方法。
23. 简述腰椎间盘突出症的临床表现、推拿治疗方法。
24. 怎样区别退行性脊柱炎和第三腰椎横突综合征、腰椎间盘突出症、梨状肌综合征？
25. 怎样诊断梨状肌综合征？简述推拿治疗本病的关键方法？
26. 怎样鉴别诊断梨状肌综合征与腰椎间盘突出症？
27. 头痛的中医分型有哪些？
28. 简述头痛的头面部推拿操作要点和头痛的自我保健推拿手法。
29. 怎样诊断肥胖？肥胖的中医临床分型是怎样的？
30. 简述推拿治疗肥胖的主要方法。

（叶新强）

第二节　小儿常见病证推拿治疗

学习目标

1. 掌握脑瘫、疳积、婴儿腹泻、小儿麻痹后遗症、小儿肌性斜颈等疾病的临床表现，治疗原则，推拿处方，注意事项与操作技能。
2. 熟悉腹泻、腹痛、便秘、遗尿的临床表现，治疗原则，推拿处方与操作技能。
3. 了解小儿生理、病理特点、手法特点、推拿治疗注意事项。

一、小儿脑瘫

小儿脑瘫是指出生前至出生后1个月内受各种因素的影响所致的非进行性脑损伤，主要表现为中枢性运动神经障碍和姿势异常，部分伴有神经反射异常，严重病例可有智力低下、癫痫，听、视及语言能力障碍和行为异常的儿科病证。属于传统医学"五迟"、"五软"的范畴。其主要病理变化是中枢神经发育异常和脑实质的破坏性病变。

早产、新生儿窒息、新生儿脑血管障碍、其他缺血性脑病、胆红素脑病和迁延性黄疸等均可导致本病的发生。

【病因病机】

本病多因先天禀赋不足,肝肾亏损,心脑发育不佳,以致精血不能注入筋骨营养四肢,心神受损;或由胎中受邪,难产产伤,大病、久病后失于调养,或感受热毒、内陷厥阴等,导致风痰瘀阻脉络,气血耗损,筋脉受伤而成。

【临床表现】

1. 肝肾不足 发育迟缓,坐立、行走、生齿等明显迟于正常同龄小儿,头项、肢体软弱,智力低下,精神呆滞,面色无华。

2. 气滞血瘀 痴呆失语,反应迟钝,手足瘫软,肢体麻木。

【治疗】

1. 治疗原则 滋养肝肾,活血化瘀,醒脑开窍。

2. 操作

(1) 患儿取仰卧位,用一指禅推法从印堂推至百会穴5~10遍,点按攒竹、太阳、阳白、神庭、玉枕、风池、风府、哑门、肩井、缺盆等头面颈项部穴位,开天门、推坎宫、揉太阳各100次。

(2) 患儿取仰卧位,用㨰法作用于瘫痪的上、下肢,并配合相应关节的被动运动5~10分钟;在患肢点按肩髎、曲池、手三里、合谷、环跳、阳陵泉、丰隆、绝骨、昆仑、涌泉等穴;自上而下用轻柔的拿法作用于患肢3~5遍;用适度的拔伸法、摇法或扳法作用于瘫痪肢体的相应关节以矫正畸形。

(3) 患儿取俯卧位,自下而上掌摩整个脊柱;自上而下用拇指指腹按揉脊柱两侧的华佗夹脊穴3~5遍;擦肾俞、命门、腰阳关穴,以透热为度。振命门穴1~2分钟。

【注意事项】

(1) 合理安排患儿的饮食起居,鼓励患儿积极进行肢体的主动运动,培养生活自理能力。

(2) 加强护理,防止发生意外伤害。

(3) 加强智力训练,切忌歧视、责骂患儿;伴语言障碍者需进行语言训练。

二、小儿麻痹后遗症

小儿麻痹后遗症是以先见发热、肢痛,继而出现肢体瘫痪,不能站立行走,失去自主活动能力为特征的病证,属于传统医学"痿症"的范畴。大多发生于1~5岁小儿,以夏秋季节发病为多。

【病因病机】

多由湿热疠气从口鼻而入,侵袭肺胃二经,湿热阻滞,熏蒸气血,津液耗损,气血失调,筋脉失养,而致瘫痪萎缩。

小儿麻痹是一种急性传染病,为感染病毒所致。病变主要发生在脊髓(也可累及延脑、脑桥、中脑及小脑),累及脊髓前角的运动神经细胞,故临床表现为相应肌肉组织的弛缓性麻痹。

【临床表现】

小儿麻痹后遗症的临床表现可分为3个阶段。

1. 急性发作或前驱期 在出现肢体瘫痪前,先有发热,食欲减退,或伴有呕吐、腹泻、咳嗽、咽红、全身不适等呼吸系统和消化系统症状,2~3天后常可热退,诸症消失。

2. 瘫痪前期或瘫痪期　在热退后1～6天,常可再度发热,并出现烦躁不安、易出汗、肢体疼痛等症状,几天以后逐渐出现部分肢体瘫痪。随着热毒的减退,其他症状逐渐消失,瘫痪不再发展。瘫痪的特点呈弛缓型,分布不规则,不对称,常见于四肢,以下肢瘫痪最多。如果颈、胸部脊髓神经受损,可出现膈肌、肋间肌麻痹。延髓受损时可发生咽部肌群麻痹,出现呼吸障碍等危重症状。

3. 恢复期或后遗症期　瘫痪有自动恢复的趋势,热退后1～2周开始逐渐恢复。恢复的快慢与神经损伤程度有关,一般在1～6个月内不能完全恢复的,常遗留残余症状,称为后遗症。这时肌肉明显萎缩,肢体出现各种畸形,如口眼㖞斜,头向左右倾倒,脊柱侧凸,肩关节如脱臼状,膝后凸或外展,足内翻、外翻、马蹄形、仰趾足等。

【治疗】

1. 治疗原则　温经通络,荣筋养肌,矫正畸形。
2. 取穴　攒竹、瞳子髎、颊车、地仓、手三里、曲池、合谷、天柱、大椎、肩井、肾俞、腰阳关、环跳、委中、伏兔、足三里、阳陵泉、绝骨、解溪等穴。
3. 操作　用成人推拿手法,主要在瘫痪部位治疗。患儿取仰卧位或坐位。

(1) 面部:用推揉法自攒竹向瞳子髎、颊车、地仓穴,往返操作5～6遍。

(2) 颈及上肢部:先按揉大椎、肩井穴,再用一指禅推法自天柱经大椎至肩井穴,往返2～3遍;再用擦法施以肩关节周围及上肢前、外、后侧,往返2～3遍,拿捏上肢,按手三里、曲池、合谷穴,搓上肢,擦肩部及上肢前、外、后侧,最后捻五指。

(3) 腰部及下肢:用推法和擦法从腰部起,向下到尾骶部、臀部,循大腿后侧向下至足跟,往返5～6遍,配合按压肾俞、腰阳关、环跳,拿委中穴。接着取仰卧位,用推揉和擦法、拿捏法,从腹股沟向下经股四头肌至小腿前外侧,往返5～6遍,配合按压伏兔、足三里、阳陵泉、绝骨、解溪等穴。如踝关节有畸形者加摇法。

【注意事项】

(1) 发病后宜将肢体放于功能位。

(2) 尽早进行康复治疗,减轻瘫痪,促进功能恢复,尽可能避免或减轻畸形。

(3) 必要时穿戴矫形器。

三、小儿肌性斜颈

小儿肌性斜颈又称先天性斜颈,是以患儿头向一侧倾斜,颜面斜向健侧为特征的疾病。临床上一般指由一侧胸锁乳突肌痉挛而造成的肌性斜颈。

【病因病机】

(1) 分娩时一侧胸锁乳突肌受产道或产钳挤压,受伤出血,血肿机化形成挛缩。

(2) 分娩时胎儿头位不正,阻碍血运供应,引起该肌缺血性变化,肌纤维水肿、坏死及继发性纤维增生,最后引起肌肉挛缩,造成肌性斜颈。

(3) 胎儿在子宫内头部向一侧偏斜,阻碍一侧胸锁乳突肌血运供应,引起该肌缺血性改变所致。

【临床表现】

患儿颈部一侧胸锁乳突肌有肿块,底部可移动。患儿头向患侧倾斜,颜面转向健侧,转动时颈部肿块突出明显,并因疼痛而发生哭闹。病期日久,患侧颜面发育受到影响,致使两侧面部大小不对称。后期还可产生继发的代偿性胸椎侧凸畸形。

【治疗】

1. 治疗原则　舒筋缓急,行气活血,松解粘连,软坚散结。

2. 取穴　阿是穴。

3. 操作　患儿取仰卧位,术者坐于患侧。先按揉患侧胸锁乳突肌及肿块5～10分钟,然后拿捏患侧胸锁乳突肌3～5分钟;再一手扶住患侧肩部,另一手扶住头顶,施以扳法使患儿头部渐渐向健侧侧屈(或旋转患儿头部向患侧);最后在肿块周围轻轻按揉或轻抹。

【注意事项】

(1) 本病早诊、早治,效果较好。

(2) 家属应经常在患侧胸锁乳突肌作被动牵拉伸展,或在日常生活中采用与头面畸形相反方向的动作加以矫正,如喂奶、睡眠的枕垫或用玩具吸引患儿的注意力等,以纠正姿势。

四、婴儿腹泻

婴儿腹泻又称为消化不良,以大便稀薄或完谷不化,甚至便如水样,排便次数增多为临床特征的病证。婴儿腹泻是儿科常见病,四季皆有,以夏秋季居多。病情严重者,如治疗不及时,可影响小儿的生长和发育,甚至导致津液耗损、阴竭阳脱的危症,临床必须重视。

现代医学的消化不良、急性肠炎、慢性肠炎等病可参照本病治疗。

【病因病机】

1. 感受外邪　寒湿所侵,湿困脾阳,脾失健运,饥饱无度,脾胃受损,运化失职,升降失司,清浊不分而成腹泻。

2. 内伤乳食　乳食不当,或过食生冷、油腻,或饥饱无度,脾胃受损,运化失司,不能腐熟水谷而成腹泻。

3. 脾胃虚弱　先天禀赋不足,或久病迁延不愈,而至脾胃虚弱,水谷不化,水湿滞留而成腹泻。

【临床表现】

1. 外感　便稀多沫,臭气不甚或带腥味,肠鸣腹痛,兼发热恶寒,清涕,苔白润,脉浮为风寒;大便暴注下迫,色黄或绿,恶臭或有少许黏液,肛门灼热发红,舌质红,苔黄腻,脉滑数为湿热。

2. 阳虚　食后作泻,时泻时止,便色淡而不臭,面色萎黄,神疲,肌肉消瘦。若损及肾阳,则泻下频作,粪质清稀,完谷不化,或有脱肛,四肢厥冷,睡时露睛,舌淡苔白,脉沉细弱。

3. 食积不化　脘腹胀满,嗳气酸腐,大便量多,臭如败卵,肚腹作痛,痛则欲泻,泻后痛减,不思饮食,或伴呕吐,苔厚腻,脉滑,指纹紫滞。

【治疗】

1. 外感泻

(1) 治疗原则:温中散寒,化湿止泻。

(2) 处方:补脾经、推三关、补大肠、揉外劳宫、揉脐、推上七节骨、揉龟尾、按揉足三里。

2. 阳虚泻

(1) 治疗原则:温阳补中,健脾固肾而止泻。

(2) 处方:补脾经、补大肠、推三关、摩腹、揉脐、推上七节骨、揉龟尾、捏脊。

3. 伤食泻

（1）治疗原则：消食导滞，和中止泻。

（2）处方：补脾经、清大肠、揉板门、运内八卦、揉中脘、摩腹、揉天枢、揉龟尾。

【注意事项】

（1）对严重脱水及电解质紊乱者应配合药物疗法。

（2）治疗期间须控制饮食，予少量母乳或米汤等易消化食物。

（3）提倡母乳喂养及科学喂养。

【附】痢疾

痢疾是以腹痛、腹泻、里急后重、痢下赤白脓血为主要症状，系感受暑湿热邪和寒湿之邪所致，多见夏秋季。由细菌感染所引起，称为菌痢，是小儿较常见的一种肠道传染病。

【病因病机】

1. 感受湿热 夏秋季节，恣食生冷不洁之物损伤脾胃，加上外受暑湿热邪之侵袭，积于胃肠，与气血相搏，阻滞气机，伤及肠壁、脉络，肠道功能失调而致。热重者便下赤多白少，湿重者便下白多赤少。

2. 感受寒湿 胃肠素虚，复感风寒湿邪，凝结胃肠，以致气机不畅，肠道传化失司而成本病。

【临床表现】

1. 湿热痢 腹痛剧烈，便下赤白，里急后重，便时哭闹不安，肛门灼热，壮热烦渴，小便短赤，舌赤苔黄腻，指纹深紫。

2. 寒湿痢 腹痛隐隐，便下白色黏冻，白多红少，食少神疲，畏寒腹胀，苔白腻，指纹色红。

【治疗】

1. 湿热痢

（1）治疗原则：清热化湿，理气通滞。

（2）处方：清胃经、清大肠、清小肠、清天河水、清肺经、退六腑、推下七节骨、分推腹阴阳、运内八卦、揉天枢。

2. 寒湿痢

（1）治疗原则：温中祛寒，健脾化湿。

（2）处方：补脾经、补大肠、推三关、揉外劳宫、摩腹、按揉足三里。

【注意事项】

（1）注意饮食调理。

（2）对因急性发作治疗不及时或治疗不彻底而致迁延不愈，时发时止，食欲不振，粪便带有大量黏液者，为久病伤及脾胃，应采取综合治疗，才能获得较好效果。

（3）中毒型菌痢可快速出现循环衰竭，必须及时抢救。

五、腹痛

凡胃脘以下，肚脐两旁及耻骨以上部位发生疼痛者，均称为腹痛。腹痛是小儿临床常见的一个症状，可见于多种疾病中。腹痛情况十分复杂，这里主要讨论由于腹部中寒、乳食积滞及虫积所致的腹痛。

【病因病机】

1. 感受外邪　由于护理不当,或气候骤变,或过食生冷,感受寒邪,以致寒邪凝滞,经络不通,气机阻滞,不通则痛。

2. 乳食积滞　由于乳食不节,暴饮暴食,使食物停滞于中焦,气机受阻而致腹痛。

3. 虫积　由于感染蛔虫,扰动肠中,或窜行胆道,或虫多而扭结成团,阻止气机,气滞而痛。

4. 脾胃虚寒　由于平素脾胃虚弱,或久病脾虚,致脾阳不振,运化失司,寒湿滞留,气血不足以温养而致腹痛。

【临床表现】

1. 感受外邪　腹痛突发,哭叫不安,得热则舒,面色青白,大便清稀,舌淡苔白滑,指纹色红。

2. 乳食积滞　腹部胀满疼痛,拒按,厌食,嗳腐吞酸,恶心呕吐,腹泻或便秘,苔厚腻,脉滑。

3. 虫积　腹痛突发,以脐周为甚,时发时止,食欲欠佳,或嗜食异物,患儿消瘦,有时可在腹部摸到。

4. 脾胃虚寒　腹痛隐隐,喜温喜按,面色萎黄,形体消瘦,食欲不振,易发腹泻,舌淡苔薄,指纹色淡。

【治疗】

1. 感受外邪

(1) 治疗原则:温中散寒,理气止痛。

(2) 处方:补脾经、揉外劳宫、推三关、摩腹、掐揉一窝风、拿肚角。

2. 乳食积滞

(1) 治疗原则:消食导滞,和中止痛。

(2) 处方:补脾经、揉扳门、揉中脘、清大肠、揉天枢、分推腹阴阳、拿肚角。

3. 虫积

(1) 治疗原则:温中行气,安蛔止痛。

(2) 处方:摩腹、揉脐、揉一窝风、揉外劳宫、推三关。

4. 脾胃虚寒

(1) 治疗原则:温补脾肾,益气止痛。

(2) 处方:补脾经、补肾经、揉外劳宫、推三关、揉中脘、揉脐、按揉足三里。

【注意事项】

(1) 小儿腹痛病因较多,结合现代医学明确诊断,有利于提高疗效。

(2) 让小儿卧床休息,加强护理,注意保暖。

(3) 适当禁食,或进清淡饮食。

六、便秘

便秘是指大便秘结不通,排便时间延长,或欲大便而坚涩不畅的一种病证。

【病因病机】

1. 实秘　素体阳盛,过食辛热之品,使胃肠积热,气滞不行;或热病后耗伤津液,肠道失于濡润,而致大便干结,难于排出。

2. 虚秘　先天不足,脾胃素虚,气血生化不足;或病后体虚,气血亏损,气虚则大肠传导无力,血虚则津少,不能濡润大肠,以致大便排出困难。

【临床表现】

1. 实秘　大便干结,身热面赤,烦渴口臭,胸胁痞满,饮食减少,腹部胀满作痛,嗳气频频,小便短赤,苔黄燥,指纹色紫。

2. 虚秘　面色苍白无华,神疲气怯,虽有便意,而努挣乏力难下,舌淡苔薄白,指纹色淡。

【治疗】

1. 实秘

(1) 治疗原则:理气行滞,清热通便。

(2) 处方:清大肠、退六腑、按揉膊阳池、运内八卦、摩腹、推下七节骨、揉天枢、按揉足三里、按弦走搓摩。

2. 虚秘

(1) 治疗原则:益气养血,滋阴润燥。

(2) 处方:补肾经、补脾经、清大肠、揉二马、推三关、按揉膊阳池、按揉足三里、揉涌泉、揉肾俞、捏脊。

【注意事项】

(1) 调节饮食,多吃蔬菜,养成定时排便的习惯。

(2) 对较长时期治疗无效者,应做进一步的检查。

七、疳积

疳积是疳证和积滞的总称,疳证与积滞有轻重程度的不同。积滞是指小儿伤于乳食,损伤脾胃,而致脾胃运化失司,积聚留滞于中。疳证是指气液干涸,身体羸瘦,往往是积滞的进一步发展,所以古人有"无积不成疳"的说法。多见于5岁以下的儿童。

现代医学的婴幼儿消化系统疾病,如单纯性消化不良、中毒性消化不良、肠道寄生虫、结核病等可参考本节治疗。

【病因病机】

(1) 乳食不节,饥饱无常或偏食,或病后失调损伤脾胃,致脾胃不和,积滞内停,久则气血亏耗。

(2) 饮食不洁,感染虫疾,耗夺气血,脏腑肌肉失于濡养。

【临床表现】

1. 积滞伤脾　形体瘦弱,面色萎黄,毛发稀疏,纳差腹胀,甚至青筋暴露,便溏或便秘,舌质淡,苔薄白或腻,脉沉缓。日久可见低热,烦躁,精神不振,动作异常,苔黄腻或光剥,脉细数或虚弱。

2. 气血两亏　面色萎黄,消瘦,毛发枯槁如穗,青筋暴露,嗜食异物,睡中磨牙,精神委靡,睡卧不宁,啼声低小,四肢不温,发育障碍,腹部凹陷,大便溏泄,舌淡,脉弦细。

【治疗】

1. 脾胃不和

(1) 治疗原则:健脾和胃,消导积滞。

(2)处方:补脾经、揉扳门、运内八卦、推四横纹、揉中脘、按揉足三里、分推腹阴阳、揉天枢。

2. 气血两亏

(1)治疗原则:补益气血,温中健脾。

(2)处方:推三关、揉外劳、补脾经、运内八卦、掐揉四横纹、按揉足三里、捏脊。

若感染虫积加用摩腹,沿升结肠、降结肠的次序以顺时针方向摩之,以疏通肠腑。本病单用捏脊配合针刺四横纹治疗,隔日1次或每周2次,效果亦好。

【注意事项】

(1)凡因肠寄生虫病或结核病引起的,须治疗原发病。

(2)饮食须定时定量,不宜过饱过饥,或过食香甜油腻。

(3)婴儿断乳时应注意合理喂养。

八、遗尿

遗尿是指3周岁以上儿童,睡眠中小便经常自遗,醒后方觉的一种病证,又称尿床。本病属于现代医学中单纯性功能失调性疾患。

【病因病机】

1. 下元虚冷 小儿素禀不足,下元虚冷,不能温养膀胱,膀胱气化功能失调,水道失约而发病。

2. 脾肺气虚 由于其他疾病导致脾肺虚损,气虚下陷,不能固摄而发病。

【临床表现】

1. 下元虚冷 睡中经常遗尿,醒后方觉,或兼神疲乏力、肢冷畏寒,小便清长,腰酸无力,舌质淡胖,有齿痕,苔薄白,脉沉弱。

2. 脾肺气虚 睡后遗尿,少气懒言,神疲乏力,形体消瘦,面色苍黄,食欲不振,大便溏薄,常自汗出,舌质淡,苔薄白,脉缓弱。

【治疗】

1. 下元虚冷

(1)治疗原则:温肾固涩。

(2)处方:补肾经、推三关、揉外劳、揉龟尾、揉丹田、揉肾俞、揉命门。

2. 脾肺气虚

(1)治疗原则:益气固涩。

(2)处方:补肺经、补脾经、揉外劳宫、按揉百会、揉丹田、按揉膀胱俞。

大便溏泄加补大肠,揉脾俞;自汗出加揉肾纹;食欲不振加运内八卦。

【注意事项】

(1)自幼儿期开始培养其按时排尿的习惯,一般夜间唤小儿排尿1~2次。

(2)适当控制患儿临睡前的入水量。

(3)配合针灸治疗本病疗效较好。

思考题

1. 简述小儿脑瘫的治疗方法和意义。

2. 简述小儿疳积的积滞伤脾型的治疗原则、处方和方义。
3. 简述小儿肌性斜颈的治疗原则和操作。
4. 试述脑瘫的临床表现和治疗。

（王燕萍）

第五章
推拿保健

第一节 全身各部位推拿保健

学习目标

1. 掌握全身各部位推拿保健的目的。
2. 熟悉全身各部位推拿保健的操作方法。

推拿保健是指针对健康人和处于亚健康状态人采取推拿手法的一种保健方法。通过推拿保健,对健康人能起到消除疲劳、强身健体的作用,对亚健康人能起到治疗亚健康状态的作用。此外,推拿保健还能起到消除疲劳、缓解或消除症状的作用。亚健康状态是介于疾病与健康的中间状态,每一个受术者的亚健康状态不一定相同,应根据受术者具体亚健康状况针对性设计推拿手法。但在我国,推拿保健多由按摩师操作,为套路化,以60分钟为一个单元。下面介绍一套推拿保健套路,供参考。

一、仰卧位推拿保健

(一)头面部推拿保健

1. 头面部推拿保健的目的

(1)消除疲劳:通过手法、穴位对头、眼、耳等部位的刺激,可缓解大脑的疲劳,消除紧张、焦虑。实践证明,操作完成后,受术者头目清新,记忆力增强。

(2)防治眼、耳、脑亚健康状态:通过对受术者头、眼、耳等部位施予手法刺激,对眼、耳、脑乃至全身的亚健康状态有一定的防治作用。

(3)缓解或消除头昏、头胀、心烦、失眠等症状:在头面部施予手法刺激,对头昏、头痛、心烦、失眠能起到立竿见影的作用。

(4)防治近视:通过对眼及眼周进行推拿保健,对近视的防治也有一定效果。

2. 头面部推拿保健的操作方法

(1)按印堂:在印堂穴处施予指按法,反复操作3~5遍。

(2)分推前额:应用分推法,从印堂开始,经攒竹、鱼腰,分推至太阳穴,反复3~5遍,每次分推至太阳穴时,都应在此处按揉,以加强对太阳穴的刺激。

(3) 揉眼眶:用中指或食指在眼眶施行揉法,从睛明开始,经四白、瞳子髎、丝竹空、鱼腰、攒竹,回到睛明穴,反复3~5圈。揉眼眶时,以上述穴位为重点,在揉到上述穴位时,适当外留。

(4) 抹眼眶、眼球:用抹法,从内向外,先上眼眶,继下眼眶,最后眼球,重复操作3~5遍。抹上眼眶先重按攒竹然后开始分抹;抹下眼眶先重按睛明然后开始分抹;抹眼球时手法宜轻。

(5) 摩面颊:用手指掌面在面部施行摩法,反复操作5~10圈。

(6) 揉颊车至太阳:用指揉法,从颊车开始,经下关、上关,至太阳穴。上述穴位为重点,揉到这些穴位时宜适当久留。

(7) 点按四白、迎香、颧髎、下关、地仓、颊车、人中等穴,每穴点按3~5遍。

(8) 点按头部督脉:用双手拇指点按,从印堂开始,经神庭,至百会穴,反复3~5遍。

(9) 点按头部太阳经:双手拇指分别点按,从攒竹开始,经上星,至百会穴旁,反复3~5遍。

(10) 拿揉头部:拿头部又称拿五经,用双手拿法,从前发际拿至百会穴水平,反复3~5遍。

(11) 点揉攒竹、睛明、印堂、太阳、神庭、头维、百会、风池穴,每穴点按3~5遍。

(12) 捏揉耳郭:拇指与食指捏住耳郭,并行揉法,从下而上,反复3~5遍。

(13) 振天鼓:先将其耳郭折叠,盖住外耳道口,再以掌心对准耳郭并捂紧,以手指击手背。

(14) 擦耳根:中指与无名指分开,叉向耳根,中指置耳根前,无名指置耳根后,行擦法,以耳热为度。

(二) 胸腹部推拿保健

1. 胸腹部推拿保健的目的

(1) 顺气宽胸:通过对胸、腹部的推拿操作,能行气宽胸,疏肝理气,消除和缓解胸闷、咳喘、心悸等症状,对心肺疾病的防治也有好处。

(2) 行气除痞,消食导滞:通过对腹部的推拿操作,能行气除痞、消食导滞,促进消化,消除和缓解腹胀、便秘等症状,对胃肠道疾病的防治也很有好处。

2. 胸腹部推拿保健的操作方法

(1) 掌根按压双肩:术者站于床头,用双手掌根按压双肩3~5次,该手法既是肩部手法,也是胸部手法,可起到扩胸和行气宽胸的作用。

(2) 分推胸部:用双手拇指从胸正中线开始分推至两胁,由上而下,反复操作3~5遍。推到两胁时,可用双手挤压胸两侧壁。若受术者承受不了,可改为抹法,分抹胸部。

(3) 点按天突、中府、膻中穴,每穴反复操作3~5遍。

(4) 掌揉腹部:用掌根揉腹部,向上而下,反复3~5遍。

(5) 轻拿腹直肌:双手十指交叉,用掌根挟腹部,反复3~5遍。

(6) 摩腹:用掌或手指掌面摩腹部,按右上腹→左上腹→左下腹→右下腹的方向操作摩法,反复3~5圈。

(7) 点压上脘、中脘、神阙、天枢、气海、关元等穴。

(8) 振小腹:将掌心对准气海,行振法1分钟。

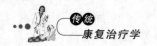

(三)上肢部推拿保健

1. 上肢部推拿保健的目的

(1)消除疲劳:通过对上肢部的推拿,可起到通经活络,促进上肢血液循环,消除酸胀、乏力等症状的作用。

(2)防治颈椎病、肩周炎、网球肘、腱鞘炎与腱鞘囊肿等。

2. 上肢部推拿保健的操作方法

(1)拿揉上肢:一手握腕,一手拿上肢一侧,从肩开始,由上而下,反复3~5遍;然后换手操作,拿揉上肢另一侧,反复3~5遍。拿揉重点在肩、内上髁、外上髁、腕等部位。

(2)揉腕、内上髁、外上髁:用拇指揉腕关节、内上髁、外上髁,每处反复揉3~5遍。

(3)点按曲池、手三里、内关、神门、合谷、劳宫穴。

(4)推掌:用分推法分推手掌及手背。

(5)捻手指、勒手指:先用捻法捻手指两侧,然后用勒法勒手指上下,逐个手指进行。

(6)抖动上肢:抖上肢主要对肩关节起到松解作用。

(7)摇肩关节、腕关节:能滑利肩腕关节。

(8)叩击上肢:用拳击法或小鱼际击法叩击上肢,由上而下。

(四)下肢前部推拿保健

1. 下肢前部推拿保健的目的

(1)消除疲劳:通过对下肢前部的推拿,可起到通经活络,促进上肢血液循环,消除酸胀、乏力等症状的作用。

(2)防治退行性髋关节炎、退行性膝关节炎、跟腱炎、腱鞘炎、腱鞘囊肿、下肢静脉曲张等。

2. 下肢前部推拿保健的操作方法

(1)拿揉下肢前、内、外侧:拿下肢前部,可拿到下肢前、内、外部。由于拇指位于下肢外侧,所以应以外侧阳经为拿揉重点,即以足阳明胃经和足少阳胆经为重点,由上而下,反复操作3~5遍。

(2)滚下肢前部:在下肢前部施行滚法,以足阳明胃经为重点,由上而下,反复操作3~5遍。

(3)抱揉膝关节:双手十指交叉,掌根挟住膝关节内外侧,旋行揉法。

(4)直推下肢前、内、外侧:先用手掌推下肢前部,然后双手手掌置下肢内外侧,同时向下施行推法,反复3~5遍。

(5)按压髀关、梁丘、血海、足三里、阳陵泉、阴陵泉、解溪等穴。

(6)分推足背:用分推法从足背中线向两侧分推,由上而下,反复操作3~5遍。

(7)摇髋关节、踝关节:摇髋、踝关节,可起到滑利髋、踝关节的作用。

(8)扳髋关节:一般进行髋关节的内收、外展和前屈扳。

(9)叩击下肢:用拳击法或小鱼际击法,叩击下肢前部,由上而下,叩击1遍。

二、俯卧位推拿保健

(一)颈肩部推拿保健

1. 颈肩部推拿保健的目的

(1)消除疲劳:通过对颈、肩部的推拿,起到通经活络,促进颈肩部血液循环,消除酸胀、乏力等症状的作用。

(2) 防治颈椎病、肩周炎、项背筋膜纤维组织炎、落枕等。

2. 颈肩部推拿保健的操作方法

(1) 拿项肩部:先拿风池穴,然后由上而下,拿至肩部,在项部用一手拿,在肩部用双手拿,拇指在肩中俞、肩外俞、曲垣、肩井、天宗、肩贞等穴处应驻留,以加强疗效。反复操作3～5遍。

(2) 滚项肩部:用小鱼际滚项部,用滚法滚肩部。滚项部时结合颈的运动,边滚边运动颈部;滚肩部时结合肩关节的运动,边滚边运动肩关节。反复操作3～5遍。

(3) 推棘突两侧:用拇指在项部足太阳膀胱经行推法,由上而下,反复操作3～5遍。

(4) 按压风池、风府、肩中俞、肩外俞、肩井、秉风、天宗、肩髎、肩贞等穴。

(5) 颈部拔伸:持续牵引颈部。

(二) 背腰部推拿保健

1. 背腰部推拿保健的目的

(1) 消除疲劳:通过对背腰部的推拿,起到通经活络,促进背腰部血液循环,消除酸胀、乏力等症状的作用。

(2) 防治腰椎间盘突出症、腰肌劳损、退行性脊柱炎、骶髂关节损伤等。

2. 背腰部推拿保健的操作方法

(1) 揉背腰部:用掌揉法,由上而下,由对侧到近侧,反复操作3～5遍。重点在肩胛骨和腰骶部。

(2) 滚脊柱两侧:用滚法,由上而下,由对侧到近侧,反复操作3～5遍。重点在肩胛骨和腰骶部。

(3) 弹拨足太阳膀胱经:用拇指弹拨脊柱两侧足太阳膀胱经,从大杼开始至大肠俞,操作1遍。

(4) 直推背腰部:用双手掌或虎口,由上向下推背腰部至骶部。

(5) 按揉心俞、脾俞、胃俞、命门、肾俞、大肠俞、腰眼、居髎、环跳等穴。

(6) 擦命门:用掌擦命门水平的腰部。

(7) 摇腰部。

(8) 拍背腰臀部:先以虚掌拍背腰部,向上而下,由对侧至近侧,最后以掌分别叩击大椎、八髎各3次作为结束。

(三) 下肢后部推拿保健

1. 下肢后部推拿保健的目的

(1) 消除疲劳:通过对下肢前部的推拿,可起到通经活络,促进上肢血液循环,消除酸胀、乏力等症状的作用。

(2) 防治退行性髋关节炎、退行性膝关节炎、跟腱炎、腱鞘炎、腱鞘囊肿、下肢静脉曲张等。

2. 下肢后部推拿保健的操作方法

(1) 拿下肢后侧:双手拿后面,重点在足太阳膀胱经,由上而下,反复操作3～5遍。

(2) 滚下肢后侧:用滚法,从臀部开始,由上而下,反复操作3～5遍。

(3) 推下肢后面:用掌或虎口推,由上而下,反复操作3～5遍。

(4) 点按环跳、承扶、殷门、委中、承山、昆仑、太溪、涌泉穴。

(5) 拔伸腰及下肢：受术者双手抓床头，术者双手握踝关节上方，持续牵引。

(6) 叩击下肢后面：用拳击或小鱼际击下肢后面，由上而下，操作1遍。

(7) 叩足底：用拳叩击足底。

(8) 拔伸趾关节：拇、食指捏住足趾，持续牵拉。

(四) 结束

1. 拿头部　单手拿后枕3～5遍。

2. 叩击头部、项部　用合掌击法击头部及枕部。

3. 以掌分别叩击大椎、八髎各3次。

思考题

1. 头部保健推拿的目的是什么？如何推拿？
2. 背腰部推拿保健的目的是什么？如何推拿？

(邱　波)

第二节　足部推拿保健

学习目标

1. 掌握足部推拿常用手法及足部保健推拿操作程序。
2. 熟悉常用足部反射区的定位及分布规律。
3. 熟悉足部推拿保健禁忌证、注意事项、足部推拿保健套路。
4. 了解足部推拿保健的基本原理。

一、足部推拿保健的基本原理

(一) 经络原理

人体十二经脉和奇经八脉中，足太阴脾经、足厥阴肝经、足少阴肾经和阴维脉、阴蹻脉起于足部，足阳明胃经、足少阳胆经、足太阳膀胱经和阳维脉、阳蹻脉终止于足部，可见人体足部与经络的关系非常密切。经络又发自于脏腑。所以，通过推拿足部的腧穴和反射区，可达到通经活络、调节脏腑、防病治病的作用。

(二) 生物全息原理

生物全息理论认为，人体局部完整地排列着全身相关组织器官的反应点。足部亦然，是人体最敏感的"全息胚"，有规律地排列着各脏腑、器官的反应点或区。通过推拿足部腧穴或反射区，既可探测脏腑器官的生理病理状况，又可达到防病治病的目的。

（三）血液循环原理

心脏在血液循环中起着血泵的作用，将氧气、营养等物质运输到全身各器官组织，并把各器官组织的代谢产物带出，通过肾、肺、皮肤等器官排出体外。足处于全身最低位置，离心脏最远，血液流经足部时血流最慢，一些代谢产物容易沉积。推拿足部，可改善足部血液循环，使其血管扩张、血流加速、血流量增大，起到促进器官组织新陈代谢、气体交换、细胞活性的作用，有利于排泄代谢产物，相对地减轻心脏负荷。

（四）反射原理

人体通过体液、神经系统将各部位和器官联系成一有机整体。全身各部位和器官在足部都有相应的反射区。推拿足部某一个反射区时，通过神经、体液的作用与某一相关部位或器官发生联系。若该部分如果是肌肉组织可调整其舒缩，若该部位是心脏可调整其心率和心肌收缩力。这个被调整和影响的部位和器官如果有病，可能通过刺激足部反射使有病的器官恢复正常或减缓病情发展。

二、足部反射区及分布规律

（一）足部反射区

1. 足底反射区（图 2-5-1）

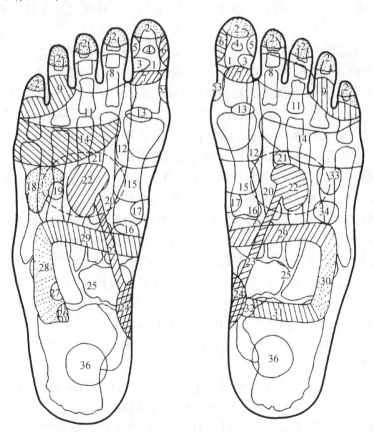

图 2-5-1　足底反射区

(1) 头(大脑)[1]：双足踇趾趾腹全部。大脑左半球的反射区在右脚,大脑右半球的反射区在左脚。

(2) 额窦[2]：双足踇趾端约1cm范围,以及其他8个脚趾端。右边额窦反射区在左脚,左边额窦反射区在右脚下。

(3) 脑干、小脑[3]：双足踇趾趾腹根部靠近第二趾骨处。右半侧小脑及脑干反射区在左脚,左半侧小脑及脑干反射区在右脚。

(4) 脑垂体[4]：双足踇趾趾腹正中央处。

(5) 三叉神经[5]：双足踇趾末节趾骨外侧,踇趾趾腹边缘。右侧三叉神经反射区在左脚,左侧三叉神经反射区在右脚。

(6) 鼻[6]：双足踇趾内侧延伸到踇趾趾甲的根部,第一趾间关节前。右鼻反射区在左脚上,左鼻反射区在右脚上。

(7) 颈[7]：双足踇趾趾腹根部横纹处。右侧颈的反射区在左脚,左侧颈的反射区在右脚。

(8) 眼[8]：双足第二趾与第三趾趾腹根部。右眼的反射区在左脚上,左眼的反射区在右脚上。

(9) 耳[9]：双足第四、五趾趾腹的根部。右耳反射区在左脚上,左耳反射区在右脚上。

(10) 肩[10]：双足足掌外侧、第五跖趾关节后方凹陷中。

(11) 斜方肌[11]：双足底眼、耳反射区下方,自第一趾骨起至外侧肩反射区处成带状,宽度约1cm。

(12) 甲状腺[12]：双足踇趾与第二趾蹼处沿第一趾骨头向内呈"L"形。

(13) 甲状旁腺[13]：双足足掌内缘第一跖趾关节前方的凹陷处。

(14) 肺、支气管[14]：双足斜方肌反射区下方,自甲状腺反射区向外成带状到肩反射区下方,前后宽1cm。右肺及支气管反射区在右脚,左肺及支气管反射区在左脚。

(15) 胃[15]：双足底第一跖趾关节后方(向足跟方向),约一横指。

(16) 十二指肠[16]：双足底第一跖骨底处,胃及胰反射区的后方(向足跟方向)。

(17) 胰腺[17]：双足内侧,胃反射区与十二指肠反射区之间。

(18) 肝脏[18]：右足底第四跖骨与第五跖骨间,在肺反射区的后方。

(19) 胆囊[19]：右脚足底第三跖骨与第四跖骨间,在肝反射区之内侧。

(20) 腹腔神经丛[20]：双足足底中心,分布在肾反射区与胃反射区附近。

(21) 肾上腺[21]：双足底第二、三跖骨之间,足底"人"字形交叉点下凹陷处。

(22) 肾脏[22]：双足足底中央,肾上腺反射区下约一横指处。

(23) 输尿管[23]：双足足底自肾脏反射区至膀胱反射区之间的一条弧线状区域。

(24) 膀胱[24]：双足底内侧舟状骨内下方,拇展肌之处。

(25) 小肠[25]：双足足掌中部凹陷区域。被横结肠、升结肠、降结肠、乙状结肠及直肠等反射区所包围。

(26) 盲肠、阑尾[26]：右足底跟骨外侧前缘。第四、五趾间的垂直线上。

(27) 回盲瓣[27]：右足掌跟骨前缘靠近外侧,右盲肠反射区上方。

(28) 升结肠[28]：右足足底,小肠反射区外侧与脚外侧平行的带状反射区,从跟骨前缘,沿骰骨外侧上行至第五趾骨底部。

(29) 横结肠[29]：双足足掌中间，横越足掌成一横带状。

(30) 降结肠[30]：左足第五跖骨底沿骰骨外缘至跟骨前缘带状区域。

(31) 直肠[31]：左足底跟骨前缘，成带状区域。

(32) 肛门[32]：左足底跟骨内侧前缘，直肠反射区的末端。

(33) 心脏[33]：左侧足底，第四跖骨与第五跖骨间，在肺反射区后方（向足跟方向）。

(34) 脾脏[34]：左足足底第四、五跖骨之间，心脏反射区后方（向足跟方向）约1 cm。

(35) 生殖腺（睾丸、卵巢）[36]：一个部位在双足底跟骨中央；另一个部位在跟骨外侧区。

2. 足内侧反射区（图2-5-2）

(1) 颈椎[53]：双足跟趾根部内侧横纹尽头。

(2) 胸椎[54]：双足弓内侧缘跖骨下方，从跖趾关节直到楔骨关节止。

(3) 腰椎[55]：双足足弓内侧缘楔骨至舟骨下方，上接胸椎反射区，下接骶骨反射区。

(4) 骶椎[56]：双足足弓内侧缘距骨下方至跟骨止。前接腰椎反射区，后连尾骨反射区。

(5) 髋关节[38]：双足内踝及外踝下缘。

(6) 腹股沟[49]：双足内踝上方凹陷处，腹部淋巴反射区上方1 cm处。

(7) 子宫、前列腺[50]：双足跟骨内侧，内踝后下方的三角形区域。

(8) 尿道、阴道、阴茎[51]：双足足跟内侧，自膀胱反射区向上延伸，经距骨，止于内踝后下方。

(9) 肛门、直肠[52]：胫骨内侧后方与趾长屈肌腱之间约在内踝后方，约4 cm的长度。

(10) 内尾骨[57]：双足内侧面，沿跟骨结节后方内侧呈"L"形带状区域。

(11) 坐骨神经[62]：双足内踝关节起沿胫骨后侧延伸近腘窝位置，另一处在外踝上方。

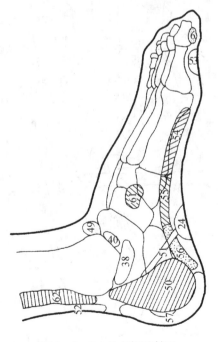

图2-5-2 足内侧反射区

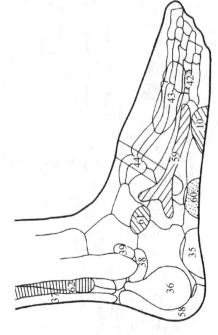

图2-5-3 足外侧反射区

3. 足外侧反射区（图2-5-3）

(1) 肩[10]：双足趾掌外侧，第五跖趾关节后方凹陷中。

(2) 肘关节[60]：双足外侧第五跖骨粗隆与骰骨间的关节凸起的两侧。

(3) 膝关节[35]：双足外侧第五跖骨与跟骨前缘所形成的凹陷处。

(4) 生殖腺（睾丸、卵巢）[36]：一个部位在双足底跟骨中央；另一个部位在跟骨外侧区。

(5) 下腹部[37]：双足外侧，腓骨外后方，脚踝骨起向上延伸4 cm的带状区域。

(6) 髋关节[38]：双足内踝及外踝下缘。

(7) 外尾骨[58]：双足外侧，沿跟骨结节后方外侧呈一带状区域。

(8) 肩胛骨[59]：双侧足背，第四、五跖骨间延伸到骰骨处稍向两侧分开的带状区域。

(9) 坐骨神经[62]：双足外踝关节起，沿腓骨后侧延伸近腘窝位置，另一处在内踝上方。

4. 足背反射区（图2-5-4）

(1) 上身淋巴[39]：双足外踝骨前，由距骨、舟骨间构成的凹陷部位。

(2) 下身淋巴[40]：双足内踝骨前，由距骨、舟骨间构成的凹陷部位。

(3) 胸部淋巴[41]：双足足背第一跖骨及第二跖骨间缝处。

(4) 平衡器官[42]：双足足背，第四、五趾蹼至第四、五跖趾关节。

(5) 胸[43]：双足足背第二至四跖骨所形成的区域。

(6) 膈[44]：双足足背跖骨、楔骨、骰骨关节处，横跨脚背形成一个带状区域。

(7) 扁桃体[45]：双足踇趾背面第一节趾骨两侧。

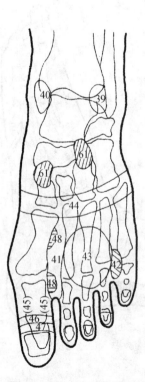

图2-5-4 足背反射区

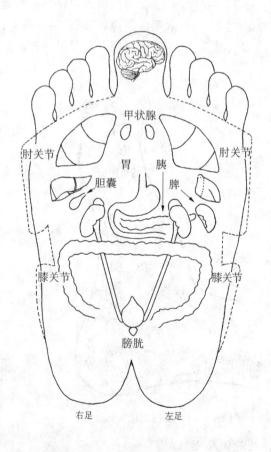

图2-5-5 足部反射区分布规律

(8) 下颌[46]：双足姆趾末节趾骨横纹下方，成带状区域。

(9) 上颌[47]：双足姆趾第一趾节骨横纹上方，成带状区域。

(10) 喉、气管[48]：喉位于足背一跖趾关节的外侧，气管位于第一跖骨体外侧。

(11) 肋骨[61]：内侧肋骨位于双足足背第一楔骨与舟骨间，外侧肋骨位于骰骨、舟骨和距骨间。

（二）足部反射区分布规律

将双足并拢，并拢后的足外形好似屈腿盘坐的人形，各反射区按人体内器官的实际位置排列。

双姆趾相当于人的头部，大脑、小脑、延髓、脑垂体等反射区在姆趾上；姆趾根部相当于人的颈项部。双足底部分布着各个器官反射区，双足跟似人的臀部，会阴、生殖器官在足跟。

脊椎反射区在并拢两足的正中线上，双足都有。心脏在人体中线偏左，所以心脏反射区在左足；同样肝脏反射区在右足；胃、胰、十二指肠、大肠都在身体的中部，故这些器官反射区双足都有。凡是成对的器官，如肺、肾、卵巢、睾丸、眼、耳等，其反射区在双足都有，但是头部器官相应的反射区是交叉性的，如左眼的对应区在右足，右眼的对应区在左足。足背是人体的正面，故面部反射区分布在姆趾或其余四趾，人体胸部面积较大，胸部对应区在左右足背占有较大的位置（图2-5-5）。

三、足部推拿常用手法

因足部外形及结构的特殊性，其推拿手法也具有特殊性。下面介绍常用的足部推拿手法。

（一）点按法

将拇指指端或指间关节放在足部体表、穴位或反射区上，逐渐加力，稍作停留，然后逐渐放松的操作方法，称点按法。用拇指指端点按称拇指端点按法；用食指指间关节点按称食指叩拳点按法。

1. 拇指端点按法 一手握足，用另一手的拇指端为着力部位点按。

适用反射区：额窦、垂体、头部、眼、耳、胃、十二指肠、胰腺、肝脏、胆囊、肾上腺、肾脏、膀胱、腹腔神经丛、心脏、脾脏、生殖腺、肩关节、肘关节、膝关节、上身淋巴结、下身淋巴结等（图2-5-6）。

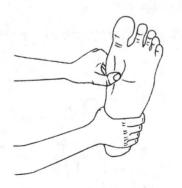 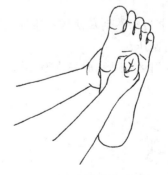

图2-5-6 拇指端点按法　　　　图2-5-7 食指叩拳点按法

2. 食指叩拳点按法 一手握足部，另一手半握拳，食指弯曲，拇指指腹叩住食指指甲以固定食指，以食指的近节指间关节为着力部位点按。

适用反射区：额窦、垂体、头部、眼、耳、胃、十二指肠、胰腺、肝脏、胆囊、肾上腺、肾脏、膀胱、腹腔神经丛、心脏、脾脏、生殖腺、肩关节、肘关节、膝关节、上身淋巴结、下身淋巴结等(图2-5-7)。

（二）刮压法

将一指或多指的指间关节放在足部体表、穴位或反射区上，做先压后刮的操作，称刮压法。用食指指间关节刮压称食指叩拳法；用食、中指指间关节刮压称双指叩拳法；用除拇指以外四指刮压称拳刮压法。

1. 食指叩拳刮压法　一手握足部，另一手半握拳，食指弯曲，将拇指指腹叩住食指指甲固定食指，以食指的近节指间关节为着力部位进行刮压。

适用反射区：额窦、脑、眼、耳、斜方肌、肺、输尿管、腹腔神经丛、大肠、生殖腺、肩关节、肘关节、膝关节、上身淋巴结、下身淋巴结等。

食指叩拳点按法与食指叩拳刮压法又可称为食指叩拳法。

2. 拇指指间关节刮压法　一手握足部，另一手屈拇指，其余手指扶足侧，以拇指指间关节为着力部位进行刮压。

适用反射区：额窦、脑、斜方肌、肺、大肠等(图2-5-8)。

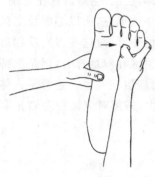

图2-5-8　拇指指间关节刮压法

3. 食指桡侧刮压法　一手握足部，另一手握拳，食指或食中指弯曲呈镰刀状，以食指桡侧为着力部位进行刮压。

适用反射区：生殖腺、子宫或前列腺、尾骨（内侧、外侧）、胸部淋巴结、内耳迷路等(图2-5-9)。

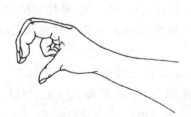
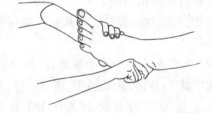

图2-5-9　食指桡侧刮压法

4. 食中指叩拳刮压法　一手握足部，另一手半握拳，以食指、中指的近节指间关节为着力部位进行刮压。

适用反射区：小肠、肘关节等(图2-5-10)。

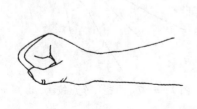
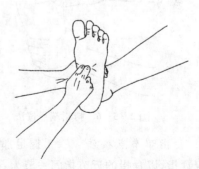

图2-5-10　食中指叩拳刮压法

5. 拳刮压法　一手握足部,另一手握拳,以四指近节指间关节为着力部位进行刮压。
适用反射区:小肠(图2-5-11)。

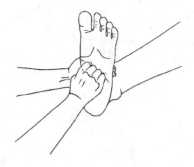
图2-5-11　拳刮压法

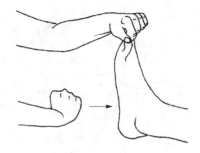
图2-5-12　拳眼击法

（三）叩击法

足部推拿常用叩击手法有拳眼击法和拍击法。拳眼击法,为手握空拳或虚拳,用拳眼有节奏地击打足底、小腿的方法;拍击法,为伸掌,手指关拢,用手指掌面有节奏地拍打足背。

1. 拳眼击法　一手握足,另一手握虚拳,以拳眼为着力部位叩击足底,或双手握虚拳,以双手拳眼交替地叩击足背或同时叩击小腿两侧。

适用反射区:整个足部(图2-5-12)。

2. 拍击法　双手掌自然伸直,以双手指掌面为着力部位交替地拍击足背。

适用反射区:足背部(图2-5-13)。

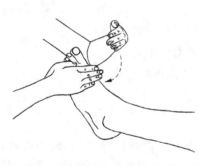
图2-5-13　拍击法

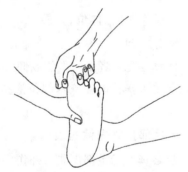
图2-5-14　双指钳法

（四）双指钳法

一手握足,另一手食指、中指弯曲呈钳状,夹住被施术的部位,借助拇指力量钳夹(图2-5-14)。

适用反射区:颈椎、甲状旁腺、肩关节等。

（五）拇指平推法

将拇指指端或指腹在足部体表进行单方向缓慢的推移,称拇指平推法。

适用反射区:输尿管、大肠、横膈、胸部淋巴结、肩胛骨、坐骨神经等(图2-5-15)。

（六）搓擦法

单手或双手手掌置于足底或分别置于足底、足背,作往返的快速摩擦运动,称擦法。

适用反射区:足底、足两侧、足背(图 2-5-16)。

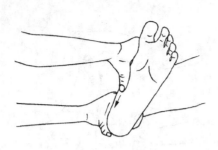

图 2-5-15 拇指平推法

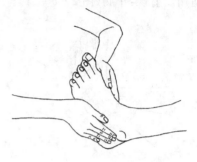

图 2-5-16 搓擦法

四、足部推拿保健的操作程序

(一)操作顺序

(1) 首先检查心脏反射区,当心脏患有严重病证时,应减轻力度和缩短操作时间。
(2) 先左足,后右足。
(3) 从足底开始,继之足内侧、足外侧、足背,并按其对应区的顺序依次按压。
(4) 肾上腺、肾、输尿管、膀胱等 4 个反射区为基本反射区,每次以基本反射区推拿作为开始,以基本反射区推拿作为结束,在整个足部推拿过程中,要求多次重复推拿这 5 个反射区。

(二)操作时间、体位、介质

1. 操作时间 一般以 60 分钟为一个单元,也有以 90 分钟为一个单元的。
2. 体位 受术者采取坐位或仰卧位,术者端坐面对受术者。
3. 介质 操作时在施术部位涂抹润滑剂,以减轻操作时造成的疼痛,防止术者及患者的损伤。

(三)足部推拿保健的禁忌

1. 禁忌证 ①足部皮肤有外伤、脓疮时;②患有各种严重出血性疾病,如尿血、呕血、便血、咯血等,以及有出血倾向的血液系统疾病,如血小板减少性紫癜、过敏性紫癜等;③患有活动性肺结核、梅毒以及长期服用激素和极度疲劳者;④脑血管疾病的昏迷期;⑤严重细菌、病毒感染以及各种急性中毒抢救期;⑥妇女月经期和妊娠期;⑦精神极度紧张及大怒、大悲时。
2. 其他 注意观察患者的反应,随时调整手法的刺激强度及时间,必要时可配合其他治疗。

(四)注意事项

(1) 保持室内温度,避免迎风操作,防止风寒侵袭。
(2) 患者应采取舒适的体位,以便全身放松,饭前或饭后半小时之内不宜使用本法,手法结束后,应饮用适量的温开水,以利于体内废物的排出。
(3) 手法操作时,应涂抹润滑剂,按压靠近骨骼部位的对应区域,避免用力过大而造成骨膜损伤或骨折。足部皮肤有外伤、脓疮时,应避开患处,如施力不当造成局部红肿、瘀血时,停止按压该处,对症处理。

五、足部推拿保健推拿套路

每个地方或部位的足部推拿手法不尽相同,下面介绍一套足部推拿套路以供参考。

（一）侧坐泡足与颈背四肢推拿

患者坐于足疗椅侧面,术者立于患者后面施术。

1. 拿项部。

2. 拿肩部。

3. 滚肩、背部（操作熟练者可将拿肩部与滚肩部同时进行,即一手滚肩,另一手拿对侧肩部）。

4. 拳揉背腰部。

5. 推肩背部（肩部用掌根分推,背部腰用掌根或膝盖平推）。

6. 点按穴位　风池、风府、肩井、肩中俞、肩外俞、天宗、肾俞、大肠俞、腰眼（肾俞、腰眼用膝盖点按,其余穴位用拇指点按）。

7. 叩击背腰部（以掌击大椎、八髎收功）。

（二）正坐泡足与四肢推拿

患者正坐在足疗椅上,术者立于侧面进行上肢推拿,然后立于前面进行下肢推拿。

1. 上肢推拿

（1）滚肩部（一手托上臂,另一手滚肩部,边滚边将肩关节屈、伸、展、收）。

（2）拿上肢。

（3）揉内上髁、外上髁、腕掌面、腕背面。

（4）推上肢。

（5）分推掌面掌背。

（6）捻手指、勒手指。

（7）擦劳宫。

（8）扳掌指关节、腕关节。

（9）摇肘关节、肩关节。

（10）抖上肢。

2. 下肢推拿　双下肢推拿常同时进行。术者与患者相对,跪于凳上,双手对下肢进行操作。

（1）拿双下肢（重点在大腿与膝关节）。

（2）掌揉双膝关节。

（3）搓双下肢。

（4）点按穴位:梁丘、血海、膝眼、足三里、阳陵泉。

3. 斜躺与足部推拿　用毛巾将右足包裹以保暖,先推拿左足。

（1）左足推拿:先用擦法将足底推拿膏均匀地涂擦在左足底、侧、背上。

1）用拇指指腹或单食指叩拳以轻、中、重3种力度在心脏反射区进行推拿:先点按3~5

次然后向足趾方向推压,以确定力度和检查心脏功能。

2）用拇指指尖或单食指叩拳在肾上腺反射区点按5～7次。

3）用单食指叩拳在肾反射区处点按后向前推压5～7次。

4）用单食指叩拳在肾反射区,然后沿输尿管反射区推压至膀胱反射区5～7次。

5）用单食指叩拳在膀胱反射区点按,然后由前向后推压5～7次（肾上腺、肾、输尿管、膀胱4个基本反射区,可作为一组来完成）。

6）用拇指指腹或拇指指间关节在三叉神经反射区由趾端向趾根部方向推压5～7次。

7）用单食指叩拳在躅趾额窦反射区由内向外推压5～7次,其余趾额窦反射区由前向后推压5～7次。

8）用拇指或单食指叩拳在鼻反射区推压5～7次。

9）用拇指指腹或单食指叩拳在大脑反射区推压5～7次。

10）用拇指指端或单食指叩拳在小脑反射区由前向后推压5～7次。

11）用双指钳法在颈椎反射区由后向前推压5～7次。

12）用拇指指端在颈项反射区由外向内推压5～7次。

13）用单食指叩拳在眼、耳反射区点按5～7次,或由趾端向趾根方向推压5～7次。

14）用单食指叩拳在斜方肌反射区由内向外压刮5～7次。

15）用单食指叩拳在肺反射区由外向内压刮5～7次。

16）用拇指桡侧在甲状腺反射区由后向前推压5～7次。

17）用单食指叩拳在甲状旁腺反射区由前向后推压5～7次。

18）用单食指叩拳在胃、胰、十二指肠反射区点按或由前向后推压5～7次（胃、胰、十二指肠可作为一组完成）。

19）用单指叩拳或拇指指腹在横结肠、降结肠、乙状结肠、直肠反射区刮压5～7次。

20）用单指叩拳在肛门反射区点按5～7次（横结肠、降结肠、乙状结肠、直肠、肛门反射区可作为一组完成）。

21）用双食指叩拳在小肠反射区先点按然后刮压5～7次。

22）用单食指叩拳在生殖腺反射区点按或叩击5～7次。

23）用单食指桡侧在前列腺或子宫反射区由后向前下方刮压或用单拇指指腹推压5～7次。

24）用拇指指腹或拇指指端在胸椎、腰椎、骶椎反射区由前向后推压5～7次（胸椎、腰椎、骶椎反射区可作为一组完成）。

25）用双食指桡侧或拇指指腹在横膈反射区由中点向两侧推按5～7次。

25）用单食指叩拳在上身淋巴结反射区点按5～7次。

27）用双食指桡侧在生殖腺反射区由中点向两侧推压5～7次。

28）用单食指叩拳在下身淋巴结反射区点按5～7次（上身淋巴结、下身淋巴结可用双手同时完成）。

29）用食指桡侧在尾骨反射区由上而下再向前刮、点、压5～7次。

30）用单食指叩拳在膝关节反射区并环绕反射区半月形周边刮压5～7次。

31）用单食指叩拳或双食指叩拳在肘关节反射区第五跖骨基底下部从前、后各向中部按压5～7次。

32）用单食指叩拳在肩关节反射区分侧、背、底3个部位由前向后各刮压5~7次,或双指钳夹肩关节背与底部各5~7次。

33）用拇指指端在躯体淋巴结反射区背面点状反射区点按和用单食指叩拳在底面点状反射区点按各5~7次。

34）将双拇指指腹分别放在上颌、下颌,分别同时由两边向中间推按5~7次。

35）用双拇指指端或双食指指端在扁桃体反射区同时点按5~7次。

36）用拇指指端或食指指端在喉、气管反射区点按5~7次。

37）用双拇指指腹在胸部反射区由前向后推按5~7次。

38）用单食指桡侧或拇指指腹在内耳迷路反射区、胸部淋巴结由前向后推按5~7次。

39）用拇指指腹在坐骨神经反射区由下向上推按5~7次。

40）重复肾脏、输尿管、膀胱基本反射区3~5次。

41）用手掌按住趾尖做环旋运动,摇足趾。

42）弹压足趾或扳足趾5~7次。

43）两手四指置足背,拇指置足底先撅足5~7次,然后顺势以拇指推压足底横弓5~7次。

44）双手四指置足背,拇指置足底,先抹足背5~7次,然后顺势拧足5~7次。

45）拿小腿。

46）揉小腿。

47）点按小腿部足阳明胃经（胫前肌）。

48）摇踝关节。

49）拔伸踝关节。

50）叩击足两侧。

51）拍打足背。

在左足推拿过程中,根据足部温度状况,应多次搓擦足部,以保持足部温度。

(2) 右足推拿:用毛巾将左足包裹,推拿右足。右足与左足有相同的反射区,也有不同的反射区,相同的反射区推拿手法相同,不同的反射区推拿方法如下。

1）肝反射区:用单食指叩拳由后向前刮压5~7次。

2）胆囊反射区:用单食指叩拳点按5~7次。

3）盲肠回盲瓣:用单食指叩拳点按5~7次。

4）升结肠:用单食指叩拳或拇指指腹由后向前推按5~7次。

同样,在右足推拿过程中,也应根据足部温度状况,多次搓擦足部,保持足部温度。

(3) 双足推拿:将左足毛巾解开,推拿双足。

1）同时扳双踝关节,按背屈扳、跖屈扳、内翻扳、外翻扳顺序进行。

2）扳髋关节,做髋关节的前屈扳、内旋扳、外旋扳。

3）抖双下肢。

思考题

1. 足部推拿保健中足反射区基本反射区有哪几个,如何操作?

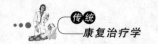

2. 请从足部推拿保健套路中归纳出推拿足反射区的先后顺序。
3. 足部推拿保健的操作程序是怎样的?
4. 足底反射区的分布有何规律?

(邱 波)

下篇

针灸学

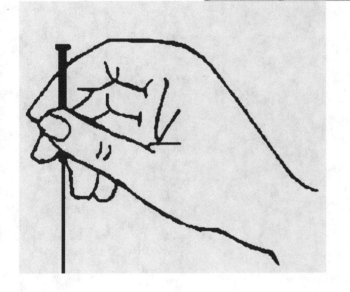

第一章　毫针法

第二章　其他针法

第三章　灸法和拔罐法

第四章　常见病证的针灸治疗

第一章 毫针法

> **学习目标**
>
> 1. 掌握毫针刺法的操作方法,得气的概念、表现和意义。
> 2. 掌握针刺异常情况的临床表现、预防及处理。
> 3. 熟悉毫针的保养和维修,体位的选择,针刺练习。
> 4. 熟悉毫针的构造、规格、选择和消毒。
> 5. 了解候气、催气、守气的概念和意义。

第一节 毫针结构和保养

一、毫针结构

毫针结构共分 5 个部分:针尖、针身、针根、针柄、针尾(图 3-1-1)。

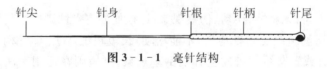

图 3-1-1 毫针结构

针尖:针的前端锋锐部分,又称针芒。

针身:针尖与针柄之间的部分,又称针体,是毫针刺入腧穴内相应深度的部分。毫针的长短、规格主要指此而言。

针根:针体与针柄连接的部分。

针柄:针根至针尾之间,常以铜丝或铝丝紧密缠绕的部分,是术者持针、运针的操作部位,也是温针灸法装置艾绒之处。

针尾:针柄的末端,一般用金属丝(铜丝或铝丝)缠绕呈圆筒状,又称针顶。

二、毫针规格

毫针规格主要以针身的长度和粗细(直径)来区分。

(一)毫针的长度

毫针的长度过去用"寸"表示,现在用法定单位"mm"表示。临床上以 1~3 寸(25~

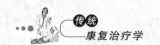

75 mm)的毫针较为常用。其中又以1.5寸(40 mm)的毫针用得最多。毫针的长度规格见表3-1-1。

表3-1-1 毫针长度规格表

规格（寸）	0.5	1	1.5	2	2.5	3	3.5	4	4.5	5	6
针身长度(mm)	15	25	40	50	65	75	90	100	115	125	150

（二）毫针的粗细

毫针的粗细过去用"号数"表示,现在按法定单位"mm"表示。临床上以28～30号(0.38～0.32 mm)的毫针最为常用。现在有些制针厂家废除了号数,只用"mm"表示粗细。如:0.30 mm、0.34 mm。毫针的粗细规格见表3-1-2。

表3-1-2 毫针粗细规格表

号 数	26	27	28	29	30	31	32	33	34	35
直径(mm)	0.45	0.42	0.38	0.34	0.32	0.30	0.28	0.26	0.24	0.22

三、毫针保养和维修

（一）毫针的选择和检查

1. **针尖** 要尖而不锐,圆而不钝,形如松针者为佳,针尖不可过于尖锐或过于圆钝,也不可有卷毛或钩曲。用棉球裹住针身下端,右手将针反复旋转退出,如果发觉不光滑,或退出后针尖上带有棉絮者,即是针尖有毛钩。

2. **针身** 要光滑挺直,上下匀称,坚韧而富有弹性,凡针身有锈痕、剥蚀及弯曲者,均不宜使用,以防断针。

3. **针根** 要牢固,无剥蚀、松动、伤痕现象,针根处如有剥蚀则容易折断。

4. **针柄** 金属丝缠绕要紧密均匀,不能松动,长短粗细适中,即针柄要与针身对称,针柄过长,在浅部留针或置艾绒时可发生针柄倒垂现象；过短则在运用手法时手指不易着力,艾灸时针身易发烫。

针具在每次使用前后均须进行检查,如果针具有损坏,应及时拣出,剔除剥蚀弯折过重及断裂不能修理者。此外,选择时要注意针的弹性和韧性,并应注意选择长短粗细适中的针具。

（二）毫针的保养

为防止针尖受损、针身弯曲或生锈、污染等,除了一次性使用的毫针外,反复使用的针具都应注意保养。针具消毒时,宜用纱布或棉花包裹结扎妥当,以免针尖与器具壁碰撞引起卷毛钝折。使用针具时,用力不可过猛,并避免刺及骨骼,以免针尖钩曲。藏针的器具有针盒、针管和针夹等。若用针盒或藏针夹,可多垫几层消毒纱布,将消毒后的针具,根据毫针的长短,分别置于或插在消毒纱布上,再用消毒纱布敷盖,以免污染,然后将针盒或针夹盖好备用。若用针管,应在针管至针尖的一端,塞上干棉球(以防针尖损坏钩曲),然后将针置入,盖好备用。

(三) 维修

毫针损坏后,除剥蚀、弯折过重以及断裂不能修理者弃之不用外,一般均可设法修理继续使用,修理方法如下。

1. 针身　如针体不直,可以把弯曲的针体用手捋直。捋针的方法是用一手的拇指、食指捏住针柄,另一手的拇指、食指用棉球或软布挟住针体。由针根向针尖方向捋勒,挟住针的两指在滑过弯曲时用适度指力向拱形隆起部分压捋,连续数次,便可将针身捋直。对针体弯曲较多者,可先将针体勒成一个大弯,然后向相反的方向勒直。不能捋直的硬折弯的针则应弃之不用。

2. 针柄　针柄所绕之金属丝如果松动,须将金属丝放开,拉直后重绕,如有损坏者,应另换金属丝缠绕。

第二节　针刺练习

针刺练习主要是对指力和手法的锻炼。由于毫针针身细软,如果没有一定的指力,很难力贯针尖并减少刺痛,对各种手法的操作,也不能运用自如而影响治疗效果,因此针刺练习,是初学针刺者的重要基本技能训练。

练习方法有3种,简述如下。

1. 纸垫练针法　买一包约8 cm×5 cm×3 cm的餐巾纸,用线如"井"字形扎紧,做成纸垫。练针时,左手平执纸垫,右手拇、食、中三指如持笔状挟持针柄,使针尖垂直地抵在纸块上(图3-1-2)。然后右手拇指与食、中指前后交替地捻动针柄,并渐加一定的压力,待针穿透纸垫另换一处,反复练习。纸垫练习主要是锻炼指力和捻转的基本手法,初学者可用1.0~1.5寸短毫针,指力加强后可改用2.0~3.0寸毫针练习。还应进行双手行针练习,以适应临床持续运针需要。

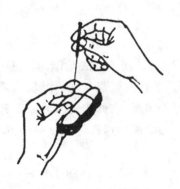
图3-1-2　纸垫练针法

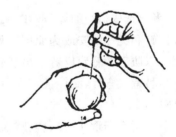
图3-1-3　棉团练针法

2. 棉团练针法　手法的练习主要在棉团上进行。取棉团一团,用棉线缠绕,外紧内松,做成直径6~7 cm的圆球,外包棉布一层缝制即可练针。因棉团松软,可以练习提插、捻转、进针、出针等各种毫针操作的模拟动作。作提插练针时,以执笔式持针,将针刺入棉球,在原处作上提下插的动作,要求深浅适宜,幅度均匀,针身垂直(图3-1-3)。

在此基础上,可将提插与捻转动作配合练习。要求提插幅度上下一致,捻转角度来回一致,操作频率快慢一致,达到动作协调、得心应手、运用自如、手法熟练的程度。

棉团练针法与纸垫练针法一样,是毫针练法的第一步。

3. 实体练针法　通过纸垫、棉团的物体练针,掌握了一定的指力和手法后,可以在自己或同学身上进行试针练习,以亲身体会指力的强弱、针刺的感觉、行针的手法等,这是毫针练法的第二步。要求自身练针时,能逐渐做到进针无痛或微痛,针身挺直不弯,刺入顺利,提插、捻转自如,指力均匀,手法熟练。同时,仔细体会指力与进针、手法与得气的关系,以及持针手指的感觉和受刺部位的感觉。要求做到进针无痛、针身不弯、刺入顺利、行针自如、指力均匀、手法熟练、指感敏锐、针感出现快。

第三节　针刺前准备

一、思想准备

精神紧张的患者,先对其进行解释,以消除精神压力,否则容易出现晕针等意外情况。

二、针具选择

对针具的选择,现在多选用不锈钢制作的针具,因不锈钢不仅能防锈蚀,耐热,而且硬度适中,富有弹性和韧性。金质、银质的针,弹性较差,价格昂贵,故较少应用。在选择针具时,除应注意上述事项外,临床上一般根据患者的年龄、体质体形、病情、腧穴部位选用不同规格的毫针。一般年轻、体壮、肥胖、实证、皮厚肉多者选粗针、长针;老幼、体弱、瘦小、虚证、皮薄肉少者选细针、短针。临床上选针常以将针刺入腧穴应至深度,而针身还应露在皮肤外稍许为宜。如应刺入0.5寸时,可选1.0寸的针;应刺入1.0寸时,可选1.5~2.0寸的针。

三、选择体位

针刺时患者应选取适当的体位。以术者能正确取穴、便于手法操作,同时患者肢体感觉舒适、能持久留针和艾炷的安放为原则。如对初诊、精神紧张或年老、体弱、病重的患者,应尽量采取卧位,以防患者感到疲劳或出现晕针等意外情况;在针刺施术时或留针过程中,患者因移动体位,易造成弯针、滞针甚至发生折针等意外,所以选择体位是必要的。临床上针刺时常用的体位,主要有以下几种。

1. 仰卧位　适宜于取头、面、胸、腹部腧穴和上下肢部位腧穴(图3-1-4)。
2. 侧卧位　适宜于取身体侧面腧穴和上、下肢部位腧穴(图3-1-5)。
3. 俯卧位　适宜于取头、项、脊背、腰骶部腧穴和下肢背侧及上肢部位腧穴(图3-1-6)。
4. 仰靠坐位　适宜于取前头、颜面和颈前等部位的腧穴(图3-1-7)。
5. 俯伏坐位　适宜于取后头、项、背部的腧穴(图3-1-8)。
6. 侧伏坐位　适宜于取头部的一侧、面颊及耳前后部位的腧穴(图3-1-9)。

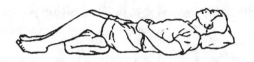
图 3-1-4 仰卧位

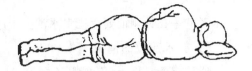
图 3-1-5 侧卧位

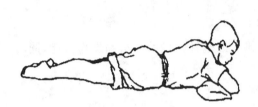
图 3-1-6 俯卧位

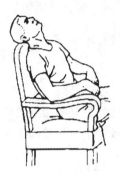
图 3-1-7 仰靠坐位

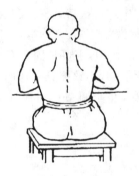
图 3-1-8 俯伏坐位

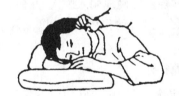
图 3-1-9 侧伏坐位

四、消毒

针刺治疗前必须严格消毒,包括针具器械的消毒、术者手指消毒和施术部位的消毒。

（一）针具器械的消毒

1. 高压蒸汽消毒（灭菌） 将毫针等器具用纱布包裹,或装在试管、针盒内,放在高压锅内消毒,一般在 103.4 kPa 蒸汽压,121～126℃高温下消毒 15～30 分钟,即可达到消毒要求。

2. 煮沸消毒 将毫针等应用器械放置在清水中,待煮沸后再继续煮 15～20 分钟。但对锋利的金属器械,容易使针尖变钝。如在水中加入碳酸氢钠使之成为 2% 溶液,可以提高沸点至 120℃,且有减低沸水对器械的腐蚀作用。

3. 药物消毒 将针具放在 70%～75% 的乙醇中浸泡 30 分钟,取出后擦干应用。

此外,直接和毫针接触的针盘、镊子等也应进行消毒,已消毒的毫针必须放在消毒的针盘内,盖上盘盖,外用消毒纱布遮盖。

（二）术者手指消毒

术者的手在针刺前要用肥皂水洗擦干净，并用75%乙醇棉球涂擦后，才可持针操作。

（三）施术部位的消毒

在所选定的穴位上，用75%乙醇棉球拭擦即可。擦时应从中心向外绕圈拭擦。有些部位（如耳等）最好先用2%碘酊涂擦，然后再用75%乙醇擦拭一遍。穴位皮肤消毒后，必须避免接触污物，防止重新污染。

第四节 毫针刺法

为达到良好的治疗效果，针灸术者必须掌握毫针针刺的方法和操作技能，同时，在针刺和行针过程中精神要高度集中。

一、进针

（一）"刺手"与"押手"

毫针操作时，一般用右手持针操作，主要是以拇、食、中三指挟持针柄，其状如持毛笔（图3-1-10），故右手称为"刺手"。按压穴位局部的左手称为"押手"（又称"压手"）（图3-1-11）。刺手的作用主要是掌握毫针，施行手法操作；押手的作用，主要是固定穴位皮肤，协助进针，使毫针能够准确地刺入腧穴，并使长毫针针身有所依靠，不致摇晃和弯曲。进针时，刺手与押手配合得当，动作协调，可以减轻痛感，行针顺利，并能调整和加强针感，提高治疗效果。

（二）进针法

具体的进针方法，临床常用以下几种：单手进针法、双手进针法。

1. **单手进针法** 右手拇、食二指挟持针柄，中指指端靠近穴位，指腹抵住针尖及针身下端，当拇、食指向下用力时，中指随之屈曲，紧靠挟持针体，将针刺入（图3-1-12）。此法多用于短毫针。

2. **双手进针法** 又包括指切进针法、夹持进针法、舒张进针法、提捏进针法。

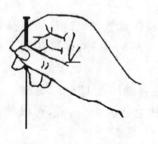
图3-1-10 持针姿势

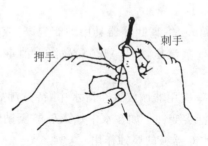
图3-1-11 押手、刺手

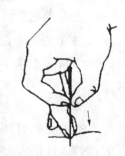
图3-1-12 单手进针法

（1）指切进针法：又称爪切进针法，用左手拇指或食指的爪甲端切按在腧穴旁，右手持针，紧靠左手指甲面将针刺入腧穴。此法适宜于短针的进针（图3-1-13）。

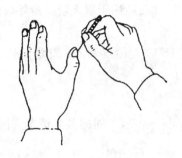
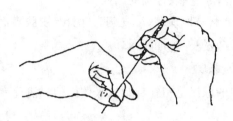

图 3-1-13 指切进针法　　　　图 3-1-14 夹持进针法

(2) 夹持进针法：又称骈指进针法，即用左手拇、食二指持捏消毒干棉球，夹住针身下端，将针尖固定在所刺腧穴的皮肤表面位置，右手捻动针柄，将针刺入腧穴（图 3-1-14）。此法适用于长针的进针。临床上也有采用插刺（快速）进针的，即单用右手拇、食二指夹持消毒干棉球，夹住针身下端，使针尖露出 2～3 分，对准腧穴位置，将针迅速刺入腧穴，然后将针捻转刺入一定深度，并根据需要选用押手配合行针。

(3) 舒张进针法：用左手拇、食二指将所刺腧穴部位的皮肤向两侧撑开，使皮肤绷紧，右手持针，使针从左手拇、食二指的中间刺入。此法主要用于皮肤松弛部位的腧穴（图 3-1-15）。

(4) 提捏进针法：用左手拇、食二指将针刺腧穴部位的皮肤捏起，右手持针，从捏起的上端将针刺入。此法主要用于皮肉浅薄部位的腧穴进针，如印堂穴等（图 3-1-16）。

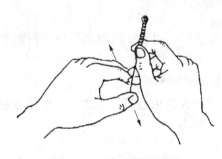
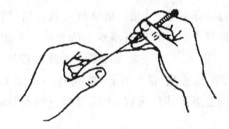

图 3-1-15 舒张进针法　　　　图 3-1-16 提捏进针法

以上各种进针方法在临床上应根据腧穴所在部位的解剖特点、针刺深浅和手法的要求而灵活选用，以达到轻巧、准确、快速、无痛的效果。

二、进针角度和深度

（一）角度

针刺的角度，是指进针时针身与皮肤表面所形成的夹角。它是根据腧穴所在位置和术者针刺时所要达到的目的结合而定。一般分下列 3 种角度（图 3-1-17）。

1. **直刺**　针身与皮肤表面呈 90°左右垂直刺入。此法适用于人体大部分腧穴。

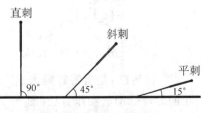

图 3-1-17 针刺的角度

2. 斜刺　针身与皮肤表面呈45°左右倾斜刺入。此法适用于肌肉较浅薄处或内有重要脏器或不宜于直刺、深刺的腧穴。

3. 平刺　即横刺、沿皮刺。针身与皮肤表面呈15°左右沿皮刺入。此法适用于皮薄肉少部位的腧穴，如头部腧穴等。

（二）深度

针刺的深度是指针身刺入人体内的深浅程度。同一腧穴，不同的具体情况，针刺深度也不相同。

1. 年龄　年老体弱、气血衰退、小儿均不宜深刺；中青年身强体壮者可适当深刺。

2. 体质　形体瘦弱者宜相应浅刺；形盛体强者宜深刺。

3. 病情　阳证、新病宜浅刺；阴证、久病宜深刺。

4. 部位　头面、胸腹及皮薄肉少处的腧穴宜浅刺；四肢、臀、腹及肌肉丰厚处的腧穴宜深刺。

针刺的角度和深度关系极为密切。一般来说，深刺多用直刺，浅刺多用斜刺、平刺。对天突、风府、哑门等穴以及眼区、胸背和重要脏器部位的腧穴，尤应注意掌握好针刺角度和深度。总之，针刺深度以既有针感，同时又不伤及脏器为宜。

至于不同季节对针刺深浅的影响，也应予以重视。

三、行针与得气

（一）行针

行针亦名运针，是指将针刺入腧穴后，为了使之得气，调节针感以及进行补泻而实施的各种针刺手法。行针有基本手法和辅助手法。

1. 基本手法　常用的基本手法有提插法和捻转法两种。

（1）提插法：是指将针刺入腧穴一定深度后，使针在穴内进行上下进退的操作方法。由深层向上退到浅层为提，由浅层向下刺入深层为插（图3-1-18）。

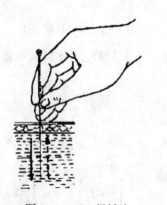

图3-1-18　提插法

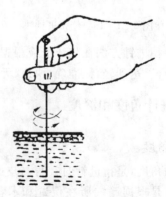

图3-1-19　捻转法

（2）捻转法：是指将针刺入腧穴的一定深度后，以右手拇指和食、中二指持针柄，进行左右来回旋转捻动的操作方法（图3-1-19）。

以上两种基本手法，既可单独应用，也可相互配合使用，在临床提插幅度和捻转角度的大小,频率的快慢以及操作时间的长短等,应根据患者的体质、病情和腧穴的部位以及术者所要达到的目的而灵活掌握。

2. 辅助手法 行针的辅助手法,是行针基本手法的补充,是为了促使针后得气和加强针刺感应的操作手法。临床常用的行针辅助手法有下列几种。

(1) 循法:是以左手或右手于所刺腧穴的四周或沿经脉的循行部位,进行徐和循按的方法(图3-1-20)。此法在未得气时用之可以行气活血,有行气、催气之功。若针下过于沉紧滞针时,用之可宣散气血,使针下徐和。

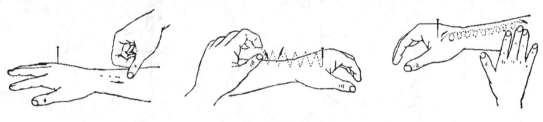

图 3-1-20 循法

(2) 刮柄法:又名划柄法。是将针刺入腧穴一定深度后,以拇指或食指、中指的指腹抵住针尾,用拇指、食指或中指爪甲由下而上刮动针柄的方法(图3-1-21)。此法在未得气时用之,可激发经气,促使得气。

(3) 弹柄法:是将针刺入腧穴的一定深度后,以手指轻轻叩弹针柄,使针身产生轻微的震动,而使经气速行的方法(图3-1-22)。

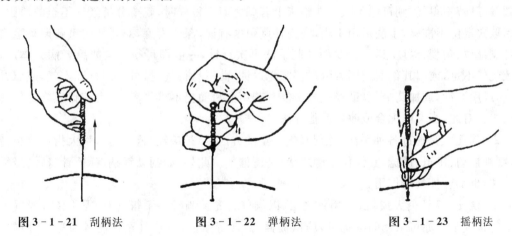

图 3-1-21 刮柄法　　　　图 3-1-22 弹柄法　　　　图 3-1-23 摇柄法

(4) 搓柄法:是指将针刺入腧穴一定深度后,以右手拇、食、中三指持针柄向单向捻转,如搓线状,搓时应与提插法同时配合应用,以免肌纤维缠绕针身。此法有行气、催气和补虚泻实的作用。

(5) 摇柄法:是将针刺入腧穴一定深度后,手持针柄进行摇动的方法。此法若直立针身而摇,多自深而浅地随摇随提,用以出针泻邪。若卧针斜刺或平刺而摇,一左一右,不进不退,如青龙摆尾,可使针感单向传导。《针灸问对》载曰:"摇以行气。"(图3-1-23)

(6) 飞法:针后不得气者,用右手拇、食两指执持针柄,细细捻搓,然后张开两指,一搓一放,反复数次,状如飞鸟展翅,称飞法(图3-1-24)。本法的作用在于催气、行气,并使针刺感应增强。

(7) 震颤法：是指将针刺入腧穴一定深度后，右手持针柄，用小幅度、快频率的提插捻转动作，使针身产生轻微的震颤（图3-1-25）。震颤法具有促使得气或增强祛邪、扶正的作用。

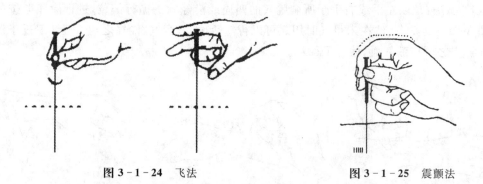

图3-1-24　飞法　　　　　　　图3-1-25　震颤法

(二) 得气

1. 得气　古称"气至"，近称"针感"，是指将针刺入腧穴后所产生的经气感应。得气时，术者会感到针下有徐和或沉紧的感觉，同时患者也会在针下有相应的酸、麻、胀、重感，甚或沿着一定部位，向一定方向扩散传导的感觉。若没有得气，则术者感到针下空虚无物，患者亦无酸、胀、麻、重等感觉。得气与否及气至的迟速，不仅直接关系到疗效，而且可以借此窥测疾病的预后。《灵枢·九针十二原》曰："刺之要，气至而有效。"临床上一般是得气迅速时，疗效较好；若不得气，则可能无效。在临床上若刺之而不得气时，就要分析经气不至的原因，或因取穴定位不准确，手法运用不当，或为针刺角度有误，深浅失度，对此就应重新调整腧穴的针刺部位、角度、深度，运用必要的针刺手法再次行针，一般即可得气。如患者病久体虚，以致经气不足，或因其他病理因素致局部感觉迟钝，而不易得气时，可采用行针推气，或留针候气，或用温针，或加艾灸，以助经气的来复。若用上法而仍不得气者，多为脏腑经络之气虚衰已极。对此，当考虑配合或改用其他疗法。

2. 催气　是通过各种手法，催促经气速至的方法。《神应经》云："用右手大指及食指持针，细细摇动、进退、搓捻，其针如手颤之状，是谓催气。"此外，如刮动针柄、弹摇针身、沿经循摄等法，也都有催气的作用。

3. 候气　《针灸大成》云："用针之法，以候气为先。"当针下不得气时，需用留针候气的方法等待气至。亦可采用间歇运针，施以提插、捻转等手法，以待气至。前者为静留针候气法，后者为动留针候气法。留针候气，要有耐心，不可操之过急。

4. 守气　是指在使用候气、催气之法针下得气后，患者有舒适感觉时，术者需采取守气方法，守住针下经气，以保持针感持久。《素问·宝命全形论》曰："经气已至，慎守勿失。"只有守住针下之气，才能在此基础上施以不同手法，使针刺对机体继续发生作用。

四、针刺补泻

针刺补泻是根据《灵枢·经脉》云："盛则泻之，虚则补之，热则疾之，寒则留之，陷下则灸之。"这一针灸治病的基本理论原则，而确立的两种不同的治疗方法。这是针刺治病的一个重要环节,也是毫针刺法的核心内容。

补法是泛指能鼓舞人体正气,使低下的功能恢复旺盛的方法。

泻法是泛指能疏泄病邪使亢进的功能恢复正常的方法。

通过针刺腧穴,采用适当的手法激发经气以补益正气,疏泄病邪而调节人体脏腑经络功能,促使阴阳平衡而恢复健康。

为了使针刺产生补泻作用,古代针灸医家在长期的医疗实践过程中,创造和总结出了很多针刺补泻手法。现将临床常用的几种主要针刺补泻手法,介绍如下。

(一)单式补泻手法

1. 捻转补泻　针下得气后,捻转角度小,用力轻,频率慢,操作时间短者为补法。捻转角度大,用力重,频率快,操作时间长者为泻法。

2. 提插补泻　针下得气后,先浅后深,重插轻提,提插幅度小,频率慢,操作时间短者为补法。先深后浅,轻插重提,提插幅度大,频率快,操作时间长者为泻法。

3. 疾徐补泻　进针时徐徐刺入,少捻转,疾速出针者为补法。进针时疾速刺入,多捻转,徐徐出针者为泻法。

4. 迎随补泻　进针时针尖随着经脉循行去的方向刺入为补法。针尖迎着经脉循行来的方向刺入为泻法。

5. 呼吸补泻　患者呼气时进针,吸气时出针为补法。吸气时进针,呼气时出针为泻法。

6. 开阖补泻　出针后迅速揉按针孔为补法。出针时摇大针孔而不立即揉按为泻法。

7. 平补平泻　进针得气后均匀地提插、捻转后,根据病情留针或立即出针。

以上各种手法,临床上可以相互配合应用。

(二)复式手法

1. 烧山火　将针刺入腧穴应刺深度的上1/3(天部),得气后行捻转补法,再将针刺入中1/3(人部),得气后行捻转补法,然后将针刺入下1/3(地部),得气后行捻转补法,即慢慢地将针提到上1/3,如此反复操作3次,即将针紧按至地部留针(图3-1-26)。在操作过程中,或配合呼吸补泻法中的补法,即为烧山火法,多用于治疗冷痹顽麻、虚寒性疾病等。

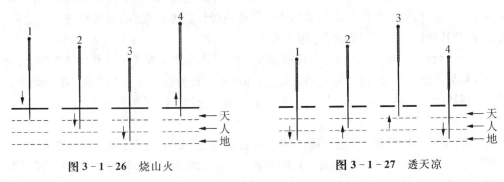

图3-1-26　烧山火　　　　　　图3-1-27　透天凉

2. 透天凉　将针刺入腧穴应刺深度的下1/3(地部),得气后行捻转泻法,再将针紧提至中1/3(人部),得气后行捻转泻法,然后将针紧提至上1/3(天部),得气后行捻转泻法,将针缓慢地按至下1/3,如此反复操作3次,将针紧提至上1/3即可留针(图3-1-27)。在操作过程中,或配合呼吸补泻法中的泻法,即为透天凉法,多用于治疗热痹、急性痈肿等热性疾病。

（三）影响补泻效果的因素

影响补泻效果的因素，主要有以下3个方面。

1. **功能状态** 内因是变化的根据，人体功能在不同的病理状态下，针刺可以产生不同的作用而有补和泻的不同效果。如机体处于虚惫状态而呈虚证时，针刺可以起到补虚的作用。若机体处于邪盛的实证情况下，针刺又可以起到祛邪泻实作用。如胃肠痉挛疼痛时，针刺可以止痉而使疼痛缓解。肠胃蠕动缓慢而呈弛缓时，针刺可以增强肠胃蠕动而使其功能恢复正常。这种针刺补虚泻实的调节作用，与机体的正气盛衰有密切关系。如机体正气充盛，则经气易行。若机体的正气不足，则经气不易激发或数刺乃至。

2. **腧穴特性** 腧穴的功能不仅具有它的普遍性，而且有些腧穴具有相对的特异性，如有些腧穴适宜于补虚，而有些腧穴适宜于泻实。譬如足三里、关元等穴具有强壮作用，多用于补虚；而少商、十宣等穴，具有泻邪作用，多用于泻实。

3. **针刺手法** 这是产生补泻作用，促使机体内在因素转化的主要手段。

五、留针与出针

（一）留针法

当毫针刺入腧穴，行针得气并施以或补或泻手法后，将针留置在穴内，称为留针。留针是毫针刺法的一个重要环节，对于提高针刺治疗效果有重要意义。通过留针，可以加强针刺感应和延长刺激作用，还可以起到候气与调气的目的。

针刺得气后留针与否以及留针时间长短，应视患者体质、病情、腧穴位置等而定。一般病证只要针下得气并施以适当补泻手法后，即可出针，或留置15～30分钟。但对一些特殊病证，如慢性、顽固性、痉挛性疾病，可适当延长留针时间。某些急腹症、破伤风角弓反张者，必要时可留针数小时。而对老人、小儿患者和昏厥、休克、虚脱患者，不宜久留针，以免引起意外情况或贻误病情。

留针方法主要有下列两种。

1. **静留针法** 《素问·离合真邪论》有"静以久留"之说，即针下气至后，让其自然地留置穴内，不再运针，到时出针。临床多用于对针感耐受性较差的慢性、虚弱性患者。此外，病情属寒需行补法时，按"寒则留之"也用本法。

2. **动留针法** 《针灸大成》云："病滞则久留针"，是针刺入腧穴先行针待气至后，留置一定时间，在留针期间反复运针，称为动留针法，亦称间歇行针法。本法的作用，在于增强针刺感应，达到补虚泻实的目的。此外，临床用于针后经气不至者，可边行针催气，边留针候气，直待气至。

术者对留针必须重视，首先排除不适于留针的患者，如不能合作的儿童、惧针者、初诊者、体质过于虚弱者；其次排除不宜留针的部位，如眼区、喉部、胸部等；再次排除不适宜留针的病情，如尿频、尿急、咳喘、腹泻等病证。对需要留针、可以留针者，在留针期间，应时刻注意患者的面色和表情，防止晕针等意外发生。

（二）出针法

出针，又称起针、退针。在施行针刺手法或留针、达到预定针刺目的和治疗要求后，即可

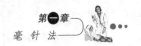

出针。出针是整个毫针刺法过程中的最后一个操作程序,预示针刺结束。

出针的方法,一般是以左手拇指、食两指持消毒干棉球轻轻按压于针刺部位旁,右手持针作轻微的小幅度捻转,并随势将针缓缓提至皮下(不可单手猛拔),静留片刻,然后出针。出针时,依补泻的不同要求,分别采取"疾出"或"徐出"以及"疾按针孔"或"摇大针孔"的方法出针。出针后,除特殊需要外,都要用消毒棉球轻压针孔片刻,以防出血或针孔疼痛。

当针退完后,要仔细查看针孔是否出血,询问针刺部位有无不适感,检查核对针数,有否遗漏,还应注意有无晕针延迟反应征象。

第五节 针刺意外情况的预防与处理

针刺治疗是一种安全、有效的方法,但由于种种原因,有时也可能偶然出现某种异常情况,如晕针、滞针、弯针等,必须立即进行有效处理。

一、晕针

晕针是指在针刺过程中患者发生的晕厥现象,术者应该注意防止。

原因:患者体质虚弱,精神紧张,或疲劳、过饥、大汗、大吐、大泻、大出血之后、体位不当,或术者在针刺时手法过重、留针时间过长而致。

症状:患者突然出现精神疲倦,面色苍白,头晕目眩,恶心欲吐,多汗,心慌,胸闷,气短,四肢发冷,血压下降或神志不清,扑倒在地,唇甲青紫,二便失禁,脉沉细或脉微欲绝。

处理:立即停止针刺,将针全部取出。使患者平卧,头部稍低,注意保暖。轻者仰卧片刻,给饮温开水或糖水后,即可恢复正常。重者在上述处理基础上,可视具体症状选取人中、素髎、内关、足三里等穴进行指压或针刺,或灸百会、关元、气海、神阙穴,即可恢复。若仍不省人事,呼吸细微,脉细弱者,则须配合其他急救措施。

预防:对于晕针应注重预防。如初次接受针刺治疗或身体虚弱、精神过度紧张者,应先做好解释,消除对针刺的恐惧,同时选择舒适的体位,最好采用卧位。选穴宜少,手法要轻。若饥饿、疲劳、大渴时,应进食、休息、饮水后再予针刺。术者在针刺治疗过程中,要随时注意观察患者的神色,询问患者的感觉。一旦有晕针症状,可及早采取处理措施,防患于未然。

二、滞针

滞针是指在行针时或留针后术者感觉针下涩滞,捻转、提插、出针均感困难而患者感觉疼痛的现象。

原因:患者精神紧张,针刺后局部肌肉痉挛;或因行针手法不当,持续单向捻转,致肌纤维缠绕针身;若留针时间过长,留针过程中变动体位亦可发生滞针。

处理:嘱患者消除紧张,使局部肌肉放松;或延长留针时间,在滞针附近循按或加刺一针,以缓解局部肌肉紧张。如因单向捻针而致者,需反向将针捻回。体位变动者要恢复体位,不可强行出针。

预防:对精神紧张者,应先作好解释,消除顾虑。针刺前选择好体位,术者手法要熟练,避免连续单向捻针。

三、弯针

弯针是指进针时或将针刺入腧穴后,针身在体内形成弯曲的现象。

现象:针柄改变了进针时刺入的方向和角度,使提插,捻转和出针均感困难,患者感到针处疼痛。

原因:术者进针手法不熟练,用力过猛,以致针尖碰到坚硬组织;或因患者在针刺过程中变动了体位,或针柄受到某种外力碰压等。

处理:出现弯针后,不要再行提插、捻转手法。如针身轻度弯曲,可慢慢将针退出;若弯曲角度过大,应顺着弯曲方向将针退出。因患者体位改变所致者,应嘱患者慢慢恢复原来体位,使局部肌肉放松后,再慢慢退针。遇有弯针现象时,切忌强拔针、猛退针。

预防:术者进针手法要熟练,指力要轻巧。患者的体位要选择恰当,并嘱患者不要随意变动体位。注意针刺部位和针柄不能受外力碰压。

四、断针

断针又称折针,是指针体折断在体内。

现象:针身折断,断端留于患者体内。

原因:针具质量欠佳,针身或针根有损伤剥蚀。针刺时针身全部刺入腧穴内行针时强力提插、捻转,局部肌肉猛烈挛缩。患者体位改变,或弯针、滞针未及时正确处理等。

处理:嘱患者不要紧张、乱动,以防断针陷入深层。如残端显露,可用手指或镊子取出。若断端与皮肤相平,可用手指挤压针孔两旁,使断针暴露体外、用镊子取出。如断针完全没入皮内、肌肉内,应在X线下定位,手术取出。

预防:应仔细检查针具质量,不合要求者应剔除不用。进针、行针时,动作宜轻巧,不可强力猛刺。针刺入穴位后,嘱患者不要任意变动体位。针刺时针身不宜全部刺入。遇有滞针、弯针现象时,不可强行硬拔。

五、血肿

血肿是指针刺部位出现的皮下出血而引起的肿痛的现象。

原因:针尖弯曲带钩,使皮肉受损,或刺伤血管。

现象:出针后,针刺部位肿胀疼痛,继则皮肤呈现有紫色。

处理:若微量的皮下出血而局部小块青紫时,一般不必处理,可以自行消退。若局部肿胀疼痛较剧,青紫面积大而且影响到活动功能时,可先作冷敷止血后,再做热敷或在局部轻轻揉按,以促使局部瘀血消散吸收。

预防:仔细检查针具,熟悉人体解剖部位,避开血管针刺,没特殊要求者,出针时立即用消毒干棉球按压针孔。

六、刺伤内脏

现象:刺伤肺脏,可导致创伤性气胸,轻者出现胸痛、胸闷、心慌、呼吸不畅,甚则呼吸困难、唇甲发绀、出汗、血压下降等。体检时,可见患侧胸部肋间隙变宽,叩诊呈过清音,气管向

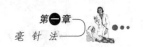

健侧移位,听诊时呼吸音明显减弱或消失。X线胸透可见气体多少,肺组织压迫情况,对此应及时采取治疗措施,以防危及生命。刺伤心脏时,轻者可出现强烈刺痛,重者有剧烈撕裂痛,引起心外射血,即刻导致休克等危重情况。刺伤肝、脾,可引起内出血,肝区或脾区疼痛,有的可向背部放射。如出血不止,腹腔聚血过多,会出现腹痛、腹肌紧张,并有压痛、反跳痛等急腹症症状。刺伤肾脏,可出现腰痛、肾区叩击痛、血尿,严重时血压下降、休克。刺伤胆囊、膀胱、胃、肠等空腔脏器时,可引起疼痛、腹膜刺激征或急腹症等症状。

原因:主要是术者缺乏人体解剖学、腧穴学知识,对腧穴和脏器的部位不熟悉,加之针刺过深,或提插幅度过大,造成相应的内脏损伤。

处理:损伤轻者,卧床休息一段时间后,一般即可自愈。损伤较重,或继续有出血倾向者,应加用止血药,或局部作冷敷止血处理,加强观察,注意病情及血压变化。若损伤严重,出血较多,出现休克时,则必须迅速进行输血等急救措施。

预防:术者要学好解剖学、腧穴学;掌握腧穴结构,明了腧穴下的脏器组织。针刺胸、腹、腰、背部的腧穴时,应控制针刺深度,行针幅度不宜过大。

第六节　针刺注意事项

由于患者的体质、生理功能状态等因素,针刺时还应注意以下几个方面。

(1)患者过于饥饿、疲劳,精神过度紧张时,不宜立即进行针刺。气虚血亏的患者,针刺时手法不宜过强,并应尽量选用卧位。

(2)妇女怀孕3个月以内者,不宜针刺小腹部的腧穴。若怀孕3个月以上者,腹部、腰骶部腧穴不宜针刺。三阴交、合谷、昆仑、至阴等通经活血的腧穴,在怀孕期禁刺。妇女行经时,若非为了调经,亦须慎用针刺。

(3)小儿囟门未合时,头部的囟门及其周围腧穴不宜针刺。此外,因小儿不能配合,故不宜留针。

(4)皮肤有感染、溃疡、瘢痕或肿瘤的部位,不宜针刺。

(5)常有自发性出血或损伤后出血不止的患者,不宜针刺。

(6)对项、背、胸、胁、腰部位脏腑,大血管附近的腧穴,不宜直刺、深刺。针刺顶部及背部正中线第1腰椎以上的腧穴,如进针角度、深度不当,易误伤延髓和脊髓,引起严重后果,针刺这些穴位至一定深度,如患者出现触电感向四肢或全身放散,应立即退针。肝大、脾大、肺气肿患者更应注意,如刺胸、背、腋、胁、缺盆等部位的腧穴,若直刺过深,有伤及肺脏的可能,导致创伤性气胸。因此,术者进行针刺过程中精神必须高度集中,令患者选择适当的体位,严格掌握进针的深度、角度,以防止意外发生。

(7)针刺眼区和项部的风府、哑门等穴以及脊椎部的腧穴,要注意掌握角度、方向、深度,不宜大幅度地提插、捻转和长时间的留针,以免伤及重要组织器官,产生严重的不良后果。

(8)对尿潴留等患者在针刺小腹部的腧穴时,应掌握适当的针刺方向、角度、深度等,以免误伤膀胱等器官,出现意外的事故。

(9)出针后清点针的数量,避免有遗留未出之针。

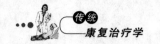

思考题

1. 常用的进针方法有哪几种?
2. 什么是得气?
3. 行针的手法有哪些?
4. 晕针的表现是什么?怎样预防和处理?

(曹艳杰)

第二章 其他针法

> **学习目标**
> 1. 掌握耳毫针、耳穴贴压、头针、皮肤针、皮内针、电针、穴位注射等技术的操作方法。
> 2. 熟悉耳郭的表面解剖,耳穴、头针穴的分布、定位及主治。
> 3. 熟悉耳针、头针、皮肤针、皮内针、电针、穴位注射的适用范围、注意事项。

第一节 耳 针

耳针是在耳郭穴位上用针刺或其他方法刺激以防治疾病的一种方法。耳针具有适应证广,操作方便,不良反应小的优点。

一、耳郭表面解剖

为了便于掌握耳穴的定位,必须熟悉耳郭的表面解剖名称(图3-2-1)。

1. 耳轮 耳郭最外缘的卷曲部分。
2. 耳轮结节 耳轮后上方稍膨大处。是动物耳尖的遗迹,有的人明显,有的人不太明显。
3. 耳轮尾 耳轮末端,与耳垂交界处。
4. 耳轮脚 指耳轮深入耳甲的横形突起。
5. 对耳轮 与耳轮相对,上部有"Y"形分叉的隆起部分。上面的分叉称为"对耳轮上脚",下面的分叉称为"对耳轮下脚",对耳轮下部呈上下走向的主体部分,称为"对耳轮体"。

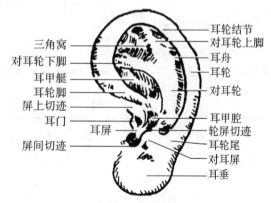

图 3-2-1 耳郭表面解剖

6. 三角窝 对耳轮上下脚之间构成的三角形凹窝。
7. 耳舟 耳轮与对耳轮之间的凹沟。
8. 耳屏 耳郭前面的瓣状突起,又称"耳珠"。在外耳道开口的前缘。
9. 屏上切迹 耳屏上缘与耳轮脚之间的凹陷处。
10. 对耳屏 耳垂上方与耳屏相对的瓣状突起。

11. 屏间切迹　耳屏与对耳屏之间的凹陷处。
12. 轮屏切迹　对耳轮与对耳屏之间的凹陷处。
13. 耳垂　耳郭最下部无软骨的皮垂。
14. 耳甲　由耳屏、对耳屏、对耳轮体、对耳轮下脚与部分耳轮围成的凹窝。耳轮脚以上的耳甲部称"耳甲艇";耳轮脚以下的耳甲部称"耳甲腔"。
15. 外耳道口　外耳道的开口。在耳甲腔内,被耳屏遮盖着的孔窍。
16. 耳背　耳郭的背面。

二、常用耳穴的分布、定位和主治

（一）耳穴的分布规律

耳穴在耳郭上的分布有一定的规律,形如子宫内倒置的胎儿,头部在下,臀部在上(图3-2-2)。

(1) 与头面部相应部位的穴位在耳垂或耳垂邻近。
(2) 与上肢相应的耳穴在耳舟。
(3) 与躯干相应的耳穴在对耳轮体。
(4) 与下肢相应的耳穴在对耳轮上、下脚。
(5) 消化道在耳轮脚周围。
(6) 与内脏相应的耳穴在耳甲部。其中胸腔脏器在耳甲腔;腹腔脏器在耳甲艇。
(7) 三角窝相当于盆腔区。
(8) 对耳屏、屏间切迹相当于内分泌区。
(9) 耳屏相当于鼻咽区。

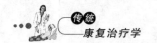

图 3-2-2　耳穴形象分布示意图

（二）耳穴的定位和主治

耳穴随医疗实践发展逐渐增多,目前总数已达300多个。中国针灸学会制定的《耳穴标准化方案》介绍了90个耳穴的名称、定位和主治(表3-2-1,图3-2-3、图3-2-4)。

表 3-2-1　耳穴定位及主治病证

耳穴分部、名称	定　位	主　治　病　证
耳轮部(13穴)		
耳中	在耳轮脚上	呃逆,荨麻疹,皮肤瘙痒,小儿遗尿
直肠	近屏上切迹的耳轮处,与大肠穴同水平	便秘,腹泻,痔疮,脱肛
尿道	直肠上方,在与膀胱穴同水平的耳轮处	尿频,尿急,尿痛,尿潴留
外生殖器	尿道上方,在与交感穴同水平的耳轮处	睾丸炎,附睾炎,外阴瘙痒
肛门	在与对耳轮上脚前缘相对的耳轮处	痔疮,肛裂
耳尖	耳轮顶端,与对耳轮上脚后缘相对的耳轮处	睾丸炎,附睾炎,外阴瘙痒
肝阳	耳轮结节处	头痛,头晕,高血压
轮1~轮4	在耳轮上,自耳轮结节下缘至轮垂切迹之间分4等分,由上而下依次为轮1、轮2、轮3、轮4	扁桃体炎,上呼吸道感染,发热

续 表

耳穴分部、名称	定位	主治病证
耳舟部(6穴)	将耳舟自上而下分为6等分	
指	第1等分为指	甲沟炎,手指疼痛和麻木
风溪	耳轮结节前方,指、腕两穴之间	荨麻疹,皮肤瘙痒,过敏性鼻炎
腕	耳舟的第2等分处	腕部疼痛
肘	耳舟的第3等分处	肱骨外上髁炎,肘部疼痛
肩	耳舟的第4、5等分处	肩关节周围炎,肩部疼痛
锁骨	耳舟的第6等分处	肩关节周围炎
对耳轮部(14穴)		
趾	对耳轮上脚后上方近耳尖处	甲沟炎,趾部疼痛
跟	对耳轮上脚前上方,近三角窝上部	足跟痛
踝	跟、膝两穴之间	踝关节扭伤,踝部疼痛
膝	对耳轮上脚的中1/3处	膝关节疼痛
髋	对耳轮上脚的下1/3处	髋关节疼痛,坐骨神经痛
臀	对耳轮下脚的后1/3处	坐骨神经痛,臀筋膜炎
坐骨神经	对耳轮下脚的前2/3处	坐骨神经痛
交感	对耳轮下脚前端与耳轮交界处	胃肠痉挛,心绞痛,胆绞痛,输尿管结石,自主神经功能紊乱
	在对耳轮体部将轮屏切迹至对耳轮上、下脚分叉处从下而上分为5等分	
颈椎	对耳轮体部下1/5	落枕、颈椎病
胸椎	对耳轮体部中2/5	胸痛,乳房胀痛,乳腺炎,产后泌乳不足
腰骶椎	对耳轮体部上2/5	腰骶部疼痛
颈	颈椎前侧耳甲缘处	落枕,颈部疼痛
胸	胸椎前侧耳甲缘处	胸胁疼痛,胸闷,乳腺炎
腹	腰骶椎前侧耳甲缘处	腹痛,腹胀,腹泻,急性腰扭伤
三角窝部(5穴)		
神门	三角窝内后1/3处,对耳轮上、下脚分叉处稍上方	失眠,多梦,痛症,戒断综合征
盆腔	三角窝内后1/3处,对耳轮上、下脚分叉处稍下方	盆腔炎
角窝中	三角窝中1/3处	哮喘
内生殖器	三角窝前1/3的下部	痛经,月经不调,白带过多,崩漏,遗精早泄
角窝上	三角窝前上方,近对耳轮上脚跟穴处	高血压
耳屏部(6穴)		
外耳	屏上切迹前方近耳轮处	外耳道炎,中耳炎,耳鸣
外鼻	耳屏外侧面正中稍前	鼻炎
屏尖	耳屏上部隆起的尖端	发热,牙痛
肾上腺	耳屏下部隆起的尖端	风湿性关节炎,腮腺炎等炎症,过敏性疾病,低血压,月经过多、便血等出血,支气管哮喘
咽喉	耳屏内侧面上1/2处	声音嘶哑,咽喉炎,扁桃体炎

续 表

耳穴分部、名称	定 位	主治病证
内鼻	耳屏内侧面下 1/2 处	鼻炎,鼻旁窦炎,鼻出血
对耳屏部(6穴)		
对屏尖	对耳屏的尖端	哮喘,腮腺炎,皮肤瘙痒,睾丸炎,副睾炎
缘中	对屏尖与轮屏切迹之间	遗尿,尿崩症,内耳眩晕症
枕	对耳屏外侧面的后部	头痛,头晕,癫痫,神经衰弱
颞	对耳屏外侧面的中部	偏头痛
额	对耳屏外侧面的前部	头痛,头晕,失眠,多梦
皮质下	对耳屏内侧面	痛症,间日疟,神经衰弱,假性近视
耳甲部(21穴)		
心	耳甲腔中央	心动过速,心律不齐,心绞痛,无脉症,神经衰弱,癔症,口舌生疮
肺	耳甲腔中央周围	咳喘,胸闷,声音嘶哑,痤疮,皮肤瘙痒,荨麻疹,扁平疣,便秘,戒断综合征
气管	耳甲腔内,外耳道口与心穴之间	咳喘
脾	耳甲腔的后上方	腹胀,腹泻,便秘,食欲不振,功能性子宫出血,白带过多,内耳眩晕症
内分泌	耳甲腔底部屏间切迹内	痛经,月经不调,更年期综合征,痤疮,间日疟
三焦	耳甲腔底部内分泌穴上方	便秘,腹胀,上肢外侧疼痛
口	耳轮脚下方前 1/3 处	面瘫,口腔炎,胆囊炎,胆石症,戒断综合征
食管	耳轮脚下方中 1/3 处	食管炎,食管痉挛,梅核气
贲门	耳轮脚下方后 1/3 处	贲门痉挛,神经性呕吐
胃	耳轮脚消失处	胃痉挛,胃炎,胃溃疡,失眠,牙痛,消化不良
十二指肠	耳轮脚上方后 1/3 处	十二指肠溃疡,胆囊炎,胆石症,幽门痉挛
小肠	耳轮脚上方中 1/3 处	消化不良,腹痛,心动过速,心律不齐
大肠	耳轮脚上方前 1/3 处	腹泻,便秘,咳嗽,痤疮
阑尾	大肠、小肠两穴之间	单纯性阑尾炎,腹泻
肝	耳甲艇的后下部	胁痛,眩晕,经前期紧张症,月经不调,更年期综合征,高血压,假性近视,单纯性青光眼
胰胆	肝、肾两穴之间	胆囊炎,胆石症,胆道蛔虫症,偏头痛,带状疱疹,中耳炎,耳鸣,听力减退,慢性胰腺炎
肾	对耳轮上、下脚分叉处下方	腰痛,耳鸣,神经衰弱,肾盂肾炎,哮喘,遗尿症,月经不调,遗精,早泄
输尿管	肾与膀胱两穴之间	输尿管结石
膀胱	肾与艇角两穴之间	膀胱炎,遗尿症,尿潴留,腰痛,坐骨神经痛,后头痛
艇角	耳甲艇前上角	前列腺炎,尿道炎

续表

耳穴分部、名称	定位	主治病证
艇中	耳甲艇中央	腹痛、腹胀、胆道蛔虫症、腮腺炎
耳垂部(10穴)	耳垂正面,从屏间切迹软骨下缘至耳垂下缘划3条等距水平线,再在第二水平线上引两条垂直等分线,由前向后、由上向下的把耳垂分为9个区。7区与9区无穴	
牙	耳垂1区	牙痛,牙周炎,低血压
舌	耳垂2区	舌炎,口腔炎
颌	耳垂3区	牙痛,颞下颌关节功能紊乱
垂前	耳垂4区	神经衰弱,牙痛
眼	耳垂5区	急性结膜炎,电光性眼炎,睑腺炎,假性近视
内耳	耳垂6区	耳鸣,听力减退,内耳眩晕症
面颊	耳垂5、6区交界线周围	周围性面瘫,三叉神经痛,痤疮,扁平疣
扁桃体	耳垂8区	扁桃体炎,咽炎
目1	耳垂正面,屏间切迹前下方	假性近视
目2	耳垂正面,屏间切迹后下方	假性近视
耳背部(9穴)		
上耳根	耳根最上缘	鼻出血,脊髓侧索硬化症
耳迷根	耳背与乳突交界的根部,耳轮脚对应处	胆囊炎,胆石症,胆道蛔虫症,鼻塞,心动过速,腹痛,腹泻
下耳根	耳根最下缘	低血压,下肢瘫痪,小儿麻痹后遗症
耳背沟	对耳轮上、下脚及对耳轮体在耳背面呈"Y"形凹沟部	高血压、皮肤瘙痒症
耳背心	耳背上部	心悸,失眠,多梦
耳背脾	耳背中央,耳轮脚消失处的耳背部	胃痛,消化不良,食欲不振
耳背肝	耳背脾穴的耳轮侧	胆囊炎,胆石症,胁痛
耳背肺	耳背脾穴的耳根侧	肩关节周围炎,肩部疼痛
耳背肾	耳背下部	头晕,头痛,神经衰弱

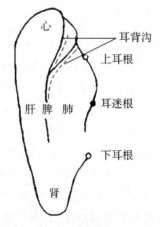

图3-2-3 耳郭背面耳穴分布图

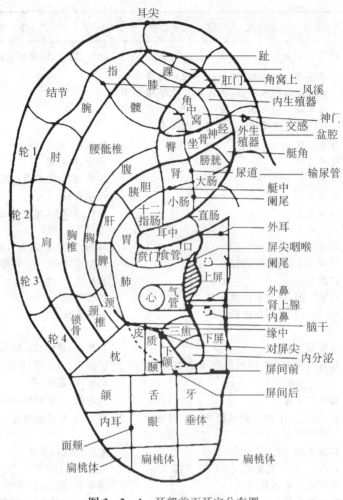

图 3-2-4 耳郭前面耳穴分布图

三、耳针技术

(一) 耳穴诊断技术

当机体患病时,往往在相应的耳穴区域出现较为明显的反应点,探查或刺激这些反应点,对临床辅助诊断和提高疗效,具有重要的意义。常用的耳穴诊断方法,主要有以下3种。

1. **观察法** 以拇、食二指拉住耳轮后上方,用肉眼或借助于放大镜在自然光线下,对耳郭由上而下分区观察,看有无变色、变形、脱屑、丘疹、血管充盈。如有些区域出现鲜红色、淡红色、暗红色、白色,有些区域出现隆起、结节、凹陷等。

2. **按压法** 用探针、火柴棒等物以均匀压力在耳穴区进行探压,寻找压痛最敏感的耳穴来诊断治疗疾病,因为患病后,人体耳郭相应部位会出现痛阈下降、疼痛敏感的情况,特别是急性病。当按压到这些部位时,患者会出现皱眉、呼痛、躲闪等反应。注意探压时用力要均匀,并应事先告诉患者,仔细体现各点压痛程度,相互比较,找出压痛最明显的反应点作为耳针的治疗点。

3. 电测定法 当有疾病时,多数患者相应耳穴的电阻值下降,导电性增高,术者可以利用耳穴探测仪测定这些良导点,并以之作为耳针治疗的刺激点。探测时,患者一手握棒住电极,另一极连到探测笔,术者手持探测笔在患者耳郭上病变相应区进行探测,当探测笔触及良导点时,探测仪通过指示信号、音响或仪表等反映出来。

(二)耳穴治疗技术

耳穴刺激治疗疾病方法众多,常用的治疗方法如下。

1. 耳毫针法 是运用毫针刺激耳穴治疗疾病的方法,临床使用较为普遍。操作方法如下。

(1)确定耳穴和消毒:在诊断明确后,用探棒或耳穴探测仪将所测得的敏感点或耳穴作为针刺点,作一压痕为标记。用75%乙醇棉球擦拭针刺部位消毒。

(2)体位和进针:一般采用坐位,如精神紧张或年老体弱者采用卧位。针具选用26～30号(0.32～0.45 mm)粗细,0.25寸或0.5寸长短的毫针。进针时,左手拇、食二指固定耳郭,中指托着针刺耳穴的耳背,右手拇、食二指持针,迅速将针捻入耳穴,手指边捻边进针,针刺深度一般0.2～0.3寸,以达软骨后针体站立不摇晃为准。实热证、急性疼痛针刺深度可稍深,针到达软骨层;久病体虚者浅刺,针到达软骨膜即可。刺激强度依患者病情、体质、耐受度综合考虑。

(3)留针和出针:留针时间一般为20～30分钟,慢性病、疼痛性疾病留针时间适当延长,婴幼儿可不留针。为提高疗效,留针中途可间歇行针2～3次。出针时,术者左手托住耳郭,右手迅速将针拔出,并以消毒干棉球按压针孔片刻,以防出血。每日1次,7～10天为一个疗程。

2. 耳穴埋针法 是指将皮内针埋于耳穴内治疗疾病的一种方法。适用于慢性病、疼痛性疾病或不能每天接受治疗的患者。操作方法如下。

耳郭埋针部位先用2%碘酊擦拭,再用75%乙醇棉球脱碘。左手固定耳郭,右手拿镊子夹住消毒皮内针的针柄,刺入所选耳穴,再用胶布固定。一般单耳选穴,每耳取3～5穴,必要时双耳取穴。埋针期每天自行按压2～3次,留针3～5天,5次为一个疗程。

3. 耳穴贴压法 又称压丸法或压籽法,是在耳穴上贴敷压丸代替埋针的耳穴刺激法。因为简便易行,安全,痛轻,临床应用较普遍,特别适用于年老体弱、儿童惧痛和不能坚持每天就诊者。操作方法如下。

贴压药物可选用植物种子,如油菜子;药物种子,如王不留行子、急性子、莱菔子;药丸,如仁丹、六神丸;磁珠等。凡是表面光滑、质硬、大小合适、无不良反应的物质均可选用。临床上用王不留行子较多,可到中药店购买生王不留行子装瓶备用。

操作时用75%乙醇棉球擦拭整个耳郭后,将王不留行子粘在0.6 cm×0.6 cm大小的胶布中央,用镊子夹住贴敷在所选耳穴上,按压数秒钟,一般以耳郭有疼痛感、发热感为宜。刺激强度以患者病情、体质情况而定,儿童、年老、体弱、疼痛敏感者轻刺激,急性疼痛、体质强壮者强刺激。嘱患者贴压期间,每天自行按压3～5次,每次每穴0.5～1分钟。3～5天更换一次,左右耳交替贴压。

4. 耳穴电针法 是将耳毫针与脉冲电刺激结合起来的一种方法,凡适合于耳针治疗的疾病均可采用。操作方法如下。

先按耳毫针法,将毫针刺入所选耳穴(至少2个耳穴),接上电针仪电流输出的两个电极,选择输出波型和频率,再从零开始逐渐调大脉冲电流输出强度,最大量以患者能忍受为度,注意不要突然加大电流输出强度。通电时间一般10~20分钟,某些顽固性疼痛可适当延长通电时间。治疗完毕将输出电流调到"0"位,关闭电源,撤去导线,将毫针轻轻捻转几下出针。每日1次,7~10天为一个疗程。

(三)注意事项

(1)运用耳穴诊断疾病时,各种方法常常配合使用,如一般先观察法、电测定法,如有阳性反应,再可用按压法进行验证。运用按压法时,探棒头部应圆钝,避免因其过于尖锐而造成人为的痛点。点压各耳穴时,用力要均匀。当发现一侧耳郭有阳性反应时,必须与对侧耳郭进行对比观察,以鉴别阳性反应的真伪。运用观察法时还应排除色素痣、小脓疱、冻疮等。

(2)耳穴诊断前不要擦洗耳郭,以免皮肤充血、变色等,影响诊断准确性。而在治疗前要擦洗耳郭。

(3)耳针消毒要严密,进针一般捻转进针,刺入软骨但不能穿透对侧皮肤。针刺后如有皮肤发红、肿胀应及时涂2.5%碘酊,或用消炎药治疗,严防发生化脓性软骨炎。耳郭有冻疮、炎症、皮肤溃疡时不宜耳穴治疗。

(4)孕妇慎用耳穴治疗,特别是习惯性流产孕妇不能使用耳穴治疗。

(5)耳穴贴压治疗时,应嘱患者经常按压,增强刺激,提高疗效。

(6)对扭伤和有运动障碍的患者,耳穴留针期间宜适当活动患部,有助于提高疗效。

四、耳针的临床应用

(一)选穴原则

1. **按疾病相应部位选穴** 如胃病选胃穴,坐骨神经痛选坐骨神经穴,肩周炎选肩穴。

2. **按脏腑辨证选穴** 如耳鸣取肾穴,脱发取肾穴,因"肾开窍于耳",肾"其华在发";皮肤病取肺穴,因"肺主皮毛";失眠选心穴,因"心主神志"等。

3. **按经络辨证选穴** 如坐骨神经痛根据疼痛部位循行路线可选胆穴或膀胱穴;偏头痛选胆穴。

4. **按现代医学知识选穴** 耳穴中一些穴名是根据现代医学理论命名的,如交感、肾上腺、内分泌、降压点等。如高血压选降压点、耳背沟(降压沟);尿崩症患者,其病因是脑神经垂体分泌抗利尿激素减少所致,因此,可取缘中(脑垂体代表区)、内分泌穴。

(二)耳针的适应证及临床举例

耳穴治疗的病种涉及内、外、妇、儿、五官、皮肤等各科。现将其适应证举例如下。

1. **各种疼痛性病证** 如头痛、偏头痛、三叉神经痛、肋间神经痛、坐骨神经痛等神经性疼痛;扭挫伤、落枕、外科手术伤口疼痛。

举例:三叉神经痛取额、枕、皮质下、神门、面颊;幻肢痛取相应部位、皮质下、神门,不能入睡者取神经衰弱区、垂前。

2. **各种炎症性病证** 如结膜炎、睑腺炎、咽炎、扁桃体炎、腮腺炎、肺炎、乳腺炎、胃炎、肠炎、胆囊炎、盆腔炎、风湿性关节炎等。

举例:急性咽炎取耳尖放血、咽喉、口、气管、内分泌、肾上腺;胃炎取胃、脾、皮质下、神门、内分泌、三焦;胆囊炎取耳尖放血、交感、神门、胆、肝、内分泌;风湿性关节炎取相应部位、内分泌、肾上腺、风溪、耳尖。

3. 过敏与变态反应性病证　　如过敏性鼻炎、过敏性哮喘、过敏性结肠炎、荨麻疹、风湿热等,耳穴治疗可以提高内源性肾上腺皮质激素含量,故有脱敏、消炎作用。

举例:过敏性鼻炎取内鼻、肺、肾上腺、风溪、内分泌、耳尖,体质弱者加脾、肾;荨麻疹取耳尖放血、风溪、肾上腺、内分泌、肝、脾、肺、神门。

4. 功能紊乱性病证　　如眩晕、心律不齐、高血压、多汗、肠功能紊乱、月经不调、遗尿、神经衰弱等,耳穴具有调节大脑皮质功能、内分泌功能,建立新平衡,促进病证缓解痊愈的作用。

举例:高血压取耳尖或降压沟放血、降压点、心、额、皮质下、肝、肾、交感、枕;月经不调取盆腔、内分泌、缘中、肝、肾、脾。

5. 慢性病证　　如腰腿痛、肩周炎、消化不良、肢体麻木等,耳穴治疗可改善症状、减轻疼痛。

举例:肩周炎取肩、神门、内分泌、肝、脾。

6. 内分泌代谢性病证　　如单纯性甲状腺肿、甲状腺功能亢进、糖尿病、肥胖症、绝经期综合征等。

举例:甲状腺功能亢进取内分泌、缘中、皮质下、耳尖、心、脾、口、交感等;糖尿病取胰、胆、肝、内分泌、缘中、三焦、皮质下。

7. 其他病证　　耳穴治疗还可用于戒烟、戒毒、美容、耳针麻醉等。

举例:戒烟取神门、肺、口。

思考题

1. 对着同学耳郭说明其组成的解剖名称。
2. 耳穴的分布特点是什么?
3. 诊察耳穴有哪些方法?
4. 耳穴的选穴原则有哪些?
5. 耳针有哪些具体治疗方法?
6. 说出耳穴贴压的操作过程。

(许　智)

第二节　头　针

一、头针穴的定位及主治

头针,又称头皮针,是在头部的头针穴、腧穴进行针刺以防治疾病的一种方法。在我国,头针穴存在头针穴名标准化方案和方云鹏、汤颂延、焦顺发、林学俭、朱明清等各家头针穴名体系共六大体系。在这些体系中,头针穴或呈点状,或呈线状,或呈带状,或为区域。分别称为刺激点、头穴线、治疗带、刺激区。此处仅介绍头针穴名标准化方案。

头针穴名标准化方案的头针穴均为线状穴,按颅骨的解剖名称分额区、顶区、颞区、枕区4个区,14条标准线(左侧、右侧、中央共25条)。

(一)额区

标准化方案额区见图3-2-5。

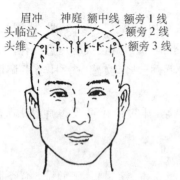

图3-2-5 标准化方案额区

1. 额中线

【定位】在额部正中,自督脉神庭穴向前引一条长1寸的直线。

【主治】神志病(如癫痫、精神失常),头、鼻、舌、咽喉病等。

2. 额旁1线

【定位】在额部,位于额中线外侧,直对目内眦。自膀胱经眉冲穴沿经向前引一条长1寸的直线。

【主治】肺、支气管、心脏等呼吸、循环系统疾病。

3. 额旁2线

【定位】在额部,位于额旁1线的外侧,直对瞳孔。自胆经头临泣穴沿经向前引一条长1寸的直线。

【主治】脾、胃、肝、胆、胰等消化系统疾病。

4. 额旁3线

【定位】在额部,位于额旁2线的外侧,直对目外眦角。从胃经头维穴内侧0.75寸起向下引一条长1寸的直线。

【主治】肾、膀胱等泌尿、生殖系统等疾病。

(二)顶区

标准化方案顶区见图3-2-6、图3-2-7。

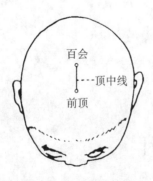

图3-2-6 标准化方案顶区1

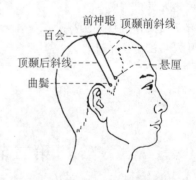

图3-2-7 标准化方案顶区2

1. 顶中线

【定位】在头顶部,自督脉百会穴至前顶穴之间的连线。

【主治】腰腿足病证(如瘫痪、麻木、疼痛)、皮质性多尿、脱肛、小儿夜尿、高血压、头顶痛等。

2. 顶颞前斜线

【定位】在头顶部、头侧部,头部经外奇穴前神聪(百会前 1 寸)与胆经悬厘之间的连线。

【主治】分为 5 等分,上 1/5 治疗对侧下肢和躯干瘫痪,中 2/5 治疗对侧上肢瘫痪,下 2/5 治疗对侧头面部病证(如中枢性面瘫、运动性失语、流涎等)。

3. 顶颞后斜线

【定位】在头顶部、头侧部,顶颞前斜线之后 1 寸的平行线。督脉百会穴与颞部胆经曲鬓穴之间的连线。

【主治】分为 5 等分,上 1/5 治疗对侧下肢和躯干感觉异常,中 2/5 治疗对侧上肢感觉异常,下 2/5 治疗对侧头面部感觉异常。

4. 顶旁 1 线

【定位】在头顶部,督脉旁 1.5 寸,从膀胱经通天穴向后引一条长 1.5 寸的直线。

【主治】腰腿病证(如瘫痪、麻木、疼痛等)。

5. 顶旁 2 线

【定位】在头顶部,督脉旁开 2.25 寸,从胆经正营穴向后引一条长 1.5 寸的直线到承灵穴。

【主治】肩、臂、手等病证(如瘫痪、麻木、疼痛等)。

(三)颞区

标准化方案顶区与颞区见图 3-2-8。

1. 颞前线

【定位】在头侧面,胆经颔厌穴与悬厘穴的连线。

【主治】头面颈部病证(如偏头痛、运动性失语、周围性面瘫及口腔疾病等)。

2. 颞后线

【定位】在头侧面,从胆经率谷穴向下至曲鬓穴的连线。

【主治】颈项病、耳病等(如偏头痛、眩晕、耳聋、耳鸣等)。

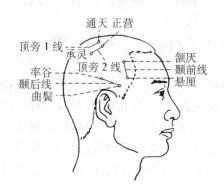

图 3-2-8 标准化方案顶区与颞区

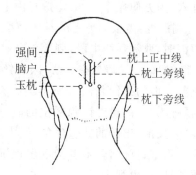

图 3-2-9 标准化方案枕区

(四)枕区

标准化方案枕区见图 3-2-9。

1. 枕上正中线

【定位】在枕部,督脉强间穴至脑户穴之间的一条长 1.5 寸的直线。

【主治】眼病、腰脊痛等疾病。

2. 枕上旁线

【定位】在枕部,由督脉脑户穴旁开0.5寸起,向上引一条长1.5寸的直线。

【主治】皮质性视力障碍、白内障和近视眼等眼病及足癣、腰肌劳损等疾病。

3. 枕下旁线

【定位】在枕部,从膀胱经玉枕穴向下引一条长2寸的直线。

【主治】小脑疾病引起的平衡障碍、后头痛等。

二、头针操作方法

(一)针刺前准备

选择针具、选择体位、消毒与针刺前思想准备与毫针法相同。

(二)针刺法

1. 进针

(1)进针方法

头针进针方法与毫针法相同。

(2)针刺角度、方向和深度

1)针刺角度:一般用针身与头皮呈15°～30°的夹角进针,选择此角度,针身易达帽状腱膜下疏松结缔组织层。若角度过小,则易刺入肌层;角度太大,则易刺入骨膜,均可导致疼痛。

2)针刺方向:针刺方向是提高疗效的关键。一般根据治疗需要、经脉循行、操作方便等原则选择针刺方向。①治疗需要:临床上,将百会穴前的头针穴作为"阴部",而将百会穴后的头针穴作为"阳部"。凡病变部位在阴部(内脏、胸腹、肢体前面、面部)者,针刺方向由后向前;病变部位在阳部(躯干、腰背、肢体后面、枕项部)者,针刺方向则由前向后。②经脉循行:有不少头针治疗线(刺激区)在经脉循行路线上,如额中线、顶中线、枕上正中线均和督脉重叠,故可根据经脉循行的走向来决定针刺方向,以达到补泻的效果。③操作方便:对于枕、颞部的头针穴,为方便操作,一般均选择由上而下的方向针刺。

3)针刺深度:需根据患者的具体情况和处方要求来决定。一般而言,婴幼儿宜浅刺,如婴幼儿腹泻时,取额顶线中段,刺入1分破皮即可;成人宜深刺,1～1.5寸。

(3)得气:得气的概念毫针法,因头针的针刺部位、进针角度及运针手法均有其特殊性,故其针感与一般的毫针刺法有所不同。判断头针是否得气,主要以术者指下有无"如鱼吞钩"的沉紧感为主,而患者针刺部位的酸、麻、胀、重等针感为次。在行针时,若患者产生酸、胀、重、发热、发凉、出汗的针感现象,但术者指下未出现沉紧感,同时也没有取得即时效应,则不能视为得气;反之,若术者指下出现沉紧感,同时也取得了即时效应,即使患者没有酸、麻、胀、重的针感,也视为得气。

2. 行针 行针可催气,行针可守气,行针可产生补泻作用。

(1)行针法

1)捻转法:捻转法是头针治疗最常用的手法。当针刺达帽状腱膜下层后,针刺的深度要保持不变。食指呈半屈曲状,用拇指的掌侧面与食指的桡侧面夹持针柄,以食指的掌指关节快速连续屈伸,使针身左右旋转,捻转速度每分钟200次左右,持续捻转2～3分钟,留针

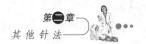

5～10分钟,反复操作2～3次即可起针。特点是速度快,频率高,较易激发针感,能在较短时间内达到有效刺激量。

2) 提插法:提插法也是头针治疗较为常用的手法。其操作是提插针身,使针身在头皮下作上下运动,要求力量大、速度快而幅度小,一般幅度要控制在0.3 mm以内,因此称为"小幅度提插"。特点是操作简便,术者手指不易疲劳,患者局部痛感较轻,并能在较短时间内取得即时效应。

(2) 补泻法

1) 捻转补泻:捻针时,拇指向前用力重,食指向后用力轻,以左转为主,为补法;食指向前用力重,拇指向后用力轻,以右转为主,是为泻法。

2) 提插补泻:以紧插慢提为主,三进一退,为补法,也称"进气法";以紧提慢插为主,三退一进,是为泻法,又称"抽气法"。

3) 徐疾补泻:徐进疾出为补;疾进徐出为泻。

补法:术者一手固定刺激区,另一手拇、食指端捏持针柄,缓慢地将针下插至帽状腱膜下层1寸左右,然后用力紧压进针点半分钟,再迅速退针至皮下。

泻法:依上法迅速将针下插至帽状腱膜下层1寸左右,然后缓慢将针上提,使针孔处的皮肤由于针身的上提而呈丘状,退针至皮下。

上述捻转、提插、徐疾补泻手法须反复操作,行针10分钟,然后出针。出针时补法要快,泻法要慢。

4) 迎随补泻:顺经而刺为补;逆经而刺为泻。头针的迎随补泻一般适应于与经脉循行线相重叠的治疗线,如额中线(与督脉相重叠)、额旁1线(与膀胱经重叠)、额旁2线(与胆经重叠)等。

下面主要介绍标准方案各线的迎随补泻法。①额中线。补法:从神庭穴进针,针尖由上而下,达前额发际下0.5寸处。泻法:从前额发际下0.5寸处进针,针尖由下而上,达神庭穴。②额旁1线。补法:从前额发际下0.5寸处进针,针尖由下而上,达眉冲穴。泻法:从眉冲穴进针,针尖由上而下,达前额发际下0.5寸处。③额旁2线。补法:从前额发际下0.5寸处进针,针尖由下而上,达头临泣穴。泻法:从头临泣穴进针,针尖由上而下,达前额发际下0.5寸处。④顶中线。补法:从百会穴进针,针尖向前,达前顶穴。泻法:从前顶穴进针,针尖向后,达百会穴。⑤顶旁1线。补法:从承光穴进针,针尖向后,达通天穴。泻法:从通天穴进针,针尖向前,达承光穴。⑥顶旁2线。补法:从正营穴进针,针尖向后,达承灵穴。泻法:从承灵穴进针,针尖向前,达正营穴。⑦顶颞前斜线。补法:从前神聪穴进针,斜穿膀胱经承光穴止于悬厘穴,针尖从上斜向前下方,此线分5等分,每份针1寸。泻法:从悬厘穴进针,斜穿膀胱经承光穴止于前神聪穴,针尖从下斜向上后方,此线分5等分,每份针1寸。⑧顶颞后斜线。补法:从百会穴进针,斜穿膀胱经承光穴达曲鬓穴,针尖从上斜向下,此线分5等分,每份针1寸。泻法:从曲鬓穴进针,斜穿膀胱经承光穴止于百会穴,针尖从下斜向上,此线分5等分,每份针1寸。⑨颞前线。补法:从颔厌穴进针,针尖斜向下达悬厘穴,针1.5寸。泻法:从悬厘穴进针,针尖斜向上达颔厌穴,针1.5寸。⑩颞后线。补法:从曲鬓穴进针,针尖向外上方达率谷穴,针1.5寸。泻法:从率谷穴进针,针尖向前下方达曲鬓穴,针1.5寸。

此外,枕区的头针治疗线(区、带),虽也与经脉的循行线相重叠,但为操作方便,进针的方向一般由上而下,由于头皮较薄,多采用徐疾与提插相结合的补泻手法,并根据补泻目的决定进出针的快慢,补法用"慢入快出"的针法,泻法用"快入慢出"的针法。

(3) 守气的辅助疗法:头针治疗时,常配合辅助疗法,能促进得气,以取得更好的治疗效果。辅助疗法主要有推拿、吐纳、导引等,具体操作见推拿常用手法等相关章节。

3. 留针　头针留针与毫针法一样,分静留针与动留针,动静留针方法见毫针法。

头针留针的时间,一般在30~60分钟,但有时可达12~24小时。留针时间的长短应视患者的病情、体质等诸多因素灵活掌握。①因病而宜:寒证、虚证、里证、重证宜久留针,间歇行针的次数相对要多;而热证、实证、新病、轻证可短时间留针或不留针,间歇行针的次数相对要少。②因人而异:婴幼儿一般不宜留针;体质虚弱者,不宜久留针;身体强壮者,留针时间适当延长。③因时而异:暑热天气,一般不宜久留针;冬季寒冷的气候,留针时间宜长些。④因效而异:即根据所取得的即时疗效来决定。对行针后即取得即时效果,而留针期间不实施间歇行针疗效减退者,应立即采用动留针法,以保持疗效的持续,留针时间可相对延长;若留针期间配合导引,即时疗效不减,甚至越来越好者,则可采用静留针法,留针时间可相对缩短。需留针过夜者,留针期间要嘱患者及家属注意安全,暴露在头皮外的针柄不要受到外物的压迫和碰撞,以免弯针或折针。对需要长期留针而又有严重心脑血管疾病的患者,要加强监护,以免发生意外。对精神病、癫痫及婴幼儿患者,均不留针。

肢体运动障碍的患者留针期间要嘱其活动肢体(重症患者可做被动活动),加强患肢的功能锻炼。

4. 出针　出针时,应先以一手的拇、食两指按住针孔周围皮肤,另一手持捏针柄轻轻捻转松动针身,如针下无紧涩感,可快速抽拔针身,也可缓慢出针。出针后,均需用消毒干棉球按压针孔片刻,以防出血。如皮下出现血肿,先行冷敷止血,24小时后再行热敷促使局部瘀血消散吸收。此外,出针后要注意检查针数,以防将针遗漏在头皮上,造成意外。

(三)疗程

一般慢性病的治疗,可隔日1次,10次为一个疗程,间隔休息7~10天后,再继续下一个疗程。急性病的治疗,先采取动留针的方式间歇行针以控制病情,留针时间适当延长,待病情好转后,改为每日或隔日治疗1次,疗程可根据病情灵活掌握,5~10次不等(如急性脑卒中偏瘫,可10次为一个疗程;急性泌尿系感染,可5次为一个疗程)。

(四)头针的适应范围

头针主要用于脑源性疾病,如脑卒中后遗症、小儿脑瘫、小儿弱智、癫痫、舞蹈病、帕金森病等。也可用于其他疾病,如脊髓损伤、脱发、高血压、腰腿痛、肩周炎等,但疗效稍差。

(五)注意事项

(1) 因为头部有毛发,故必须严格消毒,以防感染。

(2) 由于头针的刺激较强,刺激时间较长,术者必须注意观察患者表情,以防晕针。若因体质虚弱、饥饿、疲劳、精神过度紧张,或因剧烈的疼痛刺激,发生晕针现象的,应立即停止针刺,使患者平卧,将针退出,一般即可恢复。

(3) 对脑出血患者,须待病情及血压稳定后方可做头针治疗。凡并发高热、急性炎症和心力衰竭时,不宜立即采用头针。脑卒中偏瘫患者在配合导引时须掌握运动量,针刺手法亦不宜过重。

(4) 毫针推进时术者手下如有抵抗感,或患者感觉疼痛时,应停止进针,将针往后退,然后改变角度再进针。

(5) 留针期间，如患者感觉头皮板紧不适、疼痛，甚而牵连至面部、牙关等部位，可将毫针做适当调整，一般只需将毫针稍稍后退，即可缓解症状。

(6) 孕妇、婴儿应避免使用头针的强刺激手法。

(7) 因头皮血管丰富，容易出血，故出针时必须用消毒干棉球按压针孔1~2分钟。

思 考 题

1. 比较头针操作与毫针操作的异同。
2. 如何确定头针的得气。
3. 头针穴名标准化方案中的头针穴有哪些？

(邱　波)

第三节　皮　肤　针

皮肤针法是用皮肤针叩刺皮部以治疗疾病的方法。它是我国古代"半刺"、"浮刺"、"毛刺"等针法的发展。

一、针具及消毒

皮肤针是针头呈小锤形的一种针具。针柄有软柄和硬柄两种，软柄一般用牛角制成，富有弹性；硬柄一般用硬塑料制成。针柄长15~19 cm，头部附有莲蓬状针盘，针盘上均匀地嵌着不锈钢短针。根据针的数目，分别称为梅花针(5支短针)、七星针(7支短针)、罗汉针(18支短针)。针尖不应太锐，应呈松针形。针柄须坚固有弹性，全束针尖应平齐，防止偏斜、钩曲、锈蚀和缺损。针具使用前用75％乙醇浸泡或高温消毒。

二、操作方法

(一) 持针姿势

硬柄和软柄两种皮肤针持针姿势略有不同。硬柄皮肤针的持针姿势是用右手握住针柄，拇指和中指夹持针柄两侧，食指置于针柄中段的上面，无名指和小指将针柄末端固定于小鱼际处(图3-2-10)；软柄皮肤针的持针姿势是将针柄末端固定于掌心，拇指在上，食指在下，其余手指呈握拳状握住针柄(图3-2-11)。

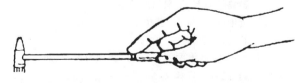

图3-2-10　硬柄皮肤针持针姿势

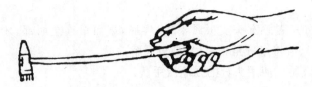

图 3-2-11 软柄皮肤针持针姿势

(二)叩刺方法

施术部位常规消毒后,针尖对准施术部位,运用腕部力量,垂直叩刺在皮肤上,并立刻弹起。如此反复进行。

(三)刺激强度

根据患者的病情、体质、年龄和叩刺部位不同,可分为轻刺激、重刺激和中刺激3种强度。

1. **轻刺激** 即轻刺。用较轻的腕力进行叩刺,以局部皮肤稍有潮红为度,患者无疼痛感。适用于老年、久病体弱、小儿、虚证患者和头面等肌肉浅薄处。

2. **重刺激** 即重刺。用较重的腕力进行叩刺,以局部皮肤出血为度,患者有明显的疼痛感。适用于体壮、实证患者和肩、背、腰、臀等肌肉丰厚处。

3. **中刺激** 用力介于轻、重刺激之间,以局部皮肤潮红但无出血为度,患者稍有疼痛感。适用于多数患者,除头面及肌肉浅薄处外,其余部位均可选用。

(四)叩刺部位

1. **循经叩刺** 指沿着经脉循行路线进行叩刺。常用于督脉、膀胱经在项背、腰骶部的循行部位,其次是四肢肘、膝以下的三阴、三阳经循行部位。

2. **穴位叩刺** 指取与疾病相关的穴位叩刺。常用于某些特定穴、华佗夹脊穴和阳性反应点。

3. **局部叩刺** 指在病变局部进行叩刺。主要用于局部扭伤、顽癣、头面五官疾病、关节疾病等。

三、适应范围

临床上主要用于头痛、失眠、痴呆、脑瘫、面瘫、高血压、咳嗽、哮喘、慢性胃肠炎、痿证、痹证、斑秃、顽癣、肌肤麻木、近视、小儿遗尿等(表3-2-2)。

表3-2-2 皮肤针刺法临床应用举例

常见病证	叩刺部位	刺激强度
头痛	后项部、头部、有关经脉	弱~中
口眼㖞斜	患侧颜面部、手阳明大肠经	中
咳嗽、哮喘	胸椎两侧、肺俞、膻中	中
胃脘痛、呕吐	肝俞、脾俞、胃俞、中脘	中
腹痛	T_9~T_{12}胸椎两侧、L_1~L_5腰椎两侧、腹部	中
痿证、痹证	局部、有关经脉	中~强
急性腰扭伤	脊椎两侧、阿是穴(加拔罐)	强

续表

常见病证	叩刺部位	刺激强度
阳痿、遗精、遗尿	下腹部、腰骶椎两侧、足三阴经脉	中
痛经	下腹部、腰骶椎两侧、足三阴经脉	中
斑秃	局部、后项、腰骶两侧	中
顽癣	局部(加悬灸)	中～强
皮肤麻木	局部(加悬灸)	中～强
目疾	眼周、肝俞、胆俞、肾俞	弱
鼻疾	鼻周、肺俞、风池	弱

四、注意事项

(1) 注意检查针具,发现针尖有钩曲、不齐、缺损,针柄松动时,须及时修理。
(2) 叩刺时针尖必须垂直上下,避免斜刺或钩挑,以减少疼痛。
(3) 针具和叩刺部位均应注意消毒,重叩后如有出血,须用消毒干棉球擦拭干净,防止感染。
(4) 局部皮肤有创伤、溃疡或破损者,不宜使用本法。

第四节 皮 内 针

皮内针法又称"埋针法"。是以皮内针刺入并固定在腧穴部位的皮内或皮下,作较长时间刺激以治疗疾病的方法。

一、针具及消毒

皮内针是以不锈钢丝制成的小针,有麦粒型和图钉型两种。麦粒型皮内针针身长约1 cm,针柄形似麦粒或环状,针身与针柄呈一直线(图3-2-12);图钉型皮内针针身长0.2～0.3 cm,针柄呈环形,针身与针柄垂直(图3-2-13)。

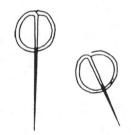

图3-2-12 麦粒型皮内针

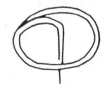

图3-2-13 图钉型皮内针

针刺前针具应以高温或75%乙醇浸泡30分钟消毒。

二、操作方法

(一) 麦粒型皮内针刺法

施术部位皮肤常规消毒后,术者左手拇、食两指压住穴位部位的皮肤并使之撑开,右手

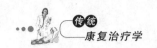

用小镊子或持针钳夹住针柄,沿皮下将针平刺入皮内 0.5~1 cm,然后在针柄及针身周围的皮肤上贴一小块胶布固定。这样可以固定针身,防止针具脱落或移动。针刺方向,一般与针刺穴位所在的经脉循行方向呈十字交叉。大多穴位可用此法。

(二)图钉型皮内针刺法

施术部位皮肤常规消毒后,术者用小镊子或持针钳夹住针柄,将针尖对准穴位,垂直轻轻刺入,然后用 10 mm×10 mm 小块胶布将针柄固定在皮肤上。另外,也可将针柄放在预先剪好的小块胶布上粘住,用镊子夹住胶布,针尖对准穴位直刺并按压固定。多用于面部及耳穴等须垂直浅刺的部位。

皮内针可根据病情决定留针时间的长短,一般为 1~2 天,最长可达 1 周,若天气炎热,留针时间不超过 2 天,以防感染。在留针期间,每天用手按压数次,以加强刺激,增强疗效。

三、适应范围

本法常用于一些慢性顽固性疾病和经常发作的疼痛性疾病。如高血压、头痛、牙痛、肩痛、胃痛、关节痛、痛经、三叉神经痛、失眠、面肌抽搐等病证。

四、注意事项

(1) 每次取 1~2 穴,一般取单侧或两侧对称同名穴。
(2) 埋针要选择易于固定和不妨碍肢体活动的穴位。埋针后患者如感疼痛,应将针取出。
(3) 埋针期间,针处不可着水;天热汗多时,埋针时间不宜过长,以防感染。
(4) 皮肤溃疡、不明原因的肿块处禁止埋针。

第五节 电 针

电针是用电针仪器输出脉冲电流通过毫针作用于人体经络穴位以治疗疾病的方法。其特点是通过针和电的综合作用来提高疗效;可以比较客观地控制刺激量;代替手法运针,节省人力。故本法在临床上已普遍使用。

一、电针仪器种类

(一) G6805 型电针治疗仪

G6805 型电针治疗仪分为 G6805-Ⅰ型和 G6805-Ⅱ型,后者是在前者的基础上改进而成的。该仪器具有体积小,易操作,便于携带,性能稳定,交直流电均可使用等优点。可输出连续波、疏密波、断续波;连续波频率为 1~100 Hz,可调;疏密波,其疏波为 4 Hz,密波为 20 Hz;断续波为 1~100 Hz,可调。正脉冲幅度(峰值)为 50 V,负脉冲幅度(峰值)为 35 V。正脉冲波宽 500 μs,负脉冲波宽 250 μs。仪器顶部有 5 个输出插孔,对应面板上有 5 个控制旋钮,调节控制旋钮能改变输出强度。各插孔可插入针夹电极插头或电极板插头。

(二) WQ1002 韩式多功能电针治疗仪

该仪器采用电子集成电路,结构小,功能多样,性能稳定,交直流电均可使用。脉冲幅度负载为 250 Ω 时,峰值电流为 0~60 V,脉冲波宽 300 μs,频率范围为 2~100 Hz。调制方式为连续波 2~100 Hz 可调。簇形波每秒发出 2 串脉冲,脉冲频率为 15~100 Hz 可调。疏密波是疏波(2 Hz)和密波(15~100 Hz)脉冲串交替出现,每种波形持续 2.5 秒。输出双路、四电极。双路同步刺激或交替刺激,每对电极的输出持续 5 秒。

二、操作方法

(一) 选穴

常用电针选穴方法有按经络辨证和按脏腑辨证取穴,还可根据神经干及肌肉神经运动点选取穴位。

1. 头面部　听会、翳风(面神经);下关、阳白、四白、夹承浆(三叉神经)。

2. 上肢部　颈夹脊 6~7、天鼎(臂丛神经)、青灵、小海(尺神经);手五里、曲池(桡神经);曲泽、郄门、内关(正中神经)。

3. 下肢部　环跳、殷门(坐骨神经);委中(胫神经)、阳陵泉(腓总神经);冲门(股神经)。

4. 腰骶部　气海俞(腰神经);八髎(骶神经)。

临床应用电针时,一般采用两个穴位为一组。若属神经功能受损,可按神经分布特点取穴。如面神经麻痹,可取听会、翳风,皱额障碍配阳白、鱼腰,口角㖞斜配地仓、颊车;坐骨神经痛取环跳、殷门配委中、阳陵泉等穴。

(二) 电针的使用方法

(1) 电针治疗仪在使用前,必须先将所有输出旋钮调到"0"位,再将电针器上每对输出的 2 个电极分别连接在 2 根毫针上。且同一对输出电极应连接在身体的同侧,在胸、背部的穴位上使用电针时,更不可将 2 个电极跨接在身体两侧,避免电流回路经过心脏。如单穴电针,可将一根导线接在针柄上,另一导线则接在用水浸湿的纱布上,作为无关电极平放在离针稍远的皮肤上,用胶布固定。

(2) 打开电源开关,选好波型,缓慢调节输出电流量(从小到大),至患者产生酸、麻、胀、热等感觉,或局部肌肉出现节律性收缩。较长时间的通电,会使患者产生适应性,此时可适量增加刺激量。

(3) 治疗完毕,应先将输出电位器回到"0"位,再关闭电源,最后拆除导线,稍微捻转针后即出针。

(4) 每次通电时间为 15~20 分钟。每日或隔日 1 次,5~10 次一个疗程,2 个疗程之间间隔 3~5 天。

(三) 电流刺激强度

电针治疗时,电流强度的选择要根据疾病的性质、患者的敏感程度等不同情况而定,一般以患者能耐受为宜。刺激强度可分为强、中、弱 3 种。

1. 强刺激　刺激量大,针感强,患者局部肌肉明显收缩,有明显痛感。多用于瘫痪、肌肉麻痹等疾患。

2. 中刺激　刺激量能引起局部肌肉收缩,但痛感不明显。多用于镇痛和一般疾病的治疗。

3. 轻刺激　刺激量较小,不引起局部肌肉收缩,但可见到略有震动,无痛感。多用于神经衰弱、冠心病等。

(四) 电针刺激参数的选择

电针刺激参数包括波形、波幅、波宽、频率等。

1. 波形　常见的有方波、尖波、三角波和锯齿波,也有正向是方波,负向是尖波的。单个脉冲波可以不同方式组合形成连续波、疏密波、断续波和锯齿波等(图3-2-14)。

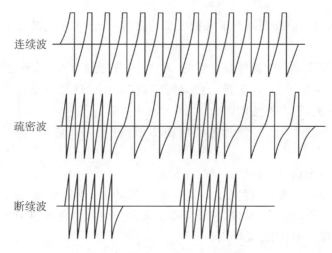

图3-2-14　连续波、疏密波、断续波形示意

(1) 密波:频率高于30 Hz(一般50～100次/秒)的连续波称为密波。能降低神经应激功能,常用于止痛、镇静、缓解肌肉和血管痉挛,亦用于针刺麻醉。

(2) 疏波:频率低于30 Hz 的连续波称为疏波。其刺激作用较强,能引起肌肉收缩,提高肌肉韧带的张力,常用于治疗痿证和各种肌肉、关节、韧带的损伤。

(3) 疏密波:是疏波和密波交替出现的一种波形,疏密交替持续时间各约1.5秒。该波能克服单一波形产生适应的特点,并能促进代谢及血液循环,改善组织营养,消除炎症水肿等,常用于扭挫伤、关节炎、痛证、面瘫、肌无力等。

(4) 断续波:是有节律地时断时续自动出现的波形。断时在1.5秒内无脉冲电输出;续时密波连续工作1.5秒。这种波形机体不易产生适应性,其作用较强,能提高肌肉组织的兴奋性,对横纹肌有良好的刺激收缩作用。常用于治疗痿证和瘫痪。

(5) 锯齿波:是脉冲波幅按锯齿状自动改变的起伏波。16～20次/秒,或20～25次/秒,其频率接近人体呼吸频率,可用于刺激膈肌神经,作人工电呼吸,配合抢救呼吸衰竭。

2. 波幅　指脉冲电压或电流的最大值和最小值之差,也指它们从一种状态变化到另一种状态的跳变幅度值。电针的刺激强度主要取决于波幅的高低,如电压从0～30 V 间进行反复的突然跳变,则脉冲的幅度为30 V,治疗是通常不超过20 V。若以电流表示,一般不超过2 mA,多在1 mA以下。

3. 波宽　是指脉冲的持续时间,脉冲宽度也和刺激强度有关,宽度越宽则意味着给患者的刺激量越大。电针仪一般采用适合人体的输出脉冲宽度约为0.4 ms。

4. 频率　指每秒钟内出现的脉冲个数。脉冲电流的频率不同,其作用也不同,临床使

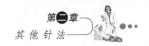

用时应根据病情适当选择。

三、适应范围

电针的适应范围和毫针刺法基本相同,可广泛应用于内、外、妇、儿、五官、骨伤等各种疾病,如头痛、三叉神经痛、坐骨神经痛、视神经萎缩、肢体瘫痪、脏腑疾患等,并可用于针刺麻醉。

四、注意事项

(1) 电针器使用前必须检查其性能是否良好,输出是否正常。

(2) 调节电流量应由小到大,切勿突然增大,以免发生意外。

(3) 患有心脏病者,应注意避免电流回路经过心脏;靠近延髓、脊髓等部位使用电针时,电流量宜小,不可强刺激。

(4) 作为温针使用过的毫针,针柄表面往往氧化而不导电,应用时可将输出线夹在毫针的针体上。

(5) 年老、体弱、醉酒、饥饿、过饱、过劳等不宜使用,孕妇慎用。

第六节 穴位注射法

是选用某些中西药物注射液注入穴位以防治疾病的一种方法。它是在针刺穴位治疗疾病的基础上结合药物的药理作用,将针刺与药物对穴位的双重刺激作用有机结合起来,发挥其综合效能,以提高疗效的治疗方法。

一、针具及药物

(一) 针具

根据使用药物的计量大小及针刺的深浅,选用不同规格的注射器和针头。一般可选用 1 ml、2 ml、5 ml、10 ml 注射器,针头可选用 5~7 号普通注射针头、牙科用 5 号长针头,以及封闭用的长针头。

(二) 药物

根据不同的病证,选用易于吸收、刺激性较弱可作肌内注射的药物,常用的有以下几类。

1. 中药制剂 如复方当归注射液、丹参注射液、生脉注射液、柴胡注射液、板蓝根注射液、鱼腥草注射液、威灵仙注射液等。

2. 维生素类制剂 如维生素 B_1、维生素 B_6、维生素 B_{12} 注射液、维生素 C 注射液、维丁胶性钙注射液等。

3. 其他药物 如葡萄糖注射液、生理盐水、三磷腺苷、辅酶 A、盐酸普鲁卡因等。

二、操作方法

(一) 选穴处方

一般可根据针灸治疗时的处方原则进行选取穴位。选穴宜少而精,一般以 2~4 个穴位

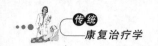

为宜,多选取肌肉较丰厚处的腧穴。针对穴位注射的特点,临床上常结合经络、经穴触诊法选取阳性反应点及压痛点进行穴位注射,能收到较为满意的疗效。其触诊检查的部位一般在背俞穴、募穴及四肢部相关腧穴。

（二）操作程序

1. 选择针具 根据选取穴位所在部位及用药剂量的不同,选择合适的注射器和注射针头。一般躯干和四肢部选2～5 ml的注射器和6～7号注射针头,头面、耳部的穴位选1～2 ml注射器和4～5号注射针头。

2. 消毒及进针 局部皮肤常规消毒后,用无痛快速进针法将针刺入穴位的一定深度,然后缓慢推进或上下提插催气,待针下得气后回抽无血即可将药液注入。

3. 推药 体强、急病者宜快速推注药液,慢性病、体弱者宜缓慢推注药液。若药量较多,可由深至浅、边退针边推注药液,或向不同的方向进行注射。

（三）药物剂量

穴位注射的用药剂量,取决于注射部位及药物的性质和浓度。如耳穴每穴一次注射量为0.1 ml,面部每穴一次注射量为0.3～0.5 ml,四肢部每穴一次注射量为1～2 ml,胸背部每穴一次注射量为0.5～1 ml,腰臀部每穴一次注射量为2～5 ml,5%～10%葡萄糖注射液每穴一次注射量为10～20 ml。而刺激性较大的药物(如乙醇)和特异性药物(如抗生素、激素、阿托品等)用量较小,即所谓小剂量穴位注射,每次药量为常规量的1/10～1/3;特异性药物,一次穴位注射治疗的总药量,最多不能超过一次肌内注射的用药量。中药制剂的穴位注射常规量为1～4 ml。

（四）疗程

每日或隔日1次,反应强烈者可隔2～3日1次,10次为一个疗程,休息3～5天,再进行下一个疗程治疗。

三、适应范围

穴位注射的适应范围非常广泛,凡是针灸的适应证大部分可用本法治疗。现将部分常用病的穴位注射法介绍如下(表3-2-3)。

表3-2-3 常见病证穴位注射法举例

病　名	穴　位	常用药物
支气管哮喘	定喘、肺俞、孔最	发作期:鱼腥草注射液、维生素K_3注射液 缓解期:胎盘组织液、人参注射液
胃下垂	脾俞、胃俞、足三里	黄芪注射液、人参注射液
阳痿	关元、八髎、三阴交	鹿茸精注射液
多发性神经炎	上肢:曲池、外关 下肢:足三里、三阴交	ATP、辅酶A(CoA)、加兰他敏、维生素B_1、维生素B_6、维生素B_{12}注射液
桡神经麻痹	肩髃、曲池	当归注射液、丹参注射液、ATP、辅酶A(CoA)、加兰他敏、维生素B_1、维生素B_6、维生素B_{12}注射液

续 表

病　名	穴　位	常 用 药 物
腓总神经麻痹	阳陵泉、绝骨	当归注射液、丹参注射液、ATP、辅酶A（CoA）、加兰他敏、维生素B_1、维生素B_6、维生素B_{12}注射液
风湿性关节炎	上肢：肩髃、曲池、外关、阿是穴 下肢：环跳、血海、梁丘、阳陵泉、阿是穴	丁公藤注射液、肿节风注射液、威灵仙注射液、当归注射液
肩关节周围炎	肩髃、肩贞、阿是穴	丹参注射液、丁公藤注射液、2%普鲁卡因2 ml＋泼尼松龙1 ml
腰椎病	腰夹脊穴	威灵仙注射液、当归注射液、2%普鲁卡因2 ml＋泼尼松龙1 ml
腰肌劳损	肾俞、大肠俞、腰眼	威灵仙注射液、当归注射液、2%普鲁卡因2 ml＋泼尼松龙1 ml
梨状肌损伤	阿是穴	威灵仙注射液、当归注射液、2%普鲁卡因2 ml＋泼尼松龙1 ml

四、注意事项

（1）注意药物的性能、药理作用、剂量、禁忌、毒副作用。凡能引起过敏的药物，如青霉素、普鲁卡因等必须先做皮试，阴性者方可使用。不良反应较严重的药物，慎用或不用。

（2）注射时药物不宜注入血管内、关节腔、脊髓腔，还应注意避开神经干，否则容易出现医疗事故。

（3）内有重要脏器的部位，在采用穴位注射时，要注意针刺的角度、方向和深度，以免刺伤内脏。

（4）初诊或年老体弱者，选择卧位，且刺激强度宜弱，以防晕针。

（5）孕妇的下腹部、腰骶部及合谷、三阴交、昆仑、至阴等穴不宜作穴位注射，以防流产。

（6）严格遵守无菌操作，防止感染。

思 考 题

1. 常用电针仪的波形有哪些？简述其应用。
2. 试述皮肤针的刺激强度？

（王燕萍）

第三章
灸法和拔罐法

学习目标

1. 掌握艾条灸的种类和操作方法;掌握火罐法的种类和应用。
2. 熟悉灸法的作用;熟悉罐具的种类和罐法的应用。
3. 了解灸法的种类;了解拔罐法的适应证、禁忌证和注意事项。

灸法和拔罐法与针灸、推拿、刮痧等同源于民间,是古代劳动人民在劳动中总结的智慧,是中国传统医学外治法的重要组成部分。灸法是用艾绒或其他药物置于体表腧穴或病痛处借灸火的温和热力及药物的渗透作用以治疗疾病;拔罐法是排除罐、筒或杯内空气以产生负压吸附于体表的一种疗疾方法,两法奥秘在于简捷易操作,临床效果立竿见影而被广大患者接受。

第一节 灸 法

灸法是用艾绒或其他药物置于体表腧穴或病痛处的一定部位烧灼、温熨,借灸火的温和热力及药物的作用,通过经络传导,起到温通经脉、运行气血、扶正祛邪作用的一种外治方法。又称攻法、火法。灸法适应证广泛,不仅能治疗内、外、妇、儿、五官等各科常见疾病,对各种急性病、慢性病、疑难杂症均有明显的疗效,且能增强体质,也是一种很好的预防保健手段。

一、灸用材料

施灸用的材料叫灸材或灸料,灸材以艾绒为主,所以灸法又称艾灸。

(一)艾叶

1. **艾叶的性能** 艾叶的纤维质较多,水分较少,并有很多的可燃有机物,芳香易燃,穿透力强,可深入脏腑,透达病所,是理想的施灸材料。《本草从新》曰:"艾叶苦辛、生温、熟热,纯阳之性"。艾叶作为施灸材料,具有温经散寒,祛风解表,行气活血,回阳救逆的功效。

2. **艾绒制品** 艾叶经过加工以后,称为艾绒。

(1)艾炷:艾绒做成一定形状的小团,称为艾炷,艾炷燃烧一枚,称为一壮。艾炷的形状和大小,因用途不同而各异。如用于直接灸,则选用细绒,取麦粒大小,做成底平上尖、不紧不松的圆锥形,直接放在穴位上燃烧;用于间接灸法,选用粗绒,做成蚕豆大小,底平上尖的艾炷,放在姜片、蒜片或药饼上点燃。用于温针灸法则做成圆而紧、状如枣核缠绕于针柄上燃烧。

(2) 艾条:又称艾卷。艾绒做成长20 cm,直径1.5 cm既匀又紧的圆柱形长条,点燃一端在穴位或病处熏灼的一种灸治方法。艾条有纯艾条和药艾条两种。药艾条又有太乙针灸和雷火针灸两种。

二、灸法作用

(一) 温经散寒

灸法应用热灸对经络穴位的温热刺激,达到温经、散寒、通痹的作用。人体的正常生命活动有赖于气血的作用,气行则血行,气滞则血瘀,血气在经脉中的运行,完全赖于"气"的推送。朱丹溪曰:"血见热则行,见寒则凝"。因此,凡是一切气血凝涩,没有热象的疾病,都可用温气的方法来进行治疗。

(二) 行气通络

灸治一定的腧穴,起到通行气血,疏通经脉,调和脏腑功能的作用。经络分布于人体各部,内联脏腑,外络体表肌肉、骨骼等组织,正常机体的气血在经络中周流不息,循序运行,如果由于风、寒、暑、湿、燥、火六淫侵袭,人体或局部气血凝滞,经络受阻,即可出现肿胀疼痛等症状和一系列功能障碍,此时,以温灸的方法行气通络。临床上灸法可用于冻伤、癃闭、不孕症、扭挫伤、疮疡疖肿等,尤以外科、骨伤科应用最为广泛。

(三) 扶阳固脱

凡大病重疾,阳气衰微,阴阳离决之症,用大炷重灸,能祛除阴寒,回阳救脱,这是其他穴位刺激疗法所不及的。宋代《针灸资生经》提到:"凡溺死,一宿可救,解死人衣,灸脐中即活。"用大艾炷重灸关元、神阙等穴,可以扶阳固脱,回阳救逆,挽救垂危之疾,在临床上常用于脑卒中脱证、急性腹痛吐泻、痢疾等较重症候的急救。

(四) 升阳举陷

气虚下陷,脏器下垂之症多用灸法治疗,如脱肛、阴挺、久泄等可用灸百会穴来提升阳气。正如《灵枢·经脉篇》曰:"陷下则灸之。"

(五) 防病保健

灸疗可温阳补虚。如灸足三里、中脘,可使胃气盛,胃为水谷之海,五脏六腑皆受其气,胃气盛则气血充盈;灸关元、气海,可使胃气盛,阳气足,精血充,从而加强身体抵抗能力达到防病保健目的。《针灸大成》提到灸足三里可以预防脑卒中;民间更有"三里灸不绝,一切灾病息"的说法。

三、常用灸法

(一) 艾炷灸

1. 艾炷直接灸　将灸炷直接放在皮肤上施灸的方法,称为直接灸。根据灸后有无化脓和是否形成瘢痕,又分为化脓灸和非化脓灸。

(1) 化脓灸:又称为瘢痕灸。用黄豆大或枣核大的艾炷直接放在穴位上施灸,局部组织烫伤后,产生无菌性化脓现象,能改善体质,增强机体的抵抗能力,从而起到治疗和保健作用。常用于哮喘、慢性胃肠炎、发育障碍和体质虚弱者的治疗。具体操作方法如下。

1) 体位的选择和点穴:因灸治要将艾炷安放在穴位表面,并且施治时间较长,故要求体位平正、舒适、持久。待体位摆妥后,再进行正确点穴。

2) 艾炷的安放和点火:首先用细艾绒加入利于热力渗透的芳香性药末,如丁香、肉桂(丁桂散)制作好所需的艾炷。然后,在施灸的穴位处涂以少量的葱、蒜汁或凡士林,以增强黏附和刺激作用。艾炷放好后,用线香将之点燃。每灸完一壮,以纱布蘸冷开水抹净所灸穴位,复按前法再灸,一般可灸7~9壮。

3) 敷贴药膏:灸治完毕后,应将施灸局部擦拭干净,然后塗敷玉红膏,可1~2天换贴一次。数天后,灸穴逐渐出现无菌性化脓反应,如脓液多,膏药应勤换,正常的无菌性化脓,脓色较淡,多为白色。若感染细菌而化脓,则脓色为黄绿色。经30~40天,灸疮结痂脱落,局部留有瘢痕。在灸疮化脓时,局部应注意清洁,避免污染,以免并发其他炎症。同时多食营养丰富的食物,促使灸疮正常透发,提高疗效。如偶尔发现有灸疮久不愈合者,可采用外科方法予以处理。

(2) 非化脓灸:又称为无瘢痕灸。近代对灸法的应用,以达到温烫为度,不致透发成灸疮,也称为非化脓灸。其操作方法是,先将施灸部位涂以少量凡士林,然后将小艾炷放在穴位上,并将之点燃,不等艾烧到皮肤,当患者感到灼痛时,即用镊子将艾炷夹去或压灭,更换艾炷再灸,连续灸3~7壮,以局部皮肤出现轻度红晕为度。因其不留瘢痕,易为患者接受,本法适用于虚寒轻证。

2. 艾炷间接灸 又称间隔灸或隔物灸,指在艾炷下垫一衬隔物放在穴位上施灸的方法,称为间接灸。因其衬隔药物的不同,又可分为多种灸法。其火力温和,具有艾灸和垫隔药物的双重作用,且一般不会引起烫伤,患者易于接受,临床应用较广,适用于慢性疾病和疮疡等。具体操作方法如下。

(1) 隔姜灸:将新鲜生姜切成约0.5 cm厚的薄片,中心处用针穿刺数孔,上置艾炷,放在穴位上施灸,当患者感到灼痛时,可将姜片稍许上提,使之离开皮肤片刻,旋即放下,再行灸治,反复进行,直到局部皮肤潮红为止。生姜味辛、性微温,具有解表、散寒、温中、止呕的作用。此法多用于治疗外感表证和虚寒性疾病,如感冒、咳嗽、风湿痹痛、呕吐、腹痛、泄泻等。

(2) 隔蒜灸:用独头大蒜切约0.5 cm厚的薄片,中间用针穿刺数孔,放在穴位或肿块上(如疮疡未溃脓头处),用艾炷灸之,每灸4~5壮,换去蒜片,每穴一次灸5~7壮。因大蒜液对皮肤的刺激后容易起泡,应注意防护。大蒜味辛、性温,有解毒、健胃、杀虫之功。多用于肺结核(肺痨)、腹中积块及未溃疮疖的治疗。

(3) 隔盐灸:又称神阙灸,只适于脐部。以纯白干燥的食盐,填平脐孔,再放上姜片和艾炷施灸。加施姜片的目的是隔开食盐和艾炷的火源,以免食盐遇火起爆,导致烫伤。本法对急性腹痛吐泻、痢疾、四肢厥冷和虚脱等证,具有回阳救逆的作用。凡大汗亡阳、肢冷脉伏之脱证,可用大艾炷连续施灸,不计壮数,直至汗止脉起,体温回升,症状改善为度。

(4) 隔附子灸:以附子片或附子饼(将附子切细研末,以黄酒调和作饼,厚约0.5 cm,直径约2 cm)作间隔,上置艾炷灸之。由于附子辛温火热,有温肾补阳的作用,用于治疗各种阳虚证,如阳痿、早泄和外科疮疡窦道久不收口者,或既不化脓又不消散的阴虚性外科病证。灸治中饼干即更换,至皮肤出现红晕为度。

（二）艾条灸

将点燃的艾条悬于施灸部位之上的一种灸法。一般艾火距皮肤有一定距离,灸10～20分钟,以灸至皮肤温热红晕,而又不致烧伤皮肤为度,也叫悬起灸。根据操作方法的不同又分为温和灸、回旋灸和雀啄灸。

1. 温和灸　点燃艾卷,距离腧穴部位或患处皮肤2～3 cm进行熏灸,使患者局部有温热感而无灼痛为宜,一般每穴灸10～15分钟,至皮肤红晕为度。如遇到昏厥或局部知觉减退的患者及患儿时,术者可将食、中两指置于施灸部位两侧,来测知患者局部受热程度,以便随时调节施灸距离,掌握施灸时间,防止烫伤。

2. 雀啄灸　施灸时,艾卷点燃的一端与施灸部位的皮肤并不固定在一定的距离,而是像鸟雀啄食一样,上下移动灸治。

3. 回旋灸　施灸时,艾卷点燃的一端与施灸皮肤虽保持一定的距离,但位置不固定,而是均匀地向左右方向移动或反复旋转地进行灸治。

（三）温针灸

温针灸是针刺与艾灸结合应用的一种方法,适用于既需要留针又适宜用艾灸的病证。具体操作方法:将毫针刺入腧穴得气后给予适当补泻手法而留针时,将纯净细软的艾绒捏在针尾上,或截取长约2 cm的艾条一段,插在针柄上,点燃施灸,待艾绒或艾条烧完将针取出。是一种简而易行的针灸并用方法。

（四）温灸器灸

将艾绒放入特制的器具中点燃,放在穴位上以施灸治疗的方法。温灸器的样式有多种,多为金属圆桶状结构,其筒内下端装有细金属网,侧旁有多个小孔,上口加盖,并钻有小孔。在筒内的金属网上放置艾绒及药物,点燃后筒底对准施灸部位,固定一处或来回熨灸,直到局部红润为度。并根据温热程度调整灸筒下口与施灸部位的距离,或移动速度,以保持合适的温度。温灸器灸法具有调和气血、温中散寒的作用。适用于小儿、妇女、年老体弱及畏惧艾火者使用。

（五）药物灸

1. 毛茛灸　取毛茛叶揉烂贴于寸口部,隔夜出现水泡,如被火灸。治疗疟疾。

2. 斑蝥灸　斑蝥是一种甲虫。将浸过醋的斑蝥擦抹患部,能治疗癣痒。

3. 旱莲灸　将旱莲草捣烂敷置穴位上,使之发泡,治疗疟疾等。

4. 蒜泥灸　用蒜泥贴于手太阴经的鱼际穴处,使之发泡,治疗喉痹。

5. 白芥子灸　白芥子研末敷患处,使局部充血发泡,治疗膝部肿痛、痰核等。

四、其他灸法

（一）药条灸

是指用药物与艾绒卷成艾条。治疗风寒湿痹、顽麻、痿弱无力、半身不遂等。

1. 太乙针灸　又称"太乙神针",是应用药物艾条施灸的一种灸法。

（1）材料与制作:桑皮纸1张(40 cm见方),艾绒25 g,药末6 g(配方历代各异),掺在艾绒里,卷起捻紧即成。

(2) 施灸：将太乙针的一端点燃，用7～10层布包裹其烧着的一端紧按于施灸的腧穴或患处，进行灸熨，针冷则再燃再熨7～10次为度。

2. 雷火针灸　又称"雷火神针法"，其制作方法与"太乙针"相同，惟药物处方有异，施灸方法与"太乙针"相同。

（二）灯火灸

用灯心草一根，蘸麻油后点燃，置于腧穴上爆之，可听"叭"响为一壮。具有疏风解表，行气化痰，清神止痉的功能。用于治疗小儿痄腮、惊风、吐泻、痧胀等。

五、灸法注意事项

(1) 术者应严肃认真，专心致志，精心操作。施灸前应向患者说明施术要求，消除恐惧心理，取得患者的合作。若需用瘢痕灸时，必须先征得患者同意。

(2) 临床施灸应选择正确的体位，要求患者的体位平正舒适，既有利于准确选定穴位，又有利于艾炷的安放和施灸的顺利完成。

(3) 艾炷灸的施灸量常以艾炷的大小和灸壮的多少为标准。因人施灸，凡初病、体质强壮的艾炷宜大，壮数宜多；久病、体质虚弱的艾炷宜小，壮数宜少。因病情施灸，如属沉寒痼冷，阳气欲脱者，大炷多灸；若风寒外感、痈疽疔痛，则应掌握适度，否则易使邪热内郁产生不良后果。

(4) 灸治应用广泛，虽可益阳亦能伤阴，临床上凡属阴虚阳亢、邪实内闭及热毒炽盛等病证应根据具体病情，辨证慎灸。

(5) 颜面五官、阴部、有大血管分布等部位不宜选用直接灸法，对于妊娠期妇女的腹部及腰骶部等不宜施灸。

(6) 在施灸或温针灸时，要防止艾火脱落造成皮肤及衣物的烧损；要随时了解患者的反应，及时调整灸火与皮肤间的距离，掌握灸疗的量，避免施灸太过引起灸伤；灸后水泡，令其自然吸收，若水泡过大，可用消毒针从泡底刺破，放出水液后，再经碘酊擦拭；化脓灸者，在灸疮化脓期间不宜从事体力劳动，要注意休息，防止感染，若感染发生，及时处理。

(7) 施术的诊室，保持室内通风，空气清新，避免烟尘过浓伤害人体。

第二节　拔　罐　法

拔罐法是指排除罐、筒或杯内空气以产生负压吸附于体表的一种外治方法。此法古称"角法"，因为古时以牛、羊角磨成有孔的筒状，刺破痈肿以角吸除脓血来治疗疮痈。拔罐法具有逐寒祛湿、疏经活血、消肿止痛、拔毒泻热的作用，作用机制是通过局部组织充血或皮下瘀血的吸收、消散来完成的，达到扶正祛邪、调整人体的阴阳平衡、治愈疾病的目的，并增强体质、强身保健、解除疲劳等。

一、火罐的种类

（一）传统罐具

1. 竹罐　用竹子制成，在南方地区应用较普遍，长8～10 cm，罐口直径分3、4、5 cm

3种,为美观耐用,可于罐外涂刷清漆(图3-3-1)。

2. **陶瓷罐** 是陶罐和瓷罐的统称。多用陶土制成,里外光滑,底平腔大,涂黑釉或黄釉后烧制而成。

3. **玻璃罐** 用耐热玻璃烧制而成,口小腔大,罐口外翻,按罐口及腔的直径大小分为3~4种型号(图3-3-2)。优点是清晰透明,便于拔罐时观察皮肤的变化,可掌握皮肤出血、瘀紫情况,适于刺络拔罐。缺点是容易破损,导热快。

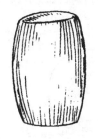 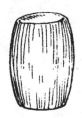 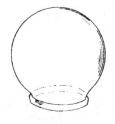 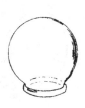

图3-3-1 竹罐　　　　　　　　图3-3-2 玻璃罐

4. **兽角罐** 是以牛角、羊角等兽角制成,一种仅底部磨平,采用火力排气法,另一种顶端磨成孔,采用抽气排气法。现云贵等地仍有兽角罐应用。

(二) 新型罐具

在传统罐具基础上,产生了很多新型罐具,主要可分为以下几类。

1. **按罐具材料分类** 可分为橡胶罐、塑料罐、有机玻璃罐等。

2. **按配用治疗仪器分类** 罐内安有电热元件称电热罐,有艾灸效应;配以红外线治疗器、紫外线灯管、激光发生器的罐具分别命名为红外线罐、紫外线罐、激光罐,各自兼有相应治疗作用;将刺血器安在罐顶中央,可在拔罐过程中刺血的罐具称刺血罐;拔罐与艾灸配合应用的罐具为灸罐;装有离子透入设备或磁铁的罐具分别称为离子透入罐、磁疗罐。

3. **按罐具型号大小分类** 用于耳、眼、头皮、腕踝部的小型罐具称为微罐,由橡胶制成,用挤压法排气,最小者口径仅1mm;可容纳指、趾、上肢、下肢半个身躯的罐具称为肢罐。

4. **按罐具用途分类** 带有可开启罩子的全封闭浴缸式罐,罩上有贯通浴缸罐内外的管,内侧连接鼻罐扣在鼻部,外侧连接氧气,又称为整体罐;鼻罐、耳罐、肛罐因所用的特殊部位而命名,多为橡胶制成或玻璃连接抽气设备制成。

二、操作方法和应用

(一) 操作方法

拔罐是一个将罐中空气排出的排气过程,即采取一定方法排除罐内空气。

1. **火罐法** 常用的有以下几种。

(1) 投火法:本法多用于侧面横拔位。操作方法:镊子夹住乙醇棉球,点燃后将乙醇棉球投入罐内,迅速将罐扣在应拔部位。

(2) 贴棉法:本法多用于侧面横拔位,但用于小型罐具时吸拔力较小。操作方法:用0.5 cm×1 cm的脱脂棉片,四周拉薄后略蘸乙醇,贴于罐内上中段,点燃后迅速扣在应拔部位。

(3) 滴酒法:本法适用于各种体位。操作方法:在罐内上中段滴乙醇数滴,然后将罐横转 1~3 周,使乙醇均匀地附于罐内壁上(切不可使乙醇沾到罐口,以免灼伤皮肤),点燃后手持罐底迅速扣在应拔部位。

(4) 闪火法:本法适用于各种体位及罐法,尤其适用于需连续拔罐的情况,在临床最为常用。操作方法:用闪火器(自制)或摄子夹住乙醇棉球点燃后伸入罐内旋转片刻,迅速抽出棉球,将罐扣在应拔部位(图 3-3-3)。操作时注意切不可使乙醇沾到罐口,以免灼伤皮肤。

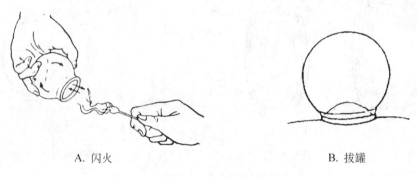

A. 闪火　　　　　　　　B. 拔罐

图 3-3-3　闪火法

闪火器制作:将脱脂棉缠绕在 7~8 号的粗铁丝上,制成闪火器备用。

(5) 架火法:本法适用于俯卧、仰卧的大面积部位及四肢肌肉丰厚的平坦部位。特点是不受燃烧时间的限制,吸拔力强,但适用部位受限制。用不易燃、不传热、直径 2~3 cm 的物品,如用墨水瓶盖、药瓶盖等胶木瓶盖或橘皮等物品,置于应拔部位的中心,再放一乙醇棉球于其上,点燃后立即将罐扣上。

2. 其他　有水罐法(水煮罐法、蒸气罐法)、排气罐法(空气唧筒式排气法、电动吸引器排气法和挤压排气法等)。

(二) 罐法的应用

罐法的应用,即罐具吸拔在应拔部位前后对罐的操作方法。

1. 施罐　罐具吸拔在应拔部位的操作方法。

(1) 留罐法:又称坐罐法。指吸拔在应拔部位留置一段时间的拔罐方法。用留罐法拔多个罐时,依罐具距离的不同,有密排法(罐距<3.5 cm)和疏排法(罐距>7 cm)。留罐时间一般 10~15 分钟,留罐时需随时观察皮肤变化。

(2) 闪罐法:指将罐吸拔在应拔部位后随即用腕力取下,反复操作至皮肤潮红为度的拔罐方法。若连续吸拔 20 次左右,又称连续闪罐法,此法不仅可避免非治疗需要的瘀斑,还增强了对某些病证的疗效。

(3) 走罐法:又称拉罐法、推罐法、行罐法、移罐法、旋罐法、滑罐法等,指在罐具被吸拔住后,再反复推拉或旋转移动罐具,扩大施术面积的拔罐方法(多选用大型罐具)。所用罐具的口必须十分光滑,以免拉伤皮肤,故以玻璃罐为宜,并注意在操作时皮肤表面应涂以润滑剂。

(4) 针罐法:是指拔罐配合针刺的疗法。本法具有针刺与拔罐的双重治疗作用,疗效明显优于单独拔罐法,对重症及病情复杂的患者尤为适用。

(5) 药罐法:是指在拔罐配合用药的拔罐方法。随用药途径不同而分为药煮罐、药蒸汽罐、药酒火罐、涂敷药罐、药面垫罐等。可与走罐法配合运用。

2. 启罐 又称起罐、脱罐,是将吸附牢固的罐具取下的方法。

(1) 一般罐的启法:用一手轻按罐具向一侧倾斜,另一手食、中指按住倾斜面罐口处的肌肉,使罐口与皮肤之间形成空隙,空气进入罐内则罐自落。

(2) 排气罐的启法:向罐内注入空气,罐具即脱。

三、适应证及禁忌证

1. 适应证 拔罐法疗效确切,易于操作,适应证广泛。

(1) 内科病:感冒、咽喉肿痛、痰饮、咳嗽、哮喘、气管炎、肺炎、脑卒中、昏迷、中暑、发热、头痛、三叉神经痛、面神经麻痹、坐骨神经麻痹、原发性高血压、动脉粥样硬化、胃脘痛、腹痛、慢性胃肠炎、呕吐、尿潴留等。

(2) 妇科病:痛经、月经不调、闭经、带下、盆腔炎、功能性子宫出血、更年期综合征、乳腺炎等。

(3) 儿科病:急惊风、腹泻、厌食、消化不良、遗尿、百日咳、流行性腮腺炎等。

(4) 外科病:疖肿、丹毒、急性腰扭伤、脱肛、虫蛇咬伤等。

(5) 皮肤病:痤疮、牛皮癣、荨麻疹、神经性皮炎、白癜风、带状疱疹等。

(6) 五官病:结膜炎、鼻炎、牙痛、目赤肿痛、睑腺炎、口腔溃疡、慢性咽喉炎、扁桃体炎等。

(7) 风湿痹痛和慢性退行性病变,以及损伤性疾病:如腰腿痛、肩背痛、落枕、颈椎病、肩周炎、腰椎骨质增生、骨性关节炎、急性和慢性伤筋、肌肉韧带扭挫伤、劳损等软组织的损伤。

(8) 适用于身体各部酸痛、疲劳以及预防疾病、强身保健、养颜美容等。

2. 禁忌证

(1) 水肿病,凡中度或重度心脏病、全身性水肿者。

(2) 有出血倾向,如血友病、紫癜病、咯血、白血病等。

(3) 妇女月经期;孕妇腹部、腰骶部及敏感穴位(如合谷、三阴交)。

(4) 全身性皮肤病,应拔部位静脉曲张、肿瘤、皮肤高度过敏、溃疡等。

(5) 皮肤失却弹性、极度衰弱、醉酒、过劳、过饥、过饱、过渴、肌肉瘦削或露骨不平及毛发多和血管丰富处。

(6) 活动性肺结核。

(7) 有疝气史、外伤骨折的局部。

(8) 因全身高热而引起的头痛、头目昏重、全身剧烈抽搐或痉挛者。

(9) 高度神经质者、精神分裂症。

(10) 眼、鼻、口、耳等五官处。

(11) 婴幼儿。

四、注意事项

(1) 拔罐时,室内须保持温暖,避开风口,防止受凉。

(2) 拔罐的基本要求是稳、准、快,吸拔力的大小与扣罐的时机和速度、罐具的大小和深

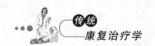

度、罐内温度等因素有关。

(3)拔罐以肌肉丰满、皮下组织丰富及毛发较少的部位为宜。血管浅显处、心搏处、皮肤细嫩处、瘢痕处、耳、鼻、眼、乳头、口唇、骨突出处、前后阴、皮肉松弛有较大皱纹处一般不宜拔罐。前一次拔罐部位的罐斑未消退之前,不宜再在原处拔罐。疮痈排脓不畅时,可适当扩创后再拔罐以利于引流。

(4)拔罐期间注意询问患者的感觉,观察患者局部和全身反应。患者感觉拔罐部位发热、发紧、发酸、凉气外出、温暖舒适、思眠入睡为正常得气现象;若感觉紧、痛较明显或灼热感,应及时取下罐重拔;患者有晕罐征兆,如头晕、恶心、面色苍白、四肢厥冷、呼吸急促、脉细数等症状时,应及时取下罐具,使患者平卧,取头低脚高体位。轻者喝些开水,静卧片刻即可恢复。

(5)拔罐部位肌肉厚(如臀部、大腿部),病情重,病灶深及疼痛性疾患,或气候寒冷时,拔罐时间宜长;拔罐部位肌肉薄(如头部、胸部),病情轻,病灶浅及麻痹性疾患,或天热时,拔罐时间宜短。

(6)拔罐时,嘱患者不要移动体位,以免罐具脱落。拔罐数目多时,罐具间的距离不宜太近,以免罐具牵拉皮肤产生疼痛或因罐具间互相挤压而脱落。

(7)若拔罐处出现烫伤、烙伤为事故。对拔罐产生的水泡或血泡应具体分析,非治疗需要时吸拔过久为事故,而治疗需要拔出水泡或血泡为正常。皮肤过敏或水肿患者拔罐后容易出现水泡应事先交代清楚,小水泡应防止擦破,可不作处理,任其自然吸收;大水泡可用消毒毫针刺破放出液体,敷无菌纱布,再用消毒干料覆盖并固定。治疗需要的水泡则应注意保护,由其自然吸收,因其渗出液的自然吸收过程对于增强免疫功能有很大临床意义。

(8)治疗的间隔时间,根据病情决定。慢性病或病情较轻,隔日1次,也可隔2天或3～5天一次。病情急者每日1次,如急性胃肠炎、感冒等,也可一日2次,甚至3次。一个疗程为12次,间隔5～7天,再继续下一个疗程。

(9)留针拔罐时,宜选用透明罐具,以便随时观察局部变化。拔罐放血时,达到治疗所需的出血量即应起罐。拔瘀血或脓肿时,若流出缓慢、皮肤有皱缩凹陷,说明瘀血或脓液基本拔出,当及时起罐。

(10)走罐法,选罐口光滑平整之罐,防止擦伤皮肤。一般不用于骨骼突出的部位。若皮肤出现红紫色并有痛感时,必须停止治疗。起罐后擦净润滑剂。

(11)拔罐前要消毒皮肤、罐具等,以防造成皮肤损伤,引起医源性感染。

思考题

1. 灸法的作用有哪些?
2. 简述艾条灸操作方法。
3. 常用的火罐法有哪几种?
4. 简述火罐法中的闪火法操作方法。

(谭燕泉)

第四章 常见病证的针灸治疗

> **学习目标**
>
> 1. 掌握临床常用的选穴原则、配穴方法；重点病证的辨证分型、针灸治疗方法、处方配穴及方义。
> 2. 熟悉重点病证的概念、病因病机；非重点病证的辨证分型、针灸治疗方法、处方配穴；所有病证的注意事项。
> 3. 了解针灸处方符号；所有病证其他疗法及临床应用；非重点病证的概念、病因病机。
>
> 重点病证：脑卒中、周围性面瘫、痿证、痹证、落枕、腰痛、扭伤、脑瘫。
> 非重点病证：头痛、眩晕、失眠、癃闭、肥胖、疳积、胃痛、痴呆。

第一节　选穴原则

一、局部取穴

局部取穴又称近部取穴,是指在疾病的局部和邻近部位选取穴位。这是根据腧穴的近治作用这一普遍规律提出的,多用于治疗体表部位明显和较局限的症状。如漏肩风取肩髃、肩髎、肩贞；腰痛取肾俞、腰阳关。此外,阿是穴的取穴也属于局部取穴的范围,多用于扭伤、痛证等。

二、循经取穴

病证呈现在某经循行所及的部位(脏腑、躯干、头面部),可取用此经上的穴位治疗。一般多选用四肢肘、膝以下的腧穴。这是以经络理论为依据的取穴方法,具体运用时可取本经、表里经、同名经等相关经脉的腧穴配合使用。

(一) 本经取穴

某一脏腑、经络有病,取该经远道的腧穴治疗。如胃痛选取胃经的梁丘、足三里；下齿痛选取大肠经合谷；腰脊痛选取督脉人中。

(二) 表里经取穴

某些病证既可选取本经腧穴,又可选取相表里经的腧穴施治。如胃病除取胃经腧穴外,可取脾经公孙穴;脾虚痰多,除取脾经腧穴外,可取胃经丰隆穴。

(三) 同名经取穴

某些病证可选取同名经的腧穴施治。如胁痛除取足少阳胆经腧穴外,选取手少阳三焦经支沟穴;牙痛,选取手阳明大肠经合谷、足阳明胃经内庭穴。

三、辨证取穴

辨证取穴就是分析病因病机而辨证选取穴位,体现治本求本的原则。如肾阴不足导致的虚热选取肾俞、太溪滋阴补肾;瘀血证取膈俞、血海活血;胃火牙痛选取泻胃火之内庭穴;痹证之热痹取大椎、曲池清热通络等。其他如多汗、盗汗、虚脱、昏迷等亦可根据病因病机选取穴位进行治疗。

四、对症取穴

对症选穴是根据疾病的特殊症状而选取穴位,是腧穴特殊治疗作用及临床经验在针灸处方中的具体运用。如急救取水沟、素髎穴;虚脱灸百会、关元、气海穴;安神取神门、心俞穴;阴虚盗汗取阴郄、复溜穴;胁痛取支沟、阳陵泉穴;便秘取天枢、支沟穴。

第二节 配穴方法

配穴方法是在选穴原则的基础上,根据各种病证的治疗需要,选择具有协调作用的腧穴加以配伍应用的方法。常用的配穴方法如下。

一、表里配穴法

是以脏腑经络的表里关系作为配穴的论据。即某一脏腑经络有病,取其表里经腧穴组成配方施治。如胃脘胀痛、消化不良、纳呆便溏,取足阳明胃经足三里配足太阴脾经公孙穴同用;黄疸取足少阳胆经阳陵泉配足厥阴肝经太冲穴同用等。特定穴中的原络配穴是一类特殊的表里配穴法,是以一条经的原穴和表里经的络穴相配,如脾虚多痰取足太阴脾经原穴太白与足阳明胃经络穴丰隆相配。

二、远近配穴法

是取病变局部或邻近处腧穴与距病变部位远隔处的有关腧穴配合使用的配穴方法。此法临床应用最为广泛,如胃病,局部取中脘、梁门,远部配足三里、内关治疗;腰痛,局部取肾俞、大肠俞,远部取委中治疗。大多数头面、躯干或内脏疾病,近则局部取穴,远则配合四肢肘膝关节以下的腧穴来进行治疗。

三、前后配穴法

前指胸腹、后指背腰,是胸腹与背腰部腧穴配合使用的配穴方法。多用于脏腑疾患及胸腹腰背疼痛的病证。如消化不良,前取中脘、梁门穴,后取脾俞、胃俞穴;肾阳虚怕冷,前取关元、气海穴,后取命门、肾俞穴等。特定穴中的俞募配穴是一类特殊的前后配穴法,是以某个脏腑对应的募穴和背俞穴相配。如治疗大肠疾患,取大肠募穴天枢与背俞穴大肠俞配合使用。

四、上下配穴法

是将人体上部腧穴与下部腧穴配合使用的配穴方法。如脱肛,上取百会,下取长强穴配合治疗;呃逆,上取内关,下取足三里穴配合治疗等;胁痛,上取支沟,下取阳陵泉配合治疗。八脉交会穴中的四对配穴,如公孙配内关等,均属于上下配穴范畴。

五、左右配穴法

由于经脉循行左右对称且有交叉,所以左病可以右取,右病可以左取,也可以左右同时并取。如左侧面瘫取右侧合谷穴,右侧面瘫取左侧合谷穴,脑卒中偏瘫可以取患侧腧穴,也可以配合健侧腧穴。有时对于内脏病证、全身性疾病为了增强疗效,左右两侧腧穴同时选用。如呃逆取两侧的内关、足三里穴。

第三节 常见病证治疗

一、脑卒中后遗症

有关脑卒中后遗症的概念和病理变化见中篇第四章。

【治疗】

(一)中经络

1. 半身不遂

治法:疏通经络,调和气血。取手足阳明经穴为主,辅以太阳、少阳经穴。初病可单刺患侧,久病则刺灸双侧。初病宜泻,久病宜补。

处方:肩髃 曲池 外关 合谷 环跳 阳陵泉 足三里 昆仑 解溪

随证配穴:上肢还可轮取肩髎、阳池、中渚等穴;下肢轮取风市、阴市、悬钟等穴。肘部拘挛加曲泽;腕部拘挛加大陵;踝部拘挛加太溪;手指拘挛加八邪;足趾拘挛加八风;语言謇涩加廉泉、通里;肌肤麻木可用皮肤针局部叩刺。

2. 口角㖞斜

治法:舒筋活络。取手足阳明经穴为主。初起单刺患侧,病久左右均刺,先针后灸。

处方:地仓 颊车 合谷 内庭 太冲

随证配穴:按病部酌取迎香、颧髎、四白、水沟、承浆等穴。

【其他疗法】

1. 头针 取顶颞前斜线、顶颞后斜线、顶中线、顶旁1线。进针刺入帽状腱膜下层,频频捻针,同时鼓励患者作患肢运动。

2. 电针 选取四肢穴位2~4对,进针得气后接电针仪通电,采用连续波或断续波,使有关肌群出现节律性收缩。电流刺激量中途可加大。适用于半身不遂。

【注意事项】

(1) 积极控制原发病。

(2) 脑卒中恢复期宜结合运动治疗、作业治疗、物理治疗、推拿等多种疗法进行康复,并指导患者进行日常生活活动和功能锻炼。

【附】周围性面瘫

本病概述和辨证见中篇第四章。

【病因病机】

本病多由络脉空虚,风寒风热之邪乘虚侵袭面部筋脉,以致气血阻滞,肌肉纵缓不收而发为面瘫。

【治疗】

治法:祛风散寒,通经活血。取手足阳明经穴为主,手足少阳经穴为辅。宜透刺或浅刺,初期用泻法,后期用补法加灸。

处方:风池 翳风 地仓 颊车 合谷 太冲

随证配穴:鼻唇沟平坦加迎香;人中沟㖞斜加水沟;颏唇沟㖞斜加承浆;目不能合加阳白、攒竹;面部板滞加四白、巨髎。

【其他疗法】

1. 穴位注射 用维生素 B_1 或维生素 B_{12} 注射液,注射于翳风、牵正等穴,每穴 0.5～1 ml,每天或隔天 1 次。

2. 电针 选取面部穴针刺得气后,通电 15～20 分钟,选用疏密波或断续波,每日 1 次。

3. 皮肤针 用皮肤针叩刺阳白、太阳、四白、颊车等穴,使轻微出血,用小罐吸拔 5～10 分钟出血,隔天 1 次,适用于发病初期或面部板滞感明显。

4. 穴位敷贴 将马钱子锉成粉,1～2 分,撒于膏药或胶布上,贴于患侧的下关穴,隔 2～3 天更换 1 张,一般更换 4～5 次。

【注意事项】

(1) 患者应平时避免吹风受寒,外出最好戴口罩,治疗期间患部可经常作按摩和热敷。

(2) 针灸治疗本病越早效果越好,但在急性期内多不能阻止病情继续发展,此时宜用轻刺激。一般在 2～3 周内见效明显。

(3) 周围性面瘫和中枢性面瘫的鉴别:后者为面神经核上病变引起,仅见面肌松弛,口角㖞斜,但可以做皱眉、闭眼等动作。

二、痿证

痿证是指肢体筋脉弛缓,软弱无力,日久不能随意活动而见肌肉萎缩的一类病证。临床上以下肢痿弱无力较为多见,故又称"痿躄"。

本病见于现代医学多发性神经炎、急性脊髓炎、小儿麻痹后遗症、重症肌无力、癔症性瘫痪及周期性瘫痪等。

【病因病机】

外感温邪,侵袭于肺,耗伤肺津,肺津不得布散于周身,以致筋脉失于濡养,痿弱不用。或湿热之邪郁蒸阳明,阳明受病则宗筋弛缓,不能束筋骨利关节而发为本病。或久病体虚,或房劳过度,以致肝肾精血亏损,不能濡养筋脉,发为本病。

【辨证】

痿证以四肢筋肉弛缓无力,不能随意运动,肌肉萎缩,但无疼痛为主症。疾病初起多有发热,继则上肢或下肢,左侧或右侧痿软无力,重者瘫痪,肌肉日渐萎缩,并有肢体麻木、发凉等症状。

1. 肺热　兼有发热,咽干咳嗽,心烦口渴,小便短赤,或有发热,舌红苔黄,脉细数。

2. 湿热　兼有面黄神疲,身重胸闷,小便浑浊,或两足发热,得冷则舒,舌苔黄腻,脉濡数。

3. 肝肾亏虚　兼有腰脊酸软,不能久立,遗精早泄,头晕目眩,舌红少苔,脉细数。

【治疗】

治法:通经活络。取阳明经穴为主,可根据病变部位循经取穴。属于肺热及湿热者单针不灸,用泻法,或兼用皮肤针叩刺;肝肾阴亏者针用补法。

处方

上肢:肩髃　曲池　手三里　外关　合谷

下肢:髀关　环跳　梁丘　足三里　解溪

随证配穴:肺热加尺泽、肺俞、大椎;湿热加阴陵泉、脾俞;肝肾亏虚加肝俞、肾俞、悬钟、阳陵泉。

【其他疗法】

1. 穴位注射　用维生素 B_1 或维生素 B_{12} 注射液、复方当归注射液、胎盘组织液等,注射于肩髃、曲池、手三里、外关、足三里、阳陵泉、悬钟等穴,每次 2~4 穴,每穴 0.5~1 ml,隔天 1 次,10 次为一个疗程。

2. 皮肤针　用皮肤针叩刺上述阳明经穴、肺俞、脾俞、胃俞、肝俞、肾俞等背俞穴,手足阳明经,上肢加上背部华佗夹脊穴,下肢加腰部华佗夹脊穴。每日 1 次,10 次为一个疗程。

3. 耳针　取肺、胃、脾、大肠、肝、肾、神门、相应部位。每次 3~5 穴,强刺激,留针 20 分钟或接电针,留针 30 分钟。每日 1 次,10 次为一个疗程。

【注意事项】

(1) 本病疗程较长,需耐心施治。

(2) 除针灸治疗外,考虑结合运动治疗、作业治疗、物理治疗、推拿等多种疗法进行康复,并指导患者进行功能锻炼。

(3) 为明确病位及发病原因,应进行必要的检查。

三、痹证

痹证是由于风、寒、湿、热等外邪侵袭人体,闭阻经络,气血运行不畅所导致的,以肌肉、筋骨、关节发生酸痛、麻木、重着、屈伸不利,甚至关节肿大、灼热等为主要临床表现的病证。

本病见于现代医学风湿热、类风湿关节炎、骨关节炎、坐骨神经痛、痛风等。

【病因病机】

多因素体虚弱,卫气不固,或劳累后,汗出当风,或涉水冒寒,坐卧湿地等,以致风寒湿邪乘虚侵入,经络痹阻不通,发为风寒湿痹。《素问·痹论》曰:"风寒湿三气杂至,合而为痹也。其风气胜者为行痹,寒气胜者为痛痹,湿气胜者为着痹也。"另有感受风湿热邪,或素体阳胜,感受风寒湿邪,郁而化热,发为热痹。

【辨证】

痹证根据病邪偏胜和症状特点,分为行痹、痛痹、湿痹和热痹。

1. 行痹(风痹)　肢体关节疼痛,痛无定处,或放射性疼痛,关节屈伸不利,有时兼有恶寒发热,舌苔薄白,脉浮。

2. 痛痹(寒痹)　肢体关节疼痛较剧,痛有定处,得热痛减,遇寒加重,舌苔薄白,脉弦紧。

3. 着痹(湿痹)　肢体关节重着,酸痛,痛有定处,肌肤麻木,遇阴雨风冷每易发作,舌苔白腻,脉濡缓。

4. 热痹(风湿热痹)　关节红肿灼热疼痛,痛不可触,得冷稍舒,遇热则剧,可伴有发热、恶风、口渴、烦闷不安,舌苔黄,脉滑数。

【治疗】

治法:蠲痹止痛。以局部取穴结合辨证取穴为主。行痹、热痹毫针浅刺用泻法,并可用皮肤针叩刺;痛痹多灸,毫针深刺久留针;着痹针灸并施,或采用温针、皮肤针和拔罐。

处方

肩部:肩髃　肩髎　臑俞

肘臂:曲池　天井　尺泽　外关　合谷

腕部:阳池　外关　阳溪　腕骨

脊背:水沟　身柱　腰阳关　华佗夹脊

髋部:环跳　居髎　悬钟

股部:秩边　承扶　风市　阳陵泉

膝部:犊鼻　梁丘　阳陵泉　膝阳关

踝部:申脉　照海　昆仑　丘墟

随证配穴:行痹加风门、膈俞、血海;痛痹加肾俞、关元;着痹加脾俞、足三里、阴陵泉;热痹加大椎、曲池。

【其他疗法】

1. 穴位注射　用当归、防风、威灵仙等注射液,注射于肩、肘、髋、膝部穴位,每次选穴2～3个,每穴0.5～1 ml,注意勿注入关节腔。隔天或3天1次,10次为一个疗程。

2. 刺络拔罐　用皮肤针重叩脊背两侧及关节局部,使叩处出血少许,并加拔火罐。隔天或3天1次,6次为一个疗程。本法适用于热痹关节肿痛。

3. 皮肤针　常用于以肿胀为主的关节炎以及肌肤麻木部位,叩刺局部,上肢加上背部华佗夹脊穴,下肢加腰部华佗夹脊穴。隔天1次,6次为一个疗程。

4. 耳针　取相应部位、内分泌、肾上腺、风溪、耳尖。针刺强刺激,留针15～20分钟,耳尖点刺放血3～5滴。视病情轻重每天或隔天1次,10次为一个疗程。

【注意事项】

(1) 针灸治疗痹证止痛有较好效果,但本病多缠绵反复,非一时能获良效。

(2) 本病须与骨结核、骨肿瘤等骨质病变相鉴别,以免延误病情。

(3) 平时注意保暖,避风寒,避免居住环境潮湿。

四、落枕

落枕的病因病机和临床表现见中篇第四章。

【治疗】

治法:舒筋活血,散寒止痛。针用泻法,并可加灸。

处方:落枕穴　阿是穴　后溪　悬钟

随证配穴:恶寒头痛加合谷、外关;肩痛加肩井、曲垣;背痛加大杼、肩外俞。

【其他疗法】

1. 皮肤针　用皮肤针叩刺颈项强痛部位,使局部皮肤微红,然后叩刺肩部、背部压痛点。每日1次。

2. 耳针　取颈、颈椎、神门,毫针刺,强刺激,留针20~30分钟,留针期间嘱患者缓慢转动颈项。每天1次,缓解后仍须针1~2次。

3. 拔罐　在患侧项背部行闪罐法,应顺着肌肉走行进行拔罐,每日1次。

【注意事项】

(1) 本病有自愈性,不经治疗,轻者4~5天,重者数周自愈。

(2) 针灸治疗本病疗效极好,常立即取效,针后可配合推拿和热敷。

(3) 睡眠时应注意枕头的高低要合适,不宜过高,避免受风寒。

五、腰痛

腰痛是指以腰部疼痛为主症的一类病证,可表现为腰部一侧或两侧或脊中疼痛。本病见于现代医学急性腰扭伤、腰肌劳损、腰肌风湿、腰椎关节病、肾病等出现腰痛者。

【病因病机】

(1) 久处湿地,或涉水冒雨,劳累汗出,衣着湿冷,寒湿之邪侵袭人体,客于经络,气血阻滞而成腰痛。

(2) 负重闪挫,跌仆撞击,络脉受损,气滞血瘀;或弯腰劳作过久,气血运行不畅,久致劳损腰痛。

(3) 先天不足,加之劳累太过,或久病体虚,或年老体衰,或房事过度,以致肾精亏损,不能濡养筋脉,发为腰痛。

【辨证】

1. 寒湿腰痛　腰部冷痛重着,俯仰转侧不利,患部发凉喜暖,天冷则腰痛加重,舌苔白腻,脉沉。

2. 劳损腰痛　多有陈伤宿疾,劳累时加剧,腰部强直酸痛,痛处固定不移,转侧俯仰不利,舌质紫暗,脉涩,或舌脉几乎如常人。

3. 肾虚腰痛　起病缓慢,酸痛绵绵,疼痛不甚,劳累加重。如兼神疲、肢冷、滑精、舌淡、脉细者为肾阳虚;如伴有虚烦、潮热盗汗、舌红少苔,脉细数者为肾阴虚。

【治疗】

治法:补肾壮腰,通络止痛。取督脉、足太阳和足少阴经穴为主。针灸并用,或加拔火罐。

处方:肾俞　委中　阿是穴。

随证配穴:寒湿腰痛加腰阳关、关元俞;劳损腰痛加膈俞;肾虚腰痛加命门、志室、太溪。

【其他疗法】

1. 穴位注射　用10%葡萄糖注射液5~10 ml加维生素B_1注射液100 mg,或用复方当归注射液,注射于压痛点肌层。每日1次,10次为一个疗程。本法适用于慢性腰肌劳损。

2. 刺络拔罐　选择阿是穴和委中穴,用皮肤针重叩出血,加拔火罐。隔天1次。本法适用于寒湿腰痛和慢性腰肌劳损。

3. 耳针　取腰骶椎、神门、肾上腺。强刺激,留针20分钟,期间嘱患者活动腰部。每天1次。

【注意事项】

(1) 针灸治疗腰痛具有很好的疗效,但因脊柱结核、肿瘤等引起的腰痛,不属针灸治疗范围。

(2) 平时常用两手掌根部揉擦腰部或热敷,早晚一次,可减轻腰痛和防止腰痛发作。

(3) 对于腰椎间盘突出引起的腰痛可配合推拿、牵引等方法治疗。

六、扭伤

扭伤多发生在腕关节、腰部、髋关节、踝关节等处,其病因病机和临床表现见中篇第四章。

【治疗】

本章节主要介绍腕关节、腰部、髋关节、踝关节扭伤的针灸治疗。

治法:舒筋活血,通络止痛。以受伤局部取穴为主,毫针针刺用泻法。陈伤加灸,或用温针灸。

处方

腕关节:阳池　阳溪　阳谷　外关

腰部:肾俞　腰阳关　委中

髋关节:环跳　秩边　承扶

踝关节:解溪　昆仑　丘墟　太溪

【其他疗法】

1. 刺络拔罐　用皮肤针重叩痛处至微出血,加拔火罐,每日1次。适用于新伤局部血肿明显,或陈伤瘀血久留、风寒湿邪侵袭经络所致疼痛。

2. 耳针　取神门、相应部位。每次2～5穴,中强刺激,留针10～20分钟。每日1次。

【注意事项】

(1) 针灸与推拿结合,治疗本病效果明显。

(2) 针灸治疗急性扭伤,进针后频频捻针,嘱患者活动患侧关节,可提高疗效。

(3) 必须排除骨折、脱位、韧带断裂等疾患。

七、头痛

本病的概述、病因病机及辨证见中篇第四章。

【治疗】

1. 风湿头痛

治法:祛风散寒,化湿通络。针刺泻法。

处方:风池　头维　通天　合谷　昆仑

随证配穴:前头痛加上星、阳白;侧头痛加率谷、太阳;后头痛加天柱、后顶;头顶痛加百会、太冲。

2. 肝阳头痛

治法:平肝降逆,息风潜阳。针刺泻法或补泻兼施。

处方:风池　悬颅　太阳　合谷　太冲　太溪

随证配穴:目赤加关冲放血,面部烘热加内庭。

3. 痰浊头痛

治法:化痰降浊,通络止痛。针刺泻法。

处方:中脘　丰隆　百会　印堂

随证配穴:胸闷呕吐加内关,便溏或便秘加天枢。

4. 血虚头痛

治法:益气养血,和络止痛。针刺补法或加灸。

处方:百会　气海　足三里　三阴交

随证配穴:头痛缓解后,酌灸肝俞、脾俞、胃俞、肾俞、气海。

方义:百会升提清阳,补益脑髓;气海益气生血,足三里、三阴交健脾养胃,使气血生化有源,以治其本。

5. 瘀血头痛

治法:活血化瘀,行气通络止痛。针刺泻法或针刺放血。

处方:阿是穴　合谷　三阴交

随证配穴:眉棱骨痛加攒竹;侧头痛加太阳;后头痛加后顶;头顶痛加四神聪。

【其他疗法】

1. **穴位注射**　用普鲁卡因和咖啡因混合液(0.25％普鲁卡因 3.5 ml,咖啡因 0.5 ml),注射于风池穴,每穴 0.5～1 ml,或在压痛点内注入 0.1 ml,隔天 1 次,本法适用于顽固性头痛。

2. **皮肤针**　用皮肤针重叩刺太阳、印堂及阿是穴出血,可加拔火罐。隔天 1 次。适用于风湿头痛及肝阳头痛。

3. **耳针**　取额、枕、颞、皮质下、神门。每次取 2～3 穴,强刺激,留针 20～30 分钟,间隔 5 分钟行针 1 次。每天 1 次,或埋针 3～7 天。

【注意事项】

针灸治疗头痛,近期及远期均有一定疗效。如果治疗多次无效,头痛持续甚或加重者,须查明原因,以便及时治疗原发病。

八、眩晕

眩晕是指患者自觉头昏眼花,视物旋转,如坐车船,不能站立,常伴有恶心、呕吐、汗出,甚至昏倒等症状。

本病见于现代医学高血压、动脉粥样硬化、内耳性眩晕、贫血、神经官能症等。

【病因病机】

1. **气血不足**　素体虚弱,或久病不愈,或失血之后,或思虑劳神,耗伤气血,不能上荣头目,发为眩晕。

2. 肝阳上亢　情志失调,郁怒动肝,肝阳偏亢,或肾阴素亏,肝失所养,以致肝阴不足,肝阳上亢,发为眩晕。

3. 痰湿中阻　嗜酒肥甘,过食厚味,聚痰生湿,痰湿中阻,清阳不升,浊阴不降,发为眩晕。

【辨证】

1. 气血不足　眩晕动则加剧,劳累即发,面色少华,心悸失眠,精神疲倦,声低懒言,食欲不振,舌淡苔白,脉细弱。

2. 肝阳上亢　眩晕耳鸣,头胀痛,每因烦劳或恼怒而头晕,失眠多梦,急躁易怒,舌红,苔黄,脉弦。

3. 痰湿中阻　头晕头重,胸闷恶心,咳吐痰涎,食少多寐,舌苔白腻,脉滑。

【治疗】

1. 气血不足

治法:健脾和胃,培补气血。针用补法,可灸。

处方:脾俞　足三里　气海　百会

随证配穴:心悸加内关,失眠加神门。

2. 肝阳上亢

治法:滋水涵木,平肝潜阳。毫针刺,补泻兼施。

处方:风池　太阳　肝俞　肾俞　太溪　太冲

随证配穴:耳鸣加听宫,胁痛加阳陵泉。

方义:风池息风潜阳,太阳清头目而止眩晕,太冲为肝经原穴,平肝潜阳以治标,肾俞、太溪补肾滋阴,配肝俞滋阴潜阳以治本。

3. 痰湿中阻

治法:健脾和胃,祛湿化痰。针用泻法,或平补平泻。

处方:丰隆　中脘　内关　头维

随证配穴:头重加百会,食少加公孙。

【其他疗法】

1. 穴位注射　取太冲、内关、合谷、足三里、风池穴,每次2~3穴,注射5％或10％葡萄糖液2~5 ml,或维生素B_{12}注射液0.5 ml,隔天1次。

2. 头针　取双侧晕听区针刺,每日1次,5~10次为一个疗程。

3. 耳针　取肾、皮质下、内耳、神门、枕。每次2~4穴,中刺激,留针20~30分钟,间歇行针。每日1次,5~10次为一个疗程。如有血压高,可在耳背沟或耳尖放血。

【注意事项】

(1) 眩晕患者平时宜保持安静,可闭目安卧或安坐,避免噪声刺激;痰湿重者,应忌食肥甘厚味之品。

(2) 如长期使用氨基苷类抗生素,如链霉素等,药物中毒引起眩晕者,往往以失听耳鸣为主症。如听神经损害严重,则针灸疗效多不理想。

九、失眠

失眠亦称"不寐",是指经常不能获得正常睡眠为特征的一种病证,表现为入睡困难,或时睡时醒,醒后不能再睡,甚至彻夜不眠。若因一时性情绪紧张或环境不宁、床榻不适等引起失眠者,不属病理范围。

本病见于现代医学神经衰弱、神经官能症、贫血等。

【病因病机】

1. 思虑过度　损伤心脾,气血不足,心神失养。
2. 抑郁恼怒　气郁不舒,郁而化火,上扰心神。
3. 房劳伤肾　肾阴亏虚,虚火上扰,心肾不交。
4. 脾胃不和　痰湿内生,郁而生热,上扰神明。

【辨证】

1. 心脾两虚　不易入睡,多梦易醒,心悸,健忘,面色少华,精神疲乏,食少,腹胀,便溏,舌淡苔白,脉细弱。
2. 阴虚火旺　虚烦不寐,手足心热,盗汗,口干咽燥,头晕耳鸣,健忘,遗精,腰酸,舌红少苔,脉细数。
3. 肝火上扰　头晕而痛,不能入睡,心烦易怒,性情急躁,胁痛口苦,舌红苔薄黄,脉弦数。
4. 胃腑不和　睡眠不实,脘腹胀满,嗳腐吞酸,呕恶痰涎,舌苔黄腻,脉滑。

【治疗】

治法:以养心安神为主。根据辨证选取所属经脉原穴或背俞穴等,毫针刺用补法,或平补平泻,或针灸并用。

处方:神门　三阴交

随证配穴:心脾两虚加心俞、厥阴俞、脾俞;阴虚火旺加心俞、肝俞、肾俞、太冲、太溪;肝火上扰加肝俞、行间;胃腑不和加中脘、丰隆、厉兑、隐白。

【其他疗法】

1. 耳针　取心、胃、脾、肝、肾、神门、皮质下。每次2~3穴,轻刺激,留针30分钟。每日1次,10次为一个疗程。或左右耳交换行耳穴贴压。
2. 皮肤针　用皮肤针叩刺脊柱两旁华佗夹脊穴或膀胱经第1侧线,叩刺手少阴心经及手厥阴心包经,重点叩刺心俞、脾俞、胃俞、肝俞、肾俞、神门等穴,至皮肤潮红即可。每日1次,10次为一个疗程。

【注意事项】

(1) 针灸治疗失眠症效果良好,治疗时间以下午或晚上为宜。

(2) 由其他疾病引起失眠者,如咳喘、疼痛等,应同时治疗原发病。

(3) 帮助患者解除烦恼,保持心情舒畅,合理安排生活,坚持体育锻炼,晚上睡前热水泡脚等均有助于恢复正常睡眠。

十、脑瘫

脑瘫,这里仅指小儿脑性瘫痪,是由于小儿出生前至出生后1个月内发育时期的非进行性脑损伤所致的综合征,主要表现为中枢性运动障碍和姿势异常,可伴有智能落后、行为异常、感觉障碍及其他异常。

本病属中医儿科的"五软"、"五迟"、"胎弱"等范畴。

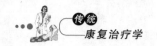

【病因病机】

主要由先天不足,或后天失养,或病后失调,致使精血不足,脑髓失充,五脏六腑、筋骨肌肉、四肢百骸失养,形成亏损之证。脑为元神之腑,脑髓不充,神失其聪,导致智力低下,反应迟钝,语言不清,咀嚼无力,时流涎水,四肢无力,手软不能握持,足软不能站立。或感受热毒,损伤脑络,后期耗气伤阴,脑髓、四肢百骸及筋肉失养,导致本病。

【辨证】

主症为肢体瘫痪,手足不自主运动,智力差,语言不清。兼见筋骨痿弱,发育迟缓,站立、行走或长齿迟缓,目无神采,面色不华,疲倦喜卧,智力迟钝,舌质淡嫩,脉细弱者,为肝肾不足;筋肉痿软,头项无力,精神倦怠,智力不全,神情呆滞,语言发育迟缓,流涎,食少,便溏,舌淡苔白,脉细弱,为心脾两虚;反应迟钝,失语,痴呆,手足软而不用,肢体麻木,舌淡紫或边有瘀点,苔黄腻,脉弦滑或涩者,为痰瘀阻络。

【治疗】

治法:健脑化瘀通络。毫针刺法,补泻兼施或平补平泻。

处方:百会　四神聪　悬钟　合谷　足三里

随证配穴:肝肾不足者,加肝俞、肾俞;心脾两虚者,加心俞、脾俞;痰瘀阻络者,加膈俞、血海、丰隆;语音障碍者,加通里、廉泉、金津、玉液;颈软者,加天柱;上肢瘫者,加肩髃、曲池;下肢瘫者,加环跳、阳陵泉;腰部瘫软者,加腰阳关。

【头针疗法】

头针治疗本病能较好地避免诱发痉挛。

取穴:根据患者症状分别选用顶颞前斜线(对侧或双侧);顶中线,额中线(双侧);颞后线(双侧);枕上正中线,枕下旁线(双侧)。

针刺方法:顶颞前斜线用三段接力刺法,顶中线由前顶向百会透刺1.5寸,额中线沿线向下刺1寸,颞前线自颔厌透刺悬厘穴,颞后线由率谷向曲鬓穴透刺,枕上正中线及枕下旁线均由上向下斜刺1.5寸。根据患者病情,虚者用进气法行针,实者用抽气法行针,每针持续约1分钟,留针2～4小时,留针期间每隔10分钟行针1次。留针时间内患儿可自由活动肢体。每天或隔天1次,10次为一个疗程。

【注意事项】

(1)针灸治疗本病的轻型有一定效果,可以改善症状,并应重视早期治疗。

(2)除针灸治疗外,考虑结合运动治疗、作业治疗、推拿等多种疗法进行康复训练,并进行智力培训。

十一、肥胖

本病的概述、病因病机及辨证,见中篇第四章。

【治疗】

治法:健脾和胃,化痰祛湿,通肠导滞。针刺用平补平泻法。

处方:曲池　天枢　气海　足三里　丰隆　三阴交。

随证配穴:腹部肥胖者,加归来、下脘、中极;大腿肥胖者,加梁丘、血海;便秘者,加支沟、天枢。

【其他疗法】

1. 电针　取穴:支沟、天枢、丰隆、三阴交。针刺得气后接电针仪通电20分钟,电流强度以患者能耐受为度,每日1次,30次为一个疗程。

2. 耳针 取肺、脾、大肠、肾、三焦、大肠、内分泌、缘中、额、饥点、肥胖相应部位。每次3～5穴,强刺激,留针30分钟。每日1次,10次为一个疗程。或埋皮内针,每周更换2次。

【注意事项】

(1) 要纠正不良的饮食习惯,尽可能不吃或少吃甜食、糖果,尤忌含脂肪高的肉食,多吃蔬菜水果,不大量饮酒。

(2) 积极参加各种体育锻炼,长期从事脑力劳动者更应调整其生活规律,气功、太极拳也有助于减肥。

(3) 继发性肥胖,如内分泌疾病、下丘脑综合征、滥用激素等引起的肥胖,则应重点治疗原发病。

十二、疳积

疳积是由多种慢性疾患引起的一种疾病,临床以面黄肌瘦,毛发稀疏焦枯,腹部膨隆,精神委靡为特征。多发生于5岁以下的婴幼儿。

本病常见于小儿喂养不良,病后失调,慢性腹泻,肠道寄生虫者。

【病因病机】

1. 乳食不节 饥饱失常或偏食,或恣食肥甘生冷,损伤脾胃,运化失常,形成积滞,日久气血生化无源,脏腑肢体缺乏濡养,渐至身体羸瘦。

2. 饮食不洁 感染虫疾,耗夺血气,脏腑筋肉失养,日久成疳。

【辨证】

1. 脾胃虚弱 形体瘦弱,面色萎黄,纳差腹胀,甚则青筋暴露,便溏或便秘,舌淡,苔薄白或腻,脉沉缓。日久可见低热,烦躁,精神委靡。

2. 感染虫积 消瘦,毛发枯槁如穗,脘腹胀大,青筋暴露,嗜食异物,睡中磨牙,面色萎黄,舌淡,脉弦细。

【治疗】

治法:健脾和胃,理气化湿。毫针浅刺,用补法。

处方:中脘 脾俞 胃俞 足三里 公孙 四缝

随证配穴:虫积加百虫窠;积滞加建里;腹胀便溏加天枢、气海;睡卧不宁加间使。

【其他疗法】

1. 割脂法 选鱼际穴,作局部麻醉后,作纵切口约0.4 cm长,割除0.3 g左右脂肪,用乙醇棉球压迫防止出血,然后作外科包扎。注意严密消毒。

2. 皮肤针 用皮肤针从上而下叩刺华佗夹脊穴,脾俞、胃俞,也可适当加用四肢穴,叩10～20分钟。每日1次。

3. 捏脊法 见中篇小儿推拿常用手法。

【注意事项】

(1) 患儿饮食须定时定量,不宜过饥过饱或过食香甜油腻。

(2) 提倡母乳喂养,注意饮食定时定量,婴儿断乳时给予补充充足营养。

(3) 因其他慢性疾病所致者,如肠寄生虫、结核病等,应积极治疗原发病。

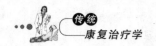

十三、胃痛

胃痛又称胃脘痛,是指以上腹胃脘部近心窝处经常发生疼痛为主症的疾病。由于痛及心窝部,故又称为"心痛"、"胃心痛",但与《灵枢·厥论》篇所论述的"真心痛"应有所区别。

本病常见于现代医学急性和慢性胃炎,胃及十二指肠溃疡,胃神经官能症等。

【病因病机】

胃痛发生的常见原因有寒邪客胃,饮食伤胃,肝气犯胃和脾胃虚弱等。

外感寒邪,邪犯于胃,或过食生冷,寒主收引而痛。饮食不节,食积阻滞;或忧思恼怒,肝失疏泄,横逆犯胃,气机阻滞而痛;或禀赋不足,中阳虚寒,胃腑失于温煦而痛。

胃痛发生的总病机分为虚实两端,实证为气机阻滞,不通则痛;虚证为胃腑失于温煦或濡养,失养则痛。

【辨证】

1. 寒邪犯胃　有受寒或大量饮冷史,胃痛暴作,恶寒喜暖,脘腹得温痛减,遇寒加重,口不渴,喜热饮。苔薄白,脉弦紧。

2. 饮食停滞　胃脘胀满疼痛,嗳腐吞酸,呕恶厌食,吐食或便后痛减。舌苔厚腻,脉滑。

3. 肝气犯胃　胃脘胀闷,疼痛连胁,嗳气频频,每因情志因素而疼痛加重。舌苔薄,脉弦。

4. 脾胃虚寒　胃痛隐隐,喜温喜按,食后痛减,泛吐清水,神疲乏力,食少便溏,手足不温。舌淡苔白,脉弱而迟缓。

【治疗】

1. 实证

治法:温中散寒,理气止痛。毫针刺,用泻法,寒证加灸。

处方:中脘　内关　足三里　公孙　太冲

随证配穴:痛甚加内关;胁痛加支沟、阳陵泉;腹胀便溏加天枢。

2. 虚证

治法:温阳益气,健脾养胃。毫针刺,用补法,或针灸并用。

处方:中脘　内关　足三里　脾俞　胃俞　关元

随证配穴:脾胃虚寒神疲少气便溏者,加灸气海;胃中有灼热感针刺太溪、内庭;便血加灸隐白。

【其他疗法】

1. 耳针　取胃、脾、肝、三焦、皮质下、神门。每次2～4穴,疼痛剧烈时强刺激,缓解时轻刺激,留针30分钟,每日1次。或用耳穴贴压法。

2. 拔罐法　选用腹部或背部穴位拔火罐,在针灸后进行,适用于虚寒型胃痛。

【注意事项】

(1) 胃痛有时与现代医学急腹症之胰腺炎、胃溃疡出血、胃肠穿孔等相似,须注意鉴别,以便及时对症治疗或外科手术,以免耽误病情。

(2) 胃痛平时须注意饮食有规律,忌食生冷及刺激性食物,保持精神愉快。

十四、痴呆

痴呆,是指由于脑髓不足、神机失用而致,以呆傻愚笨为主要临床表现的一种神志疾病。

轻者可见神情淡漠,少言寡语,智力低下,反应迟钝,善忘等症;重则表现为终日不语,或闭门独居,或喃喃自语,语句颠倒,忽笑忽哭,或不欲食,数日不知饥饿等。

本节所讨论内容为成年人痴呆,不包括小儿先天性痴呆,主要见于现代医学老年性痴呆、脑血管性痴呆、混合性痴呆、脑叶萎缩症、正压性脑积水、脑淀粉样血管病、代谢性脑病、中毒性脑病等。

【病因病机】

1. 肾精亏损　肾主骨生髓,通于脑,脑为髓海。肾精亏损,脑髓失充,神明失养,故而心智愚钝,动作笨拙,反应迟缓。

2. 气血不足　年迈久病,或药伤脾胃,气血生化之源不足,血不养神,故神情涣散,呆滞善忘。

3. 痰浊蒙窍　饮食不节,醇酒厚味或劳倦伤及脾胃,健运失司,聚湿生痰,加之情志失畅,郁怒肝火灼津为痰,逆气挟痰上升,蒙蔽清窍。

4. 瘀血内阻　七情所伤,肝郁气滞,气机不畅,气滞血瘀,脑脉不通,元神失养,则性情烦乱,忽哭忽笑,变化无常。

【辨证】

痴呆共同的症候特点均表现为渐进加重的善忘、呆傻愚笨、性情改变3个方面,具体证型如下。

1. 肾精亏损　智能减退,表情呆板,反应迟钝,头晕耳鸣,发白枯槁,腰膝酸软,懈怠思卧。舌淡苔薄白,脉沉细弱。

2. 气血不足　表情呆滞,神思恍惚,心悸易惊,喃喃独语,倦怠乏力,面色无华,食少,声低。舌淡,苔薄,脉沉无力。

3. 痰浊蒙窍　表情呆滞,精神抑郁,静而多喜,或独坐向隅,头晕目眩,或头重如裹,肢体困重,嗜睡,食欲不振,脘腹胀满。舌淡苔白腻,脉沉滑。

4. 瘀血内阻　表情呆滞,反应迟钝,甚至失语,易惊恐或思维异常,行为怪异,或意识模糊,可伴有心悸怔忡,健忘多梦,局部刺痛,肌肤甲错,渴不欲饮等。舌暗红,有瘀斑,脉细涩。

【治疗】

治法:健脑充髓,醒脑调神,活血通络。毫针刺,平补平泻,或补泻兼施。

处方:印堂　四神聪　神庭　风池　太溪　悬钟　合谷　太冲

随证配穴:肾精亏损加肾俞、志室;气血不足加脾俞、胃俞、足三里;痰浊蒙窍加中脘、丰隆;瘀血内阻加三阴交、神门。

【其他疗法】

1. 穴位注射　用复方当归注射液或复方丹参注射液,注射于风府、风池、肾俞、足三里、三阴交等穴,每次2～4穴,每穴0.5～1 ml,隔日1次,10次为一个疗程。

2. 耳针　取心、肝、肾、额、颞、枕、神门、皮质下。每次3～5穴,轻刺激,留针30分钟,每日1次。或用耳穴贴压法。

3. 头针　选顶中线、顶颞前斜线、顶颞后斜线,用2寸长毫针刺入帽状腱膜下层,间歇行快速捻转手法,或用电针刺激,留针30分钟,每日1次。配合毫针刺法使用。

【注意事项】

(1) 针灸治疗痴呆有一定效果,但本病证较为顽固,针灸疗程一般较长。

（2）应帮助患者正确认识和对待疾病,解除思想顾虑。对轻症患者应进行耐心细致的智能训练,使之逐渐掌握一定的生活技能;对重症患者则应注意生活照顾,防止因大小便自遗及长期卧床引起压疮、感染等。

（3）注意精神调摄,避免恶性刺激,督促患者养成有规律的生活习惯。

（4）要防止患者自伤或伤人。

思考题

1. 临床常用的选穴原则和配穴方法有哪些？请举例说明。
2. 说出脑卒中后遗症半身不遂的针灸治疗方法。
3. 概述周围性面瘫的临床表现及针灸处方。
4. 说出痿证的针灸治疗方法及辨证选穴。
5. 说出痹证的辨证分型及取穴原则。
6. 说出落枕的针灸处方。
7. 说出腰痛的辨证分型及针灸处方。
8. 概述扭伤的取穴原则及针灸治疗方法。
9. 概述头痛的辨证治疗处方。
10. 概述眩晕的辨证治疗处方。
11. 概述失眠的病因病机及针灸处方。
12. 说出脑瘫的病因病机、针灸处方及配穴。
13. 概述肥胖的针灸处方及注意事项。
14. 概述疳积的针灸治疗方法。
15. 概述胃痛的辨证分型及针灸处方。
16. 概述痴呆的临床表现及针灸治疗方法。

（许　智）

【附】针灸处方符号

在针灸处方中,对于针灸种类与补泻方法,常以下列符号表示：

针刺平补平泻	∣	针刺补法	T	针刺泻法	⊥
三棱针刺血	↓	皮肤针	※或╳	皮内针	⊖
艾条灸	‖或×	艾炷灸3壮	△3	温针灸	⇧
电针	15	穴位注射	im	拔罐	○

如寒滞腹痛的处方为：

中脘⊥⇧　　足三里∣⇧　　大横⊥⇧　　公孙∣

天枢⊥○　　合谷⊥

留针25分钟,每天1次,3次为一个疗程。

附录

刮痧技术

> **学习目标**
> 1. 掌握刮痧疗法的分类、操作和注意事项。
> 2. 熟悉刮痧常用的器具和介质、刮痧疗法的适应证和禁忌证。
> 3. 了解刮痧疗法的临床应用举例。

一、刮痧的概念

刮痧是采用特制工具在人体一定部位涂抹润滑剂,尔后刮拭出痧,以达到活血化瘀,调整阴阳,疏通经络,挑出痧毒,防治疾病的一种方法。刮痧疗法,是传统康复治疗技术之一,起于民间,是我国历代劳动人民在与疾病作斗争的实践中总结出的一种简便易行的内病外治方法,早在《内经》就有记载,除能治疗多种疾病外,还具有保健强身美容等作用,因其有立竿见影的疗效而在民间流传至今,并被医家广泛重视加以推广运用,亦是目前临床中常用的康复保健方法之一。

二、刮痧常用的器具

刮痧用具较多,通常可分为家庭刮痧器具和专业刮痧器具。无论是家庭还是专业用,所选器具,都应根据刮拭部位、患者的体质、年龄等差别,分别选用相应坚硬或柔软的刮具,没有器具时亦可用手指代替。

(一) 家庭刮痧器具

其共同特点是:就地取材,简便易得。常用的如下。

1. **植物团类** 有丝瓜络、苎麻纤维团、八棱麻等。
2. **线团类** 以纯棉纱线或麻线揉成的棉纱线团和麻线团,多用于儿童或头面部等皮肤较浅薄的部位刮抹。
3. **金属类** 有铜钱、银元、铜勺、铝合金硬币等,20世纪50年代前常用。
4. **贝壳类** 为沿海或湖泊地区渔民常用。
5. **其他** 小盏、瓷杯、瓷勺、汤杯、汤匙等生活用具,光滑的嫩竹板等。

(二) 专业刮痧器具

1. **木质刮板和竹质刮板** 常用檀香木、沉香木和竹子制作而成。

2. 动物角质刮板和仿动物角质刮板　动物角质刮板常用水牛角、羚羊角(少用或不用)制作成,仿动物角质刮板主要是用塑料制作而成。

3. 针具　棉线针、圆铜针、三棱针等针具均可,一般用于挑痧、放痧。

随着刮痧疗法的迅速普及,不同形状、不同质地、便于操作、便于刮拭不同部位的各种多功能刮痧板,刮痧梳子,刮痧棒相继问世。

三、刮痧常用的介质

刮痧常用介质可分为液体、固体等。液体介质有植物油、水、白酒、药液等,药液是根据病情,经过辨证后选用不同的中草药制成的油剂或汤剂;固体介质有凡士林、面霜等。介质主要作用是利于施术操作,避免损伤皮肤和增强疗效。

四、刮痧疗法的作用

刮痧通过刮板,用补泻手法刺激肌肤上的相关经络和腧穴,发挥其治疗作用,使体内浊气、淤毒通达于外,促进全身气血运行,调节五脏六腑的功能,全面增进人体自身的抗病能力。现代医学亦已证明,刮痧通过刺激神经末梢或感受器而产生效应,一方面是促进和改善全身血液的微循环,使气血畅通,淤滞得清而奏效;另一方面通过神经反射或神经体液的传递,可以在较高水平上调节肌肉、内脏、心血管的功能活动,激发人的潜能,调节机体的免疫和抗病能力,达到保健和治疗的目的。另外在人体局部刮试,一般刮试面积较宽,能使局部产生热效应而起到镇痛作用。这是根据血得热则行,遇寒则凝,不通则痛,通则不痛的原理,刮后使人体局部毛细血管扩张,促进代谢产物排出,使受损的细胞活化,再修复,从而重新建立起人体顺应自然生理循环的效应。刮痧还可使皮肤的新陈代谢加强,真皮层的细胞得到充分的营养和氧气,毛孔自然收缩变细,从而消除皱纹,奏养颜美容之功效。

目前刮痧疗法已能治疗300多种疾病,除传染性皮肤病,各种出血病和危重病外,内、外、妇、儿、五官等科的疾病均可用刮痧疗法。

五、刮痧疗法的分类及操作

根据刮痧所用刮具不同,刮痧方法可分刮痧法、撮痧法、拍痧法。

(一) 刮痧法

刮痧法是选用相应的刮具,在人体相应体表进行刮动,使皮肤出现痧痕(如红、紫痧点)的一种方法。根据刮痧器具是否与皮肤接触,刮痧法又可分为直接刮法或间接刮法。

1. 直接刮法　直接刮法是指术者手持刮痧器具在涂抹了刮痧介质的皮肤表面直接刮拭的一种刮痧方法(附图-1)。特点是施力重、见效快,适用于普通患者。

2. 间接刮法　间接刮法是指术者在刮痧部位铺上薄布或薄纱,手持刮痧工具在布上刮擦,刮痧器具不直接接触患者皮肤的一种刮痧方法(附图-2)。特点是施力轻、动作柔,适用于年龄小、体质弱、不耐直接刮者。由于薄布阻隔,影响直接观察皮表变化,为避免刮伤或过刮,可每刮10余次即揭开薄布观察1次,当皮肤出现红、紫痧点时,停止刮拭。

(二) 撮痧法

撮痧法是指术者在患者体表的一定部位,用手指扯、挟、挤、抓,至出现红紫痕为止的一种

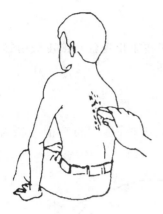
附图-1 直接刮法

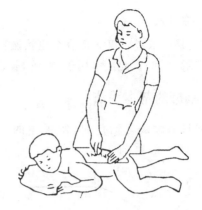
附图-2 间接刮法

方法。根据不同的指法和力度又可分为扯痧法、挤痧法和挟痧法。

1. 扯痧法　扯痧法是术者以拇、食指指腹捏住撮痧部位并提起,反复进行,至出现紫红为止的一种方法(附图-3)。特点是用力较重。

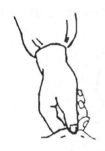
附图-3 扯痧法

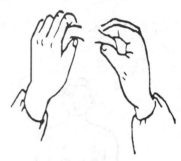
附图-4 挤痧法

2. 挤痧法　挤痧法是术者以两手拇、食指同时捏住相离1～2 cm的撮痧部位,相对挤压,至出现红紫痕为止的一种方法(附图-4),一般用于头额部位。

3. 挟痧法　挟痧法是术者五指屈曲,用食、中两指的第二指节夹住撮痧部位并提起,反复进行,发出"巴巴"声响,至皮肤出现红紫痕为止的一种方法(附图-5)。特点是用力较重,有明显痛感。

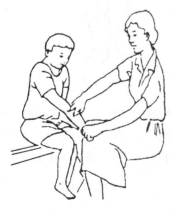
附图-5 挟痧法

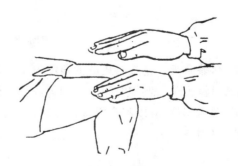
附图-6 拍痧法

（三）拍痧法

拍痧法是施术者以双掌有节奏地轮流拍打体表,至皮下出现红点或皮肤由红变紫色的一种方法(附图-6)。此法多用于肘、腕、膝、踝等关节处。

六、刮痧的基本手法

1. **刮板的拿法** 治疗时,刮板厚的一边朝手掌;保健时,刮板薄的一边对手掌(附图-7)。

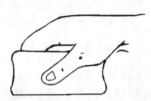 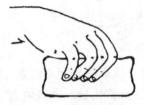

附图-7 刮柄拿法

2. **刮擦方向** 颈、背、腹、上肢、下肢从上向下刮擦,胸部从内向外刮擦,肩部从内向外刮擦(附图-8)。

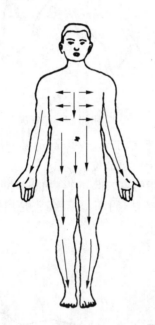 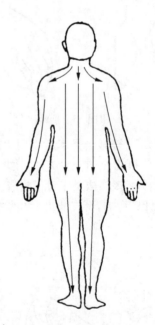

附图-8 刮擦方向

3. **刮擦角度** 刮板与皮肤的角度为45～90°,刮板倾斜与刮擦方向一致(附图-9)。

4. **刮擦力量** 刮擦时用力应均匀,刮擦距离应尽量长。刮擦过程中如要点按穴位或刮拭骨骼、关节部位,应以刮痧板棱角点按刮拭。刮擦的力量、速度不同可产生补、泻、平补平泻的作用(附表-1)。

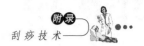

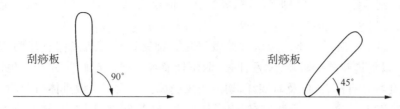

附图-9 刮擦角度

附表-1 补泻刮法与力量、速度的关系

手 法	力 量	速 度
补法	小(轻)	慢
泻法	大(重)	快
平补平泻	适中	适中

七、刮痧疗法的适应证和禁忌证

1. 适应证 刮痧法的适应范围十分广泛,凡针灸、按摩疗法适用的疾病均可用本法治疗。临床经验证明,刮痧疗法不仅适用于痧证,凡内、儿、妇、皮肤和五官科等临床多种常见病和部分疑难病证均可本法治疗和康复,且疗效显著。如感冒,发热,头痛,面瘫,脑卒中,腰痛,痹证,颈椎病,中暑,急性胃肠炎,肩背、手臂、肘腕、腿膝疼痛等病证。需注意的是,病有轻重,证有虚实,在刮痧的所有适应证中有些可单独使用,疗效较好;有些可以刮痧为主,配合其他疗法治疗;有些病证,刮痧仅起辅助治疗作用。

2. 禁忌证 包括破伤风,狂犬病,精神失常及精神病发作期,血小板减少症,活动性出血性疾病、血友病、白血病以及有凝血障碍的患者,恶性肿瘤中晚期,有心、肾衰竭或肺衰竭者,对刮痧恐惧或过敏者,身体极度消耗等。

除此之外,传染性皮肤病、疖肿、痈疽、瘢痕、溃烂及性传染性皮肤病、不明原因之皮肤疱块等,均不宜直接在病损部位刮痧,妊娠妇女的腹部及双侧乳房部也不宜刮痧。

八、刮痧疗法的注意事项

(1) 施术场所应选择避风处,要宽敞明亮,空气流通,注意保暖,避免让患者对着窗口,以防外感风寒加重病情或引起感冒。

(2) 刮痧前做好解释工作,消除患者恐惧心理。勿在患者过饥、过饱、过劳或过度紧张的情况下施行刮痧。也勿在患者酒醉、大渴时施行刮痧。

(3) 注意清洁消毒。刮治前,术者的双手,患者的刮拭部位均应清洁干净或常规消毒,刮痧用具必须常规消毒,严防交叉感染。

(4) 刮前必须检查刮痧用具,不可使用有缺口、欠光滑者,以免损伤患者皮肤。手法不可忽重忽轻,或强力牵拉,避免损伤皮肉筋脉。

(5) 治疗中出现晕刮,面色苍白、出冷汗、头晕目眩、心慌、恶心呕吐、四肢发冷,或神昏仆倒,应立刻停止刮痧,让患者平卧,饮用温开水或热茶,保持空气流通,一般多能好转。晕刮严重者,可刮刺百会、人中、内关、涌泉、足三里等穴,必要时应配合其他急救措施。

(6) 应用刮痧疗法时,可根据病情积极配合其他疗法,如针灸、按摩、拔罐、电针、药物等以增强疗效。

(7) 刮痧后1小时内不能用冷水洗脸及手足。刮完让患者适当休息片刻,并饮用一杯热水或姜汤,以促进新陈代谢,帮助发汗祛邪,不能急躁、动怒或抑郁,并禁食生冷、酸辣、油腻或难消化食物。有汗者,应及时擦汗,切忌当风受凉。当天不可做重体力劳动。

(8) 刮痧用于保健强身,手法宜轻,用力均匀适中,以20次为宜,刮拭部位可不出现"痧痕"。冬天在衣裤上刮治,亦能达到舒筋活血、驱病健身、延年益寿的目的。

九、刮痧疗法的临床应用举例

(一) 感冒

1. 取穴　项部刮风池穴,背部刮大椎、风门、肺俞、肩井穴区域,手部刮合谷、列缺穴。风热感冒者,加刮曲池穴;暑湿感冒者,加刮阴陵泉。

2. 操作　患者取坐位或俯卧位,术者在刮治部位涂以适宜的刮痧介质,如风寒型感冒者以鲜姜汁为好,风热型感冒者以鲜薄荷汁为佳,暑湿型感冒者以藿香正气水为宜。然后用中等力度刮项部及背部穴位,较轻力度刮手部穴位,刮至局部潮红或出现痧痕为宜。每天或隔天1次,3次为一个疗程。

3. 注意事项　感冒初期应注意休息,高热患者应多饮水,饮食以清淡易消化之品为宜,注意防止复感。

(二) 头痛

1. 取穴　头部刮治整个区域,即以前发际为起点,后发际为终点,由前向后,从中间至两侧刮,项肩部刮风池穴至肩井穴区域,手部刮合谷穴。外感头痛,加刮大椎与曲池穴;肝阳头痛,加刮行间穴;肾虚头痛,加刮三阴交与太溪穴;血虚头痛,加刮足三里;痰浊头痛,加刮丰隆穴。

2. 操作　患者取坐位,先以适当力度刮头部,不可过重,以患者感觉舒适为度,不必强求局部出现潮红等变化,每次可刮治10分钟左右,每天1次。头痛重者,可早晚各刮治1次,项肩部以较重手法刮治。亦可在印堂处施以撮痧法。

(三) 中暑

1. 取穴　背部刮脊柱两旁,手臂部主要刮曲泽穴,腿部主要刮委中穴。

2. 操作　患者取俯卧位或坐位,术者可选用藿香正气水为刮痧介质涂于刮治部位,然后以较重手法刮背部,中等力度刮两侧曲泽与委中穴,刮至局部出现痧点为止。昏迷者,加指压人中穴。

3. 注意事项　立即将患者移至阴凉之处。

(四) 脑卒中

1. 取穴　头部刮治参照头痛篇,背部刮夹脊穴。若口眼㖞斜,加刮病侧面部,并用手指按揉阳白、太阳、四白、地仓、翳风等穴,可病侧与健侧每日交替按揉;半身不遂者,加刮手臂部肩髃、曲池、手三里、外关至合谷穴;腿部环跳至阳陵泉、足三里、解溪、太冲穴;神志不清者,指压人中穴;正气外脱者,加刮气海、关元穴。

2. 操作　患者取坐位、仰卧位或侧卧位,术者以中等力度刮头部5～10分钟,继则在背部涂上刮痧介质,以中等力度刮至局部潮红为度。然后根据口眼㖞斜或半身不遂等选刮相应部位。刮治力度适中,刮至局部潮红为度。每天1次,20天为一个疗程。四肢部可配合拍痧法。

3. 注意事项　出血性脑卒中者,必须待出血停止,病情稳定,方可进行刮治。

（五）腰痛

1. 取穴　刮治整个腰部;足部主要刮委中穴。湿邪重者,加刮阴陵泉;肾阴虚者,加刮太溪穴;肾阳虚者,配命门穴。

2. 操作　患者取俯卧位,实证者以较重力度刮腰部与委中穴,刮至局部出现痧痕为宜;虚证者,以较轻力度刮腰部及委中穴,刮至局部潮红即可。每5天1次,5次为一个疗程。可据病情,辅以拍痧法或挑痧法。

（六）痹证

1. 取穴　主要刮治疼痛关节部位,即以痛点为腧,行痹加刮血海穴,意在血行风自灭;痛痹加刮关元穴,以振奋阳气,祛除寒邪;着痹加刮足三里穴,旨在健脾祛湿;热痹加刮大椎、曲池穴,增强退热之功。

2. 操作　患者取坐位或卧位,术者在疼痛关节涂以具有活血化瘀、疏经通络作用的刮痧介质,然后以中等力度刮至局部出现潮红或痧痕为好。继则根据其属行痹、痛痹等,配刮上述穴位。每3～5天1次,7次为一个疗程。刮治间隔期间,或不耐刮治者,可使用拍痧法。此外挑痧法对本病也有较好疗效,可适当选用。

（七）面瘫

1. 取穴　面部刮患侧阳白、攒竹、四白、地仓、颊车穴;项部刮风池穴;手部刮合谷穴;鼻唇沟平坦者,加刮迎香穴。

2. 操作　患者取仰卧位或坐位,术者先在刮治部位涂以适宜的刮痧介质,然后以较轻力度刮患侧面部5～10分钟,刮至局部潮红为宜。继则刮风池及合谷穴,刮至局部潮红。每天1次,10天为一个疗程。未愈者,再刮治一个疗程。

（八）肥胖

1. 取穴　腹部刮治全腹,重点刮中脘至关元区域;背部刮肝俞至三焦俞区域。

2. 操作　患者取坐位,或先仰卧后俯卧位,术者在刮治部位涂以刮痧介质,然后以中等力度刮腹部,以较重力度刮背部及足部,刮至局部潮红。腹部刮治时间宜长,20分钟左右。每天1次,20次为一个疗程。

（九）落枕

1. 取穴　颈项部从风池刮至风门穴,肩部刮肩井穴,手部刮落枕穴。

2. 操作　患者取坐位,术者在刮治部位涂以具活血化瘀作用的刮痧介质,左手扶住患者额部,右手以中等力度从风池穴刮至风门穴,刮至局部出现痧痕为宜。继以较轻力度刮落枕穴,刮至局部潮红即可。

（十）颈椎病

1. 取穴　项部刮两侧风池至大椎穴区域,腰部刮肾俞与命门穴,足部刮三阴交与太溪穴。

2. 操作　患者取坐位,术者在刮治部位涂以具活血化瘀作用的刮痧介质,然后左手扶住患者额部,右手以中等力度从风池刮至大椎穴,刮至局部潮红或痧痕;腰部及足部穴位采用补法,以较轻力度刮至潮红即可。每3~5天1次,刮治5次为一个疗程,可连刮2~3个疗程。

思考题

1. 简述刮痧的基本手法。
2. 简述刮痧常用的器具和介质。
3. 概述刮痧疗法的注意事项。
4. 简述刮痧疗法的适应证和禁忌证。

(高莉萍)

腧穴查询索引

一、十四经脉常用腧穴

(一) 手太阴肺经 (6 穴)
1. 中府 25
2. 尺泽 26
3. 孔最 26
4. 列缺 26
5. 太渊 27
6. 少商 27

(二) 手阳明大肠经 (8 穴)
1. 商阳 27
2. 合谷 28
3. 阳溪 28
4. 手三里 28
5. 曲池 28
6. 臂臑 29
7. 肩髃 29
8. 迎香 29

(三) 足阳明胃经 (22 穴)
1. 承泣 30
2. 四白 30
3. 地仓 31
4. 颊车 31
5. 下关 31
6. 头维 31
7. 缺盆 31
8. 梁门 32
9. 天枢 32
10. 水道 32
11. 归来 32
12. 髀关 32
13. 梁丘 33
14. 犊鼻 33
15. 足三里 33
16. 上巨虚 33
17. 条口 33
18. 下巨虚 34
19. 丰隆 34
20. 解溪 34
21. 内庭 34
22. 厉兑 34

(四) 足太阴脾经 (8 穴)
1. 隐白 35
2. 公孙 35
3. 三阴交 35
4. 地机 35
5. 阴陵泉 36
6. 血海 36
7. 大横 36
8. 大包 36

(五) 手少阴心经 (6 穴)
1. 极泉 37
2. 少海 37
3. 通里 38
4. 神门 38
5. 少府 38
6. 少冲 38

(六) 手太阳小肠经 (11 穴)
1. 少泽 38
2. 后溪 39
3. 腕骨 39
4. 养老 39
5. 小海 40
6. 肩贞 40
7. 天宗 40
8. 肩外俞 40

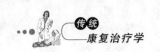

9. 肩中俞	40	(十)手少阳三焦经(8穴)
10. 颧髎	41	1. 关冲 51
11. 听宫	41	2. 中渚 51
(七)足太阳膀胱经(29穴)		3. 外关 51
1. 睛明	41	4. 支沟 52
2. 攒竹	41	5. 肩髎 52
3. 天柱	42	6. 翳风 53
4. 风门	43	7. 角孙 53
5. 肺俞	43	8. 丝竹空 53
6. 厥阴俞	43	(十一)足少阳胆经(19穴)
7. 心俞	43	1. 瞳子髎 53
8. 督俞	43	2. 听会 54
9. 膈俞	44	3. 上关 54
10. 肝俞	44	4. 曲鬓 54
11. 胆俞	44	5. 完骨 55
12. 脾俞	44	6. 阳白 55
13. 胃俞	44	7. 风池 55
14. 肾俞	44	8. 肩井 55
15. 大肠俞	45	9. 日月 56
16. 关元俞	45	10. 带脉 56
17. 小肠俞	45	11. 居髎 56
18. 膀胱俞	45	12. 环跳 56
19. 八髎	45	13. 风市 57
20. 承扶	45	14. 阳陵泉 57
21. 殷门	46	15. 光明 57
22. 委中	46	16. 悬钟 57
23. 膏肓	46	17. 丘墟 58
24. 神堂	46	18. 足临泣 58
25. 志室	46	19. 足窍阴 58
26. 秩边	47	(十二)足厥阴肝经(5穴)
27. 承山	47	1. 大敦 59
28. 昆仑	47	2. 行间 59
29. 至阴	47	3. 太冲 59
(八)足少阴肾经(4穴)		4. 章门 60
1. 涌泉	47	5. 期门 60
2. 太溪	48	(十三)任脉(11穴)
3. 大钟	48	1. 中极 61
4. 照海	49	2. 关元 61
(九)手厥阴心包经(4穴)		3. 气海 61
1. 曲泽	49	4. 神阙 61
2. 内关	49	5. 下脘 61
3. 劳宫	50	6. 中脘 61
4. 中冲	50	

7. 上脘	62
8. 膻中	62
9. 天突	62
10. 廉泉	62
11. 承浆	63

（十四）督脉（12穴）

1. 长强	63
2. 腰阳关	64
3. 命门	64
4. 筋缩	64
5. 至阳	64
6. 大椎	64
7. 哑门	65
8. 风府	65
9. 百会	65
10. 神庭	65
11. 水沟	65
12. 印堂	66

三、常用经外奇穴

（一）常用头项部经外奇穴（4穴）

1. 四神聪	66
2. 太阳	66
3. 牵正	67
4. 安眠	67

（二）躯干部奇穴（3穴）

1. 定喘	67
2. 夹脊	67
3. 腰眼	68

（三）四肢部经外奇穴（8穴）

1. 四缝	68
2. 腰痛点	68
3. 八邪	69
4. 十宣	69
5. 鹤顶	69
6. 内膝眼	69
7. 阑尾	69
8. 胆囊	69

四、小儿推拿常用穴位

（一）头面部穴位（6穴）

1. 天门（攒竹）	71
2. 坎宫	71
3. 牙关	72
4. 囟门	72
5. 耳后高骨	72
6. 天柱骨	73

（二）躯干部穴位（7穴）

1. 胁肋	73
2. 腹	73
3. 脐	73
4. 肚角	74
5. 脊柱	74
6. 七节骨	74
7. 龟尾	75

（三）四肢部穴位（31穴）

1. 脾经	75
2. 肝经	76
3. 心经	76
4. 肺经	76
5. 肾经	76
6. 大肠	77
7. 小肠	77
8. 肾顶	77
9. 肾纹	78
10. 四横纹	78
11. 小横纹	78
12. 掌小横纹	78
13. 胃经	78
14. 板门	79
15. 内劳宫	79
16. 小天心	79
17. 总筋	79
18. 运土入水、运水入土	80
19. 大横纹	80
20. 老龙	80
21. 端正	81
22. 五指节	81
23. 二扇门	81
24. 上马	81
25. 威灵	81
26. 一窝风	82
27. 三关	82
28. 天河水	82
29. 六腑	83
30. 百虫	83
31. 涌泉	83

主要参考书目

1. 沈雪勇.经络腧穴学.第2版.北京:中国中医药出版社.2007
2. 黄丽春.耳穴诊断治疗学.北京:科学技术文献出版社.1991
3. 严隽陶.推拿学.北京:中国中医药出版社.2003
4. 俞大方.推拿学.北京:中国中医药出版社.2007
5. 王华兰.推拿学.北京:人民军医出版社.2004
6. 吕选民.推拿学.第2版.北京:中国中医药出版社.2006
7. 王之虹.推拿手法学.北京:人民卫生出版社.2001
8. 王国才.推拿手法学.第2版.北京:中国中医药出版社.2007
9. 曹仁发.中医推拿学.第2版.北京:人民卫生出版社.2006
10. 陈立典.传统康复方法学.北京:人民卫生出版社.2008
11. 石学敏.针灸推拿学.第2版.北京:中国中医药出版社.2002
12. 许健鹏.中国传统康复治疗学.北京:华夏出版社.2006
13. 夏治平.实用针灸推拿治疗学.上海:上海中医药大学出版社.1990
14. 奚永江.针法灸法学.上海:上海科学技术出版社.1985
15. 陆寿康.刺法灸法学.北京:中国中医药出版社.2003
16. 彭楚湘.刺法灸法学.北京:中国中医药出版社.2006
17. 徐恒泽.针灸学.北京:人民卫生出版社.2006
18. 王新明.针灸学.南京:江苏科学技术出版社.1988
19. 邱茂良.针灸学.上海:上海科学技术出版社.1985
20. 王启才.针灸治疗学.第2版.北京:中国中医药出版社.2007
21. 杨长森.针灸治疗学.上海:上海科学技术出版社.1985
22. 郭长青,等.针灸学现代研究与应用.北京:学苑出版社.1998
23. 裴景春.中医针灸治疗学.沈阳:沈阳出版社.2001
24. 张伯臾.中医内科学.上海:上海科学技术出版社.1985
25. 吕季儒.吕教授刮痧疏经健康法.西安:陕西科学技术出版社.1995

图书在版编目(CIP)数据

传统康复治疗学/高莉萍,邱波主编. —上海:复旦大学出版社,2009.6(2021.1 重印)
卫生职业教育康复治疗技术专业教材
ISBN 978-7-309-06626-5

Ⅰ.传… Ⅱ.①高…②邱… Ⅲ.中医学:康复医学-专业学校-教材 Ⅳ.R247.9

中国版本图书馆 CIP 数据核字(2009)第 069144 号

传统康复治疗学
高莉萍 邱 波 主编
责任编辑/贺 琦

复旦大学出版社有限公司出版发行
上海市国权路 579 号 邮编:200433
网址:fupnet@fudanpress.com http://www.fudanpress.com
门市零售:86-21-65642857 团体订购:86-21-65118853
外埠邮购:86-21-65109143
上海华业装潢印刷厂有限公司

开本 787×1092 1/16 印张 19 字数 462 千
2021年1月第1版第4次印刷
印数 8301—10400

ISBN 978-7-309-06626-5/R·1086
定价:35.00 元

如有印装质量问题,请向复旦大学出版社有限公司发行部调换。
版权所有 侵权必究